U0343639

国家出版基金项目

盲人按摩师职业技能提高丛书

郭长青　殷振瑾　主编

名家推拿医案集锦

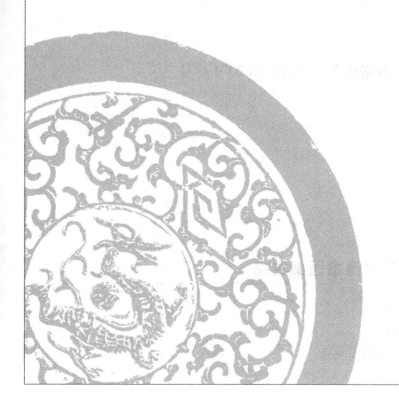

中国盲文出版社

图书在版编目（CIP）数据

名家推拿医案集锦/郭长青、殷振瑾主编．—北京：中国盲文出版社，2012.8
（盲人按摩师职业技能提高丛书）
ISBN 978－7－5002－3882－9

Ⅰ.①名…　Ⅱ.①郭…②殷…　Ⅲ.①推拿—医案—汇编—中国　Ⅳ.①R244.1

中国版本图书馆 CIP 数据核字（2012）第 207466 号

名家推拿医案集锦

主　　编：郭长青　殷振瑾
出版发行：中国盲文出版社
社　　址：北京市西城区太平街甲 6 号
邮政编码：100050
电　　话：(010) 83190019
印　　刷：北京中科印刷有限公司
经　　销：新华书店
开　　本：787×1092　1/16
字　　数：237 千字
印　　张：22.75
版　　次：2012 年 8 月第 1 版　2012 年 8 月第 1 次印刷
书　　号：ISBN 978－7－5002－3882－9/R・605
定　　价：23.00 元

《盲人按摩师职业技能提高丛书》编委会

《名家推拿医案集锦》编委会

主　编　郭长青　殷振瑾

副主编　张树峰　闫远杰

编　委　梁广和　杨志新　暴宏伶　赵玉堂

出版说明

　　为了满足广大盲人按摩师提高职业技能、强化能力建设的需要，在国家出版基金的大力支持下，我们组织编写了这套《盲人按摩师职业技能提高丛书》。

　　近几十年来，随着经济社会发展和人们康复保健意识的不断提高，社会对保健、医疗按摩人员的需求不断增长，数以百万计的健全人进入按摩行业，使得该领域的竞争日趋激烈，盲人按摩师面临越来越严峻的挑战。为了帮助盲人按摩师更好地适应日益升级的市场竞争，本丛书着眼于强化盲人按摩师的综合能力建设，旨在充实盲人按摩医疗知识储备、丰富盲人按摩手法和技法，以便帮助广大盲人按摩师更好地提高理论水平和实践技能，推进盲人按摩事业科学健康发展。

　　本套丛书共计 23 种，内容包括以下 5 个方面：第一，总结盲人按摩专家特色技法经验，挖掘与整理我国近 50 年来较具代表性的百位盲人按摩专家的特色技法，为盲人按摩师提供宝贵借鉴，如《百位盲人按摩师特色技法全书》；第二，着眼于提高临床按摩技能，深化盲人按摩师临床技能培训，如《颈肩腰腿病名家按摩技法要旨》、《内科按摩名家技法要旨》、《妇科按摩名家技法要旨》、《儿科按摩名家技法要旨》及《医疗按摩误诊误治病案总结与分析》；第三，挖掘与整理古今按摩学理论与实践经验，夯实盲人按摩师专业功底，如《古代经典按摩文献荟萃》、《中国按摩流派技法精粹》、《名家推拿医案集锦》及《现代名家按摩技法总结与研究》；第四，强化盲人按摩师综合能力建设，消除盲人按摩师与患者的沟通障碍，如《盲人怎样使用计算机》、《盲人按摩师综合素质培养》及《盲人按摩师与患者沟通技巧》；第五，拓宽盲人按摩师视野，为盲人按摩师掌握相关知识和技能提供帮助，如《实用康复疗法手册》、《美容与减肥按摩技法要旨》、《美式整脊疗法》、《亚洲各国按摩技法精髓》与《欧式按摩技法精髓》。

　　本丛书编撰过程中，得到中国盲人按摩指导中心、中国盲人按摩协会、中国中医科学院、中国康复研究中心、北京中医药大学、长春中医药大学、辽宁中医药大学、黑龙江中医药大学、天津中医药大学、中山大学、北京按摩医院等专业机构相关专家的指导和帮助，编委会成员、各分册主编和编者为本丛书的编撰付出了辛勤的劳动，在此谨致谢意。

　　鉴于本丛书集古今中外按摩学知识之大成，信息量大，专业性强，又是首次对全国数百位盲人按摩专家的经验进行系统挖掘和整理，在编写过程中难免存在不足甚或错漏之处，衷心希望各位读者在使用中给予指正，并提出宝贵意见，以便今后进一步修订、完善，更好地为盲人按摩师职业技能提高提供切实帮助。

《盲人按摩师职业技能提高丛书》编委会
2012 年 8 月

前　言

推拿疗法是中医学之瑰宝，其历史悠久，疗效显彰，在防治疾病、保障健康中发挥着重要的作用。为了继承和发扬历代推拿医案中的宝贵遗产，全面挖掘与整理古今推拿学理论与实践经验，我们编写了这本《名家推拿医案集锦》。

推拿之妙处，从医案中可知。医案为诊疗疾病之客观记录，其中的辨证思路、立法、选穴、施术手法等内容，可使阅者触类旁通，开拓思路，帮助掌握诊治疾病之规律，提高推拿临床之疗效；还可使学习者站在整体的角度研究推拿医案，对医案有全局的认识，综合各家之所长，正确地取舍，从而推动推拿医学的发展。憾古代医书浩如烟海，前人相关的资料较为分散，没有完整收录的文本；因此，笔者于教学、临床之暇，遍读群书，辑录其中医案，并对其进行研究。

纵观历代典籍，古代推拿医案散见其中。如《史记·扁鹊仓公列传》中记载了春秋战国时期名医扁鹊运用按摩诸术治愈虢太子尸厥。《汉书·苏武传》中有用足踩背救醒昏迷的苏武一案。《千金翼方》中有膏摩法的应用——运用苍梧道士陈元膏按摩治愈胁下积气之验案。《医说》中亦载有运用按摩加热熨疗法进行催生助产的案例：有妇人难产，七日而子不下，医家庞安常令人"以汤温其腰腹间，安常以手上下拊摩之"，遂使婴儿顺利娩下。现当代推拿医家流派众多，医案资料也更为详尽丰富。其中上海地区推拿名家朱春霆以一指禅手法闻名，擅用一指禅推拿治疗各类疾病，手法柔中寓刚，刚柔相济，精妙绝伦，独树一帜，治病时注意整体观念，重视调理脾胃。沪上名医丁季峰的推拿手法亦是从一指禅基础上发展起来的，保存了传统一指禅推拿的特点，并在此基础上创新，创立了㨰法推拿，使㨰法的刺激渗透到肌肉深层而直接作用于患病部位。而郭宗正医案则集中体现了郭氏正骨的学术思想：整体辨证、筋骨并重及内外兼治，其独特的整复手法、辨证施用药物等俱为后学者之典范。李德修为小儿推拿三字经的奠基者，其医案集中体现治疗特点：取用穴少，一般不超过 5 个；"独穴"推拿的时间长，但总的推拿时间与其他推拿流派比较并不长；手法简练，通俗易懂，便于掌握和推广应用，多采用推、拿、揉、捣、分合、运 6 种手法，疗效显著。杨清山的按摩手法在运用时结合呼吸用气，在向下向前按摩时呼气，手法回收时放松慢慢吸气，由呼吸用气达到治病目的；辨证选用轻、中、重手法，注意依据病人的体质强弱、年龄大小、病程长短等确立轻、中、重手法。曹锡珍医案体现其以"经穴按摩"为代表的"曹氏按摩学派体系"。这种治疗方法，采用补、泻、和三大法则。按其经络起始，终止走行的顺逆予以规范循经。操作中常以"推经络、点穴位"为主。另外，本书还辑录了其他众多医家的验案。

本书以古今名家推拿医案专病研究为主体。编排上主要对不同类别疾病的推拿医案进行分章阐述：分别为头面躯体痛证、内科、妇儿男科、皮外骨伤科、五官科、急症、其他病证医案共 7 章。以具体病名为节。每则医案包括医家简介、医案原文、注解、按语。

本书系统整理名家推拿医案，集历代名家推拿医案之大成，资料丰富，内容全面，可供中医药院校教师作为教学参考，还可作为中医类学生及推拿从业者的学习、研究用书。

本书内容纵横广泛，涉及古今，奈因水平有限，时间仓促，恐有失漏之处，我们诚恳地希望广大读者对于书中存在的缺点和错误予以批评、指正。

《名家推拿医案集锦》编委会
2012 年 8 月

目　录

第一章　头面躯体痛证案例

第一节　头痛

头痛是头部经脉拘急或失养，清窍不利所引起的以头部疼痛为特征的一种病证。

本病的病因分外感、内伤两个方面。"伤于风者，上先受之"，故外感头痛主要是风邪所致，每多兼寒、夹湿、兼热，上犯清窍，经络阻遏，而致头痛。内伤头痛可因情志、饮食、体虚久病等所致。情志不遂，肝失疏泄，肝阳妄动，上扰清窍；肾阴不足，脑海空虚，清窍失养；禀赋不足，久病体虚，气血不足，脑失所养；恣食肥甘，脾失健运，痰湿内生，阻滞脉络；外伤跌仆，气血瘀滞，经络被阻；上述因素均可导致内伤头痛。

一、淳于意医案

【医家简介】

淳于意（公元前205～?），西汉临淄（今山东淄博）人，曾任齐国的太仓长，人称仓公。年轻时喜钻研医术，拜公孙光为师，学习古典医籍和治病经验，后公孙光又将仓公推荐给临淄的公乘阳庆。当时公乘阳庆已年过六十，收下淳于意为徒，将自己珍藏的医籍传给他。3年后仓公

出师，四处行医，足迹遍及山东，曾为齐国的侍御史、齐
王的孙子、齐国的中御府长等诊治过疾病。

淳于意诊断疾病注意详细记录病案。他将典型病例进
行整理，写出了中国医学史上第一部医案学专著——
《诊籍》。

【医案原文】

菑川王病重，召臣意诊脉，曰：厥上为重，头痛身
热，使人烦满，臣意即以寒水拊[①]其头，制足阳明脉[②]，
左右各三处，病旋已。

（选自《史记·扁鹊仓公列传》）

【注解】

① 拊，即拍法，以冷水拍头。② 制足阳明脉：针刺
足阳明经的腧穴。

【按语】

菑川王之病出现头痛、身热、肢痛、烦闷的症状，当
得之于受风，淳于意以寒水拊其头，前额部为阳明经循行
所过，加之针刺足阳明经的腧穴，可以清泻阳明之热。

此医案运用冷水拍头，借助冷水为推拿介质。推拿时，
为了减少对皮肤的摩擦损伤，或者为了借助某些药物的辅
助作用，可在推拿部位的皮肤上涂些液体、膏剂或洒些粉
末，这种液体、膏剂或粉末统称为推拿介质，也称推拿递
质。此案借助冷水之凉性，收到清解肌肤、退热的功用。

二、杨清山医案

【医家简介】

杨清山，山西榆县人，早年曾从师学习按摩技术，后

认真钻研祖国医学，特别是中医导引、按摩等古籍，同时学习人体解剖及生理学，并将祖国传统的按摩理论与自己的按摩手法进行了细致深入的比较研究，形成了具有理论指导的行之有效且独具特色的按摩手法，为党和国家领导人进行了 30 余年的医疗保健，为许多病人解除了病痛，赢得了广大患者的信赖。杨清山医师于 1986 年病逝，其门人弟子共同编写完成了《杨清山按摩经验集》，书中集中反映了杨清山的推拿手法及临床运用。

杨清山医师的按摩手法，在祖国传统的导引按摩手法基础上，独树一帜，其推拿手法的主要特点为：

（1）结合呼吸用气：杨清山的按摩手法在运用时结合呼吸用气，在向下向前按摩时呼气，力量逐渐由浅入深，使气从手掌和指端十宣穴达到病区，手法回收时放松慢慢吸气，一般是比较缓慢的，由呼吸用气达到治病目的。

（2）辨证选用轻、中、重手法：杨清山以揉、压手法为基本手法，注意依据病人的体质强弱、年龄大小、病程长短等确立轻、中、重手法。以疾病而言，急性病、热性病、局部扭挫伤，以中、重度手法为主；久病体衰，以轻手法、大面积或全身按摩为主。

【医案原文】

雪某，女性，45 岁，干部。

病史：于 1949 年出现头痛，开始较轻，疼痛持续时间短，逐渐加重至每周痛 2～3 次，呈持续性刺胀痛，每在月经前、中、后期头痛加剧，并有头晕，疲乏无力，睡眠不好，大便干；疼痛部位多固定在头顶部、右颞部，剧烈头痛时，病人抱头大哭。曾用针灸、中药、西药治疗，只能暂时缓解症状。

检查：头顶部和枕骨粗隆下缘各有一肿块，柔软，压痛（＋＋），双颞部压痛（＋＋）。

治疗：于1973年4月3日行按摩治疗，头部仰卧位，中级手法，以指摩、指揉、指压为重点手法，止痛靠指压和点压，操作时必须配合呼吸，医生吸气时加深压力，呼气时将压力缓慢放松，并配合胸部放松手法，此手法可减轻头部症状。治疗3次后，头部肿块增大，其他症状变化不大，据分析可能手法过重引起反应；从第4次开始手法稍减轻，至第7次时，头顶和枕骨粗隆肿块缩小，头痛减轻，大便正常，由2日1次变为1日1次。治疗至15次时，头部肿块消失，头痛次数减少，仅劳累和月经期间偶尔出现头痛头晕，持续时间不长。共治疗25次，症状全部消失。

1975年12月10日随访：自按摩治愈后，从未剧烈头痛过，有时月经前期出现轻微头胀闷，但很快症状消失。

（选自《杨清山按摩经验集》）

【按语】

此医案体现了杨清山推拿手法结合呼吸调节的特点，医生吸气时加深压力，呼气时将压力缓慢放松，此外配合胸部放松手法，将呼吸调气与治疗相结合，可以增强临床疗效。笔者认为，杨清山医师推拿时结合医生的呼吸用气，确实很有临床价值；而在治疗时，同样应当注意到患者的呼吸变化，结合而用之，将使推拿治疗更上一个层次。

三、朱春霆医案

【医家简介】

朱春霆（1906～1990），字维震，江苏嘉定人。朱氏幼年聪颖好学，遍读四书五经和《史记》、《汉书》等大量古籍，12 岁由其父亲授《黄帝内经》，15 岁随父临证。17 岁赴上海师从中医一指禅推拿名家丁树山。学成后一指禅功力精深，擅治疑难杂症。后悬壶沪上，诊治内、妇、儿、伤等科疾病，求医者络绎不绝。曾为名画家吴昌硕治愈半身不遂，一时名震申城。1956 年应聘于上海华东医院，创建推拿科。1959 年朱氏创立新中国第一所推拿学校——上海中医学院附属推拿学校。

朱春霆推拿疗法重视脾胃。朱氏认为脾胃有伤，则百病丛生。他治疗肠胃方面的疾患有独到之处，对其他因气血虚衰所致的病证也往往从调理脾胃功能着手。根据辨证，常选取中脘、天枢、气海、关元、足三里、三阴交、脾俞、胃俞、肾俞等穴，手法主要用推、摩、按 3 法。此外，朱氏认为手法操作时应循着经络路线慢慢移动，在选取的主要穴位上要持续多推，使指力透达肢节骨缝，切忌不分主次，一带而过。

（一）

【医案原文】

陆某，女，40 岁。

头痛，烦躁易怒，经临及气候变化尤甚。舌尖绛，脉弦紧。证属血虚肝旺。姑拟用推、摩两法，取督、任、胆、肝诸经穴，辅以膀胱经穴。

取穴：百会、风池、中脘、气海、关元、肾俞、关元俞、中膂俞、太冲。

操作：

（1）患者坐位。医者取斜"丁八式"步站在其身后。先以右一指禅①偏峰推法，施于头顶百会穴，要求轻柔、深透，约5分钟。然后以双手一指禅指峰推法，施于两侧风池穴，双手呈散手状，犹如蝴蝶，故亦称"蝴蝶双飞势"。要求双手同步进行，力透经穴，约5分钟。

（2）患者仰卧位，宽衣解带，暴露腹部，以治疗巾覆其上。医者取坐势，位于患者右侧。以一指禅推摩法，从中脘到关元穴，沿任脉，紧推慢移，循经而下。在中脘、气海、关元3穴，推而留之约10分钟。然后，以脐为中心，顺时针摩法约5分钟，以腑气通利、腹部自觉温暖为度。

（3）患者俯卧位，在背部覆以治疗巾。医者仍取坐势，以一指禅指峰推法，施于肾俞、关元俞、中膂俞、太冲穴，先左后右，要求深沉有力，以患者自觉酸、胀、重着为度。各穴约3分钟。疗程10次，间日而施。

（选自《推拿名家朱春霆学术经验集》）

【注解】

①一指禅：一指禅是佛教禅宗用语，"禅"即禅那（梵文），意为坐禅或将散乱的心念集中于一处。"一指禅"乃万物归一，不二法门之义。据《景德传灯录》记载：宋朝俱胝和尚向天龙和尚询问关于佛教教义时，天龙竖起一只手指，俱胝大悟。此后凡有人来求教，他也经常竖起一指。俱胝临终前曾说："吾得天龙一指头禅，一生

用不尽"。一指禅手法的命名，与此不无关系。

一指禅推拿手法相传系距今 1400 多年前的南天竺国（现印度）天竺禅宗第 28 祖——菩提达摩所创，并由达摩来华传经时传入我国。目前传世的一指禅推拿承传脉络，可上溯至清代咸丰年间的河南少林高手、一指禅推拿名医李鉴臣法师。李氏曾为清宫御医，1861 年将一指禅推拿术传给丁凤山，丁凤山得李氏真传，著有抄本《一指禅》，丁凤山以将此术传给后裔丁树山，故丁树山是一指禅推拿的第 3 代传人。

一指禅推拿术即是借用佛家"一指禅"这一术语，表明该手法在操作过程中应始终将注意力集中于大拇指末端。其手法多样，有推、拿、按、摩、滚、揉、捻、搓、抄、缠、摇和抖 12 种。

一指禅手法的特点是：强调手法柔和、深透，柔中寓刚，刚柔相济，以柔和为贵，其主要手法和辅助手法配合默契，动作细腻。非常重视推拿功法锻炼，要求学习者首先锻炼"易筋经"，并结合在沙袋上苦练基本功，达到体魄强壮，手法轻而不浮、重而不滞的基本要求后，再进行人体操作训练，使手法技术日趋成熟。临床治疗遵守"循经络，推穴道"的原则。取穴准确，操作灵活，手法深透力强。以阴阳五行、脏腑经络和营卫气血等中医基本理论为指导，以四诊八纲为诊察手段，强调审证求因，因人而治，因病而治，因部位而治。适合于头面、颈项、肩背、胸胁、脘腹及四肢等部位操作，无副反应，安全性高。

【按语】

该患者的头痛于月经来临及气候变化时加重，症见烦躁易怒，舌尖绛，脉弦紧，乃属肝血不足，血虚肝旺，风阳上扰所致。百会穴属督脉，位于巅顶人身最高之处，为督脉与足厥阴、足太阳交会之处，取之可平肝潜阳熄风，治疗头痛。风池为祛风之要穴，既可疏散外风，又可搜解内风。故取百会、风池穴以祛风镇痛。摩中脘、气海、关元穴以健脾固本而充营阴之不足。推肾俞、关元俞、中膂俞穴以益肾气、调经血。太冲为肝经之原穴，足厥阴肝经上出额，与督脉会于巅。因此本穴具有清肝熄风功能，推之可平肝泄热、清头目。在治疗部位的选取上重视腹部与背部的配合运用，可调和阴阳气血、调节脏腑经络。

（二）

【医案原文】

周某，男，74岁。

高年气血俱虚，左偏头痛4月未愈。形寒，外邪已留数月，苔薄白，脉弦细。证属风邪上扰。

取穴：风池、风府、头维、角孙、肩井、合谷、太阳。

手法：推、按、拿、抹等法。

操作：

（1）患者坐位。术者取斜"丁八式"步站在其身后。以"蝴蝶双飞势"手法施于两侧风池穴，要求与案（一）同，约5分钟。术者以左手拇、食、中3指，轻贴患者前额，依托住前倾的头部。右手以一指禅中峰推风府穴，约5分钟。以患者自觉酸、胀、头目清明为度。

（2）患者坐位。术者取斜"丁八式"步站在其身前。

推按头维、角孙、太阳穴，约5分钟，然后以大拇指螺纹面，从太阳向上经头维至耳上角孙穴，抹约3分钟。拿合谷穴约半分钟，以酸胀为度。以上各穴均取左侧。

（选自《推拿名家朱春霆学术经验集》）

【按语】

头为诸阳之会，额顶之上，风邪易犯。"无风头不痛"，治头痛当从"风"论治。风有"内风"、"外风"之别，本案形寒、外邪已留数月、苔薄白，故治从外风，以疏风解表为主。风池、风府同为治风之要穴，风府属督脉，位于颅骨下缘，可疏通局部经气，治疗头痛。头维为足阳明、足少阳与阳维之会，气通三经，可以升清阳、清利头目；角孙为手足少阳、阳明之会；太阳穴善治偏正头痛。以手法按、抹以上3穴，具有疏风和营、通络止痛的功用。拿足少阳之肩井穴以通气血之流行，"头面合谷收"，拿合谷穴以疏风解表、止头痛。

以上两则均为朱春霆治疗头痛验案，手法相近，而取穴不同，何也？案（一）为血虚肝旺之证，故取中脘、气海、关元、肾俞、关元俞等穴益肾养血，太冲以疏理肝气。案（二）为风邪所致，故取"二风"配头部及远端诸穴以祛风通络止痛。由此可见，推拿疗法也要注意辨证施治，方能取得良好疗效。

（三）

【医案原文】

张某，男，50岁。

头痛有年，有时眩晕目花，易怒，胸闷，大便燥艰常秘，苔腻，脉弦，血压偏高。治拟泄肝和阳、滋水涵木。

取穴：百会、风池、风府、太阳、印堂、肩井、肝俞、肾俞、足三里、气海、太冲、涌泉。

手法：推、揉、拿、按4法。

疗程：先做3次，每日1次。

操作：

（1）患者正坐位。医者立于其后，先以"蝴蝶双飞势"施于两侧风池穴约5分钟。然后单手偏峰推风府穴约2分钟。患者前额以3指扶之。推、按百会穴约2分钟。医者移至患者前方，自印堂至太阳穴，以"蝴蝶双飞势"施术约3~5次，然后从太阳穴循胆经转过双耳郭，最后指峰推两侧风池穴约1分钟。揉按两侧肝俞、肾俞穴约5分钟，先左后右。掌摩背俞以和阳气。

（2）患者仰卧位。医者坐于其右侧，揉气海穴约5分钟。然后按足三里、太冲穴，推涌泉穴，均先左后右，得气为度。

（3）患者正坐位。医者立于其后，双手揉拿肩井穴。最后在两胁自上而下2~3次，施以搓、抄两法，以泄肝气。

（选自《推拿名家朱春霆学术经验集》）

【按语】

头为诸阳之会，此案眩晕为肝胆之风阳上犯所致。肝俞穴为肝脏之气输注之处，太冲为肝经之原穴，揉、按两穴可平肝熄风，清利头目；推风池、风府、印堂、太阳诸穴，是对由高血压引起头痛、眩晕、目花等症有效的方法。百会穴又称"三阳五会"，为督脉、足太阳、手足少阳、厥阴之会，主治"顶头痛，风头重，目如脱，不可左右顾"等症,现代医学研究证明:百会穴有调整血压的作用。又因"肝肾同源",在平肝泻火的同时,不忘滋水涵木,补肾俞、气海、涌泉三穴,壮水之主以制阳光。按三里穴可疏调胃气、运化积滞、清燥便而泻火。揉拿肩井穴和搓、抄两胁,可疏利肝气、调和气血。

四、曹锡珍医案

【医家简介】

曹锡珍(1898~1978),字聘忱,河北省昌黎县人。1916年拜前清御医孙仲选为师,学习中医理论、推拿按摩手法。1925年师从吴卫尔学习西医。后悬壶于京津两地为民疗疾。1934年,应施今墨之邀出任华北国医学院董事、按摩教授。1954年先后在北京医院、北京平安医院、北京宣武医院按摩科工作。著有《外伤中医按摩疗法》、《中医按摩疗法》等。

曹锡珍学术上形成了以"经穴按摩"为代表的"曹氏按摩学派体系"。这种治疗方法,采用补、泻、和三大法则。按其经络起始,终止走行的顺逆予以规范循经。操作中常以"推经络、点穴位"为法。临证强调顺经推按为补,逆经推按为泻,轻揉推按为平补平泻。对阴经之病多补少泻,阳经之病多泻少补,对虚证多以补法,对实证多以泻法。在手法操作上,以轻力为补,重力为泻。

【医案原文】

李某,男,40岁,1963年2月2日初诊。

主诉:多年来头痛、头晕、失眠、腹痛,经多方治疗,时好时坏。

治疗：

（1）先让患者俯卧，施内科基础按摩^①再对症取穴，进行经穴按摩，可用泻阳经、补阴经或活络法。

（2）再令左右侧卧按压叩打法，后令仰卧从头部5道线5种手法做起，逐次下行按两肩窝气户、云门穴位，推点胸部5道线至腹部5道线（任脉、足阳明胃经、足少阴肾经）按点气冲、两下肢，取对证主治各穴位。

（3）针对病情病因，向患者讲明节欲对健康的作用，教以简单的健身方法。

从2月2日起每天1次，10次为1疗程。休息10天再按摩10天。

按摩2个疗程以后，自觉效果很好。头痛头胀减少，每夜过去吃安眠药2～3片只昏睡2～3小时，现在不吃安眠药能睡5～6小时。腹痛现已基本痊愈。

经数疗程按摩治疗，其多年的神经衰弱症候群消失。

（选自《中医按摩疗法》）

【注解】

①内科基础按摩：先把背部划分为5道线，由大椎穴至长强穴的连线为第1道线；督脉左右各旁开1.5寸，由大杼至白环俞的连线为第2、3道线；督脉左右各旁开3寸，由附分穴至秩边穴的连线为第4、5道线。内科按摩基础手法就是对内科病人先在这5条线上施拨、摩、啄、捏、拍5种手法，每种手法各操作3遍。然后再对症治疗。

拨法：医者用四指分别在5条线的位置由上向下拨弄（如拨珠算子）3次，使表皮显出红色。

摩法：医者用双手指掌在5道线的位置上下往返各抚摩3次。

啄法：医者双手或一手五指并拢成梅花针形，在5道线的位置由上向下轻快地啄击各3次。

捏法：医者分别在5道线的位置，用双手的拇指、食指及中指提捏皮肉并由下向上移动各3次，捏经第3、4节腰椎时，用力高提3下（可听到响声），最后用双手掌摩挲全背部5~6遍，两腰窝处需反复摩挲。

拍法：拍得轻、重、快、慢不同；可取得"动"或"静"，"兴奋"或"镇静"不同效果。拍的手法较多，如重打可用实拳，轻拍可用手指、手掌、空心拳、散指、雀啄等手法，也可用特制的拍子操作。

（选自《中医按摩疗法》）

【按语】

此案中可以看出曹氏循经推按的特点，体现出"治疗以治经为主，宁失穴勿失经"的学术思想。尤其是其内科基础按摩法，主要是推拿人体的督脉、膀胱经，达到调节脏腑经络的作用；内科病的治疗取阳位（背部），亦有"阴病治阳"之意。

五、罗凛医案

【医家简介】

罗凛，广东省第二中医院推拿按摩科主任，教授、硕士研究生导师、中华中医药学会推拿分会常委、中华中医药学会整脊分会常委、广东省推拿按摩专业委员会副主任委员。擅用"动伸推拿"、"脊柱调衡"、"腹部推拿"等手法治疗颈肩腰腿痛等疾病。

【医案原文】

王某，女，52岁。2008年8月10日初诊。

偏头痛3年余，时伴有恶心，视物模糊，眠差等。曾口服心脑康胶囊4粒/次、3次/日及磷酸川芎嗪片50mg/次、3次/日，持续服药1年，服药期间偶有头痛反复，之后1年多未复发过。近2月来，无明显诱因下，再次出现右侧偏头痛症状，时常夜间发生，跳痛不适，第2日可自行缓解，伴有精神疲倦，睡眠欠佳，纳食不香，大便可，小便偏多，舌淡苔白，脉弦细。因曾口服过药物1年余，现为求非药物治疗，故来罗教授处求治。

罗教授详细了解患者症状、体征及病史后，四诊合参，诊断为偏头痛，证属气滞血瘀型。治疗以推拿手法为主，施以行气、活血、止痛之法。

具体操作如下：

（1）患者俯卧位，医者坐于床头前，面对患者，嘱患者全身放松，调整呼吸使之平稳，首先以双手拇指固定于头顶，其余四指自然弯曲，以食指桡侧面置于患者两侧头部角孙穴附近行按、揉等手法，约3分钟，以病侧为主（此为右侧）；后以四指屈曲行指推法，推后枕部（以病侧为主，辅以左侧）约1分钟；再以四指行扫散法施于患者右侧头部及后头部，反复约6次；之后，按揉两侧太阳穴，以病侧为主，健侧为辅，约1分钟；再后，弹拨枕骨粗隆处附着之筋腱使之松解，待充分放松头部筋腱之后，行点按双侧风池穴，力量要柔和而渗透，以患者感到酸胀为度，点按2~3次。最后以按、揉、推、搓等手法舒散放松头部筋膜。

（2）患者仰卧位，医者坐位不变，同样嘱患者放松，首先按揉印堂穴，后以双手拇指按、揉、抹额部，从两眉头开始，按左右及上下两种方向进行施治，待按揉至太阳穴时可加大力量，再次按揉两侧太阳，约 5 分钟；再以两拇指推、按头部，以右侧为主，约 3 分钟，亦可以食指桡侧面置于患者两侧头部角孙穴附近行按、揉等手法；最后，行全头部扫散、按、揉、抹等放松手法以结束治疗。

患者经过约 30 分钟的治疗后，顿觉头部皮肤松散、舒适无比，同时嘱患者平日要慎起居、避风寒、调畅情志。尤其情志的调节是举足轻重、非常重要的。

2008 年 8 月 12 日，复诊。患者诉，经上述治疗后夜间没有发生头痛，且睡眠佳，精神渐好。因"效不更法"，遂继续予上述方案治疗 1 次，配合增加针刺头部，方法：以 25mm 毫针针刺右侧角孙、头维、太阳、百会，施以平补平泻法，每 5 分钟行针 1 次，留针 20 分钟。2008 年 8 月 14 日，再诊。患者诉一切正常，感觉很好。续予上述治疗方案（推拿加针灸）。随后患者又治疗 4 次，治疗过程顺利，反应良好，之后电话随访半年，患者未曾复发。

（选自《按摩与导引》2008 年第 24 卷第 12 期）

【按语】

此案病属偏头痛，而医者的治疗部位为整个头部，尤其是推后枕部及枕骨粗隆部筋腱对于头痛患者可以放松局部的痉挛，还可有效改善脑部供血不足，此法对于各种头痛具有很好的效果。另外，此案除运用各种推拿手法之外，还配合运用了针刺手法，为针刺与推拿疗法的并用。

治疗疼痛性疾病针灸与推拿疗法各有优势，如能将推拿与针刺疗法配合使用，则可相得益彰。

第二节　落枕

落枕是由于睡眠姿势不正确，或枕头高低不适，或因负重颈部过度扭转，使颈部脉络受损；或风寒侵袭颈背部，寒性收引，使筋络拘急；颈部筋脉失和，气血运行不畅，不通而痛。颈项侧部主要由手三阳和足少阳经所主，因此，手三阳和足少阳筋络受损、气血阻滞，为本病的主要病机。

一、杨清山医案
【医案原文】

焦某，男性，24岁，军医。

病史：颈项部酸痛、不能转动、穿衣困难已两天、自觉与睡眠受凉有关。

检查：肩颈部肌紧张，压痛明显。

治疗：主要手法为颈部中级手法，以指掌揉法为主，配合指压和轻转法。

第1次治疗后，症状明显好转。

（选自《杨清山按摩经验集》）

二、朱春霆医案
【医案原文】

沈某，女，60岁。

3 日来，项强作痛，俯仰尤甚，顾盼不便，项肌坚紧，按之作痛，苔薄腻，脉弦。

取穴：风府、风池、天柱、新设①、肩外俞、肩井。

手法：推法。

疗程：3 次，每日 1 次。

操作：

（1）患者坐位。术者立于左侧，以左手拇、食、中 3 指轻贴患者前额，依托住前倾的头部。右手以一指禅中峰推风府穴，约 5 分钟。

（2）患者坐位。术者立于其后，以拇指之偏峰吸定左右风池穴，以"蝴蝶双飞势"手法施治约 5 分钟。接上势分推两侧天柱和新设穴，最后变散手状为半握拳状的推法，施治于肩外俞，3 穴共约 10 分钟。

（3）患者坐位。术者立于其后，以双手拿肩井穴，要求深透有力，使患者紧张的肌肉放松，约 1 分钟。

（选自《推拿名家朱春霆学术经验集》）

【注解】

① 新设：为经外奇穴，位于风池穴直下方，后发际下 1.5 寸项部隆起大筋，即斜方肌外缘处，具有祛风邪、利颈项的作用。

【按语】

落枕是由于颈项部肌肉被牵拉所致，气血不畅，脉络阻滞故转头不利，项强坚紧。《素问·骨空论》曰："大风颈项痛，刺风府。"故推风府、风池穴以祛风止痛；推天柱、新设、肩外俞穴以舒筋活血、温经通络，以解除颈项部的经络不通和项肌痉挛。拿肩井穴可使全身气血通畅，促进颈项部肌肉放松。落枕多由风邪趁虚而入，通过风池、风府以祛除风邪。推拿疗法治疗落枕可获满意的疗效，一般 1~2 次就能治愈。成年人若经常出现落枕症状者，应考虑有颈椎疾患，需做进一步检查。

三、郑怀贤医案

【医家简介】

郑怀贤（1897~1981），又名郑德顺，河北省人，著名中医骨伤科专家、武术家、教授。郑怀贤对中医骨伤科造诣很深，人称"骨伤圣手"，疗效如神。

郑怀贤归纳出郑氏正骨 12 法：摸、捏、按、提、拉、顶，再加端、送、搬、摇、旋、挂。郑氏伤科按摩 13 法：抚摩、揉、捏、揉捏、搓、摩擦、推压、摇晃、抖动、提弹、振动、叩击和按压。独创经穴按摩 8 手法，摩推按拿，分合揉掐。总结了郑氏伤科经验穴位 55 个。郑怀贤治伤，重视功能，强调治筋。指出骨为主干，节为枢纽，筋肉为动，若骨折脱位不治筋，十治八九难屈；重视综合治疗，强调外治；重视医患结合，强调治"心神"。

【医案原文】

曾某，男，29 岁，银行职员，1992 年 12 月 7 日初诊。

主诉：因晚上睡觉不慎，颈部受凉，晨起则不能转侧，活动受限。

嘱患者正坐，医者一手托住患者下颌，一手扶头枕部，将头颈行左右前后旋转摇晃。在左右旋转放松筋肉的同时，骤然向痛侧旋转达最大正常活动度，即听到"咯咔"响声，然后再向健侧旋转 1 次，术毕再以揉、推、摩擦等手法数分钟，患者当即痛止病愈。

（选自《成都体育学院学报》1994 年增刊 1 第 20 卷）

四、刘智斌医案

【医家简介】

刘智斌，男，1957 年生，陕西乾县人。针灸推拿学科教授、医学博士、硕士研究生导师。近 20 年来，专心于针灸推拿专业的临床、教学、科研工作。在临床上不断探索，对治疗一些疑难病证有独特的疗法和良好的疗效，特别对颈椎病和腰椎病的非手术治疗有独创之处，创立了一套独特的手法，临床效果显著。

（一）

【医案原文】

杨某，男，24 岁，学生，2006 年 8 月 15 日初诊。

晨起后自觉颈部疼痛，右转活动明显受限。

检查：右侧斜方肌明显紧张、压痛，右肩胛内上缘及 C_6 棘突右缘压痛，右转 <10°。

立即在患侧拿揉风池、肩井穴各 2 分钟，㨰斜方肌及肩胛 3 分钟，弹拨颈项 2 分钟，以 C_6 棘突右缘为点施提牵旋转复位法 1 次，配合用木梳背刮痧 1 次，闻及一声脆响，落枕症状应手而愈，颈部活动度基本恢复正常。

（选自《吉林中医药》2009 年第 29 卷第 9 期）

（二）

【医案原文】

王某，男，35 岁，干部，2005 年 7 月 23 日初诊。

自诉在电脑前伏案工作太久，午休在办公椅上睡觉，醒来后自觉脖子僵硬，转动不灵，后仰不能，酸痛难忍。未予重视，自己热敷 2 天仍未缓解，特来诊治。

检查：颈椎生理曲度减少，后仰 <5°，双侧斜方肌紧张、压痛，在肩井穴附近触之有花生大小硬结。

先针刺患侧昆仑、后溪穴，留针 15 分钟，行捻转泻法强刺激，嘱患者配合轻轻转动头部，活动度明显改善。然后患者坐位，用一指禅推颈肩部、拿揉颈部各 3 分钟，定点施提牵旋转复位法 1 次，㨰斜方肌及肩胛 3 分钟，分抚双肩结束，2 次治愈。

（选自《吉林中医药》2009 年第 29 卷第 9 期）

第三节　颈椎病

颈椎病是指颈椎间盘退行性病变及椎间关节退变，刺激或压迫了邻近的脊髓、神经根、血管及交感神经，并由此产生头、颈、肩、上肢等一系列临床表现的疾病。西医将颈椎病分为 7 型，即颈型、神经根型、脊髓型、椎动脉型、交感型、混合型及其他型。

中医理论认为，感受外邪、跌仆损伤、动作失度，可使项部经络气血运行不畅，故颈部疼痛、僵硬、酸胀；肝肾不足，气血亏损，督脉空虚，筋骨失养，气血不能濡养脑窍，而出现头痛、头晕、耳鸣、耳聋；经络受阻，气血运行不畅，导致上肢疼痛麻木等症状。颈椎病主要与督脉和手、足太阳经密切相关。

一、丁季峰医案

【医家简介】

丁季峰（1914～1998），男，汉族。全国名中医，享受国务院特殊津贴。幼时在家接受庭训，濡染家传一指禅推拿医术，父殁后，继续随堂兄丁鹤山习医，于1936年学成后在沪自设诊所，开业行医。1958年至1960年受聘于上海中医学院附属推拿学校、推拿门诊部担任教学、医疗工作。1960年正式调入上海市推拿门诊部（后成为上海中医药大学附属岳阳医院）工作。

丁季峰创㨰法推拿，其学术流派是从一指禅推拿基础上发展起来的，因而保存了传统的一指禅推拿的特点，使㨰法对身体进行有节奏的、刚柔相济的持续刺激得到了加强，从而使㨰法的刺激渗透到肌肉深层而直接作用于患病部位。这是在总结前人推拿手法经验的基础上，经过数年探索、反复推敲、改革创新而形成的一种推拿手法。

（一）

【医案原文】

浦某，男，59岁。1993年5月17日初诊。

主诉：项背强痛1月余。

1月前无明显外伤史而感项背强痛，伴左上肢酸麻。外院X线摄片示第3～7颈椎椎体显著增生，前纵韧带局部钙化。经针灸及外院推拿治疗，症状稍有缓解，但不显著。现感项背强痛，左上肢酸麻乏力，不能向左侧卧及仰卧。

检查：颈居中，呈前倾15°畸形，不能后仰，第5～7

颈椎棘突较高，第6～7颈椎棘间压痛，并向左上肢放射，左颈臂牵拉试验阳性，颈椎间孔挤压试验阴性，肱二头肌、肱三头肌反射对称引出，霍夫曼征阴性，左上肢屈伸肌力对称。苔薄，脉弦紧。本院颈椎摄片检查：颈椎呈反曲畸形，第4～7颈椎椎体呈明显骨质增生，椎间隙变窄。余皆阴性。

该患者由于风湿劳损日久，互阻经脉，导致气血瘀滞、经络不通。治宜行气活血、祛风化湿、滑利关节。在项背部施㨰法、按法、拿法，配合颈项行屈伸、转侧被动运动及颈椎旋转复位手法治疗，左上肢配合拿法。经3次治疗后，项背部疼痛减轻，头已能后仰10°。8次治疗后，项背强痛明显好转，左上肢酸麻乏力亦已消失。15次治疗后，睡觉姿势已无影响。25次治疗后，头已能后仰20°，触诊颈椎后凸畸形亦有改善。共经40次治疗，项背诸症基本消失。

（选自《上海中医药大学中医学家专集》）

（二）

【医案原文】

汪某，男，5岁。1993年10月21日初诊。

家长代诉该患者颈项强痛1天余。

患者昨天晨起感颈项强痛，活动受限。当夜去市儿童医院急诊，X线摄片示环齿关节稍向左移位，正位片纵轴见颈椎中段向左侧凸。现感颈项强直，不能进行俯仰转侧活动。影响饮食、睡眠。

检查：颈椎向左侧凸，头歪向右侧，左第3～6颈椎棘旁压痛明显，胸锁乳突肌痉挛，头颈活动度：前屈10°，后伸 0°，左侧弯 0°，右侧弯 20°；旋转：左 0°，右 20°。其他检查均为阴性。苔薄腻，脉紧。

本症为风寒入络，筋脉拘挛，骨节错缝。治宜温经散寒、舒筋通络、纠正错缝。在颈项部施以㨰法、按法及拔伸牵引法，配合行颈椎屈伸、旋转被动运动。经首次治疗，头颈活动即见好转。2 诊治疗，饮食、睡眠恢复正常，项背强痛显减，头俯仰转侧活动已灵活，活动幅度亦增加。左胸锁乳突肌痉挛疼痛亦减轻。此后续治，诸症日见减轻，共经 7 次治疗，头项强痛消失，活动恢复正常而停诊。本病诊断为颈椎（寰枢关节）半脱位。在儿童医院急诊时要患儿住院，因其家长不放心而求治于推拿获效。

（选自《上海中医药大学中医学家专集》）

（三）

【医案原文】

黄某，女，47 岁。1993 年 2 月 12 日初诊。

主诉：项背酸痛 10 余年，经外院推拿治疗有所好转。近感项背部酸痛。头晕、耳鸣，睡觉时左手手指发麻。

检查：颈居中，颈生理曲度存在，活动功能可，第 3 颈椎左侧棘旁及第 5 颈椎右侧棘旁压痛，无放射痛，左颈臂牵拉试验阳性，椎间孔挤压试验阴性，霍夫曼征阴性，肱二头肌、肱三头肌反射对称引出。苔薄，脉弦细。

该患者证属风湿劳损日久，项背部气血闭阻，清空失养，故见项背酸痛，头晕耳鸣。治宜行气活血，疏经通络。该病诊断为混合型颈椎病。

治疗方法：在患者颈项、肩背部两侧施以按法，配合颈椎俯仰转侧被动运动；按风池、天柱、天宗；拿风池、肩井及颈项部两侧肌肉；拿左上肢极泉、曲池、少海、合谷穴，搓肩背部及左上肢结束治疗。嘱睡低枕，指导行项背肌功能锻炼。经 3 次治疗，项背部酸痛减轻，头晕、耳鸣好转，经 10 次治疗，上述症状基本消失而停止治疗。

（选自《上海中医药大学中医学家专集》）

【按语】

颈椎病经推拿治疗可以缓解症状，在发作中治疗尤为适宜。案中综合运用㨰法、按法及拔伸牵引法等不同手法。其中㨰法推拿是丁季峰医师经过临床数年潜心研究和探索而形成的，手法刚柔相济，刺激渗透到肌肉深层而直接作用于患病部位。

二、杨清山医案

【医案原文】

廉某，男性，55 岁，干部。

病史：颈项部不适，左肩及上肢麻木、疼痛已 3～4 月之久，无外伤史。既往 1967 年元月曾行阑尾切除术，术后经常腹胀、腹痛，呈阵发性，食欲不振，大便干燥。1941 年患有慢性胃炎，心脏病（二尖瓣闭锁不全）。

检查：（按照杨医师的诊断方法记载）

头部活动：①侧转头测量方法：以下颌骨正中线至肩前喙突，用厘米（cm）计算距离。左旋 17cm，右旋 15cm。②低、仰头试验：下颌骨正中线至胸骨柄上缘，低头为 5cm，仰头为 0cm。

X 光片所见：颈椎 4、5、6 椎体骨质增生，以颈 5 为显著，颈椎正常曲线消失，呈"S"状。诊为颈椎病。

手摸局部发现：颈项背部肌肉紧张面积 17cm×9cm。局部压痛点：双侧胸锁乳突肌起点，颈椎4、5、6左侧椎旁，肩峰上，冈下窝，三角肌止点均有明显压痛。手指麻木以左手中、无名、小指为重，患肢持重困难。腹部压痛不著，以腹胀为主。

治疗：

（1）1973年3月22日行颈项部及左上肢按摩，中级手法。第1～5次，重点手法为指掌揉法和轻指压法，以缓解颈项背部肌紧张，指压可止痛。3月31日为第6次治疗，除以上手法外增加颈椎两侧指揉手法，缓解局部肌紧张。又加肩胛部前臂揉法，作用于深部肌肉。4月6日第8次治疗，除上述手法外，再加颈部托拉法（为重托拉法）和指撬、指压整形手法。托拉可缓解颈椎挛缩点，起牵引作用，拉时一定强调平衡量；指撬、指压可矫正颈椎生理曲度。加重患肢转颤拉，使其恢复正常活动功能。4月9日第9次治疗，治疗后颈部活动范围增大，仰头增加4cm，低头减少3cm，左旋为13cm，右旋12cm。痛点部位：颈椎周围及冈下窝压痛减轻，左手3指麻木基本消失，项背部肌紧张明显好转。4月25日为第17次治疗，治疗后肩峰上痛点消失。5月7日第20次治疗后，三角肌止点痛点消失。以上两点主要靠指压法，指压时一定要配合医生呼吸（也称为虚实手法）而达到止痛作用。共治疗38次，痊愈。

（2）腹部治疗：从颈部治疗的第5次开始加腹部治疗，中级手法，以掌摩、掌揉、指压为重点手法，治疗3

次后，腹胀减轻，食欲增加。同样的手法共治疗 21 次，腹部症状完全消失，食欲增加，大便正常，1 次/日。

在整个治疗过程中，未引起心功能异常变化。

1975 年 12 月 9 日随访：原治愈颈椎病已 2 年余，至今未犯。阑尾术后肠粘连经按摩 21 次痊愈后，也再未出现腹胀等症状。

（选自《杨清山按摩经验集》）

【按语】

此医案集中体现了杨清山医师以揉、压手法为基本手法的特点。揉法可分指揉、掌揉和前臂揉 3 种。揉动时操作部位要紧贴病区，做弧形不间断的往返移动，用力要达到深部。揉法具有消肿止痛、祛风散热、帮助消化等作用。压法是用指峰、掌后缘和肘关节后面之突起处接触病区，用力向下深压的一种方法。为按摩手法中用力最重的一种，可分为指压、掌压和肘压法 3 种。压法具有镇静止痛、舒筋、增强肌肉收缩力、抑制神经兴奋等作用。

三、曹锡珍医案

（一）颈椎错位医案

【医案原文】

韩某，女，干部，27 岁。1957 年 9 月 18 日初诊。

主诉：8 年前颈项摔伤，后遗症是歪脖，并常发作神经痛。

诊断结果是颈椎轻度错位，迄未归臼。经 3 次按摩诊疗，尤其是在第 3 次按摩时做了颈椎摇摆法，突然，"咔嘣"一声归臼。患者虽惊痛之下，昏迷 7 秒钟，但经扶定、安静 10 分钟以后，患者摇头不痛，歪脖归正。

（选自《中医按摩疗法》）

（二）早期颈椎间盘脱出医案

【医案原文】

于某，女，12 岁，1963 年 10 月 7 日做游戏时，失势倾斜窝伤颈椎，歪脖肿痛，不能活动，当日就诊。经 X 线检查，诊断为第 5、6 颈椎关节闪挫及椎间盘脱出症。

病情分析：患者椎间软骨破裂，髓核被挤出，必须先使其归位，再治疗软骨破伤，调整韧带装置，疏散潜在的瘀血，使周围神经及椎神经均得松解，不受病变压迫，病痛才能得以解除。

根据上述原则，第 1 次用外伤按摩基础疗法[①]，以及经穴按摩，局部揉捏按压推拿，使脱出的髓核回归原位，加以固定，嘱患者不可摇转，内服回生第一丹。以后连续按摩 4 次，肿消痛止，整形 1 次，完全恢复正常，继续观察至今已 10 多年，无任何后遗症，现已上山下乡插队劳动。

（选自《中医按摩疗法》）

【注解】

① 外伤按摩基础疗法：患者俯卧，医者点揉下列穴位：金门（治筋脉）、申脉（主伸展）、昆仑（安神经）、跗阳（止诸痛）、复溜（复循环）、公孙或三阴交（通气活血）、承山（治诸伤）、承筋（治筋肌）等穴。上述穴位点揉完毕，再辨证施治。

（三）颈椎骨质增生病医案

【医案原文】

施某，男，63 岁，干部，1974 年 11 月 24 日初诊。

主诉：于 1974 年夏天开始觉颈部痛，颈项僵直，不能左右摆动，左手臂抬不起来，左手掌至手指麻木，影响工作和睡眠。

检查：颈项活动受限，左上肢抬举困难，左手指麻木，某医院 X 光片示"第 3~4 颈椎骨质增生"。

诊断：第 3~4 颈椎骨质增生症。

治疗：开始先点跗阳穴（以镇痛），掐绝骨穴（治骨刺要穴），再在颈项部点按风池、风府、天柱、大椎、肩井、缺盆等穴。为治疗因颈椎增生压迫上肢神经、手指麻木等症状，需点按合谷、外关、手三里、曲池、臂臑、肩髃、肩髎、肩贞、天宗等穴。最后在颈项部施用揉捏法、舒筋法、揪法、推拿法、切掐法，上肢部位用活络法施治。每周按摩 3 次，2 周后改为每周按摩 2 次，1 月后休息 10 天，又继续按摩、同时配合内服中药及自我锻炼，共按摩 30 次，至 1975 年 3 月颈项痛及手麻木等症状完全消失。近 2 年来未发病，自我感觉良好，生活工作均正常。

（选自《中医按摩疗法》）

（四）颈椎 5~6 半脱位医案

【医案原文】

谭某，男，35 岁，干部，1977 年 5 月 9 日初诊。

主诉：颈项扭伤已 4 个月，转动受限，左下肢无力、发软，右臂及小腿发麻，在某医院诊断为 5~6 颈椎脱位。

检查：颈项转动受限，5~6 颈椎压痛，左下肢力弱。

诊断：5~6 颈椎半脱位。

治疗：开始用经穴按摩，做外科基础疗法，点按各穴，后在颈项部点风池、风府、天柱、大椎、缺盆等穴，施用拨筋法、揉捏法、摇晃法。术后颈痛即刻明显好转，无任何不适之感觉，后在双上肢点按合谷、外关、手三里、曲池、臂臑、肩髃、肩髎、肩贞等穴及活络法。综合内服中药，每周按摩 2 次，共按摩 16 次，自觉颈项转动及疼痛等症状均基本好转，后又按摩了 10 次，以巩固疗效。患者于 1977 年 10 月来信述，颈项已基本不痛，头部转动自如，左腿力量加强，病情基本好转，已全天工作。

（选自《中医按摩疗法》）

（五）颈部软组织扭伤后颈痛医案

【医案原文】

江某，男，34 岁，干部。

左肩及颈部软组织扭伤已 20 余天，曾行理疗、针灸、封闭等疗法，但疼痛仍在，功能仍有障碍。

经我科初诊，颈部不能扭转，咳嗽及呼吸时均有牵引痛。经用经穴按摩，取风池、大椎、肩井、肩贞、肩外俞、缺盆、外关等穴，先泻后补，并施揉捏、叩打、外擦椒盐酒，最后施颈椎摇晃进行整形。

1 次治疗后患者疼痛完全消失，颈部活动自如。次日又治疗 1 次即痊愈。

（选自《中医按摩疗法》）

【按语】

曹锡珍医师在长期的临床实践过程中，将按摩手法概括总结为内科按摩基础手法、外科按摩基础手法、古代按摩八法（贯通法、补气法、揉捏法、和络法、推荡法、疏散法、舒畅法、叩击法）、整形八法、运动八法、治脱臼八法、治筋八法等。曹锡珍医师根据临床不同情况灵活选用，独树一帜，在按摩推拿领域具有较大的影响。以上治疗颈部疾病时较多体现了其外科基础疗法。

此外，以上医案体现曹氏治疗时，重视推拿疗法、运用中药内服及功能锻炼相结合，这些对于颈椎病人的康复是极为重要的。

四、朱春霆医案

（一）

【医案原文】

余某，男，64岁。

颈椎病已数载，时休时作，7日来枕部作痛，时眩晕而痛，俯仰转侧不利，右颈肌坚紧，新设穴压痛，两手臂酸痛，指麻，苔腻，脉弦。拟疏通脉络、调和营卫。

取穴：风池、风府、新设、肩井。

手法：推、拿、按。

疗程：10次，间日而施。

操作：

（1）患者正坐位。医者立于其后，先以"蝴蝶双飞势"施于两侧风池穴约5分钟。然后医者以左手拇、食、中三指，轻轻依托住患者前额，右手以一指禅中峰推风府穴约5分钟，应由轻而重，慢慢将功力深透，切忌用蛮力或震动颈项。左手如前，右手改为推拿法，即右手拇指从风府移向患者右新设穴，左手食、中两指点于左新设穴，状如拿法，但施力在拇指，所以称推拿法。施术约10分钟。

（2）患者正坐位。医者以双手拇指分别按于左右风池穴，其余四指呈散手状，使内劲缓缓将患者枕部上顶，令患者头部稍后仰，便于操作。以患者得气、舒适为度。

（3）接上势。医者以双手拇指自风池经新设至大杼穴，反复揉动3遍，使肌肉尽量放松。然后，双手揉拿肩井穴以收功。

（选自《推拿名家朱春霆学术经验集》）

【按语】

颈椎病在中医学归于"痹证"范畴。痹证总不越乎风、寒、湿三邪。风池、风府共为治风之要穴，以一指禅推风池、风府穴，可以祛风散寒止痛。新设穴具有祛风邪、利颈项的作用，推拿新设穴可以疏通闭塞之络脉。肩井穴位于肩上，为手足少阳经交会穴，可以疏通少阳经气，治疗项背强痛。本案取穴简要，手法精到，堪为治颈椎病之基本方，体现了朱春霆治疗颈椎病的取穴及手法特点。

（二）

【医案原文】

李某，男，67岁。

颈椎肥大有年，两上肢酸痛，手指发麻，左上肢上举困难，外展乏能，左臑肌①略萎缩，苔腻，脉弱。此乃经络气血凝滞，拟舒筋活血。

取穴：风池、大椎、肩井、臂臑、曲池。

手法：推、按、拿等法。

操作：

（1）患者正坐位。医者立于其后，先以一指禅推法的"蝴蝶双飞势"施于两侧风池穴约5分钟，手法要柔和深透，避免患者头部摆动。然后沿颈椎棘突旁下行至两侧肩井穴，以指峰推约 5 分钟，使患者有得气感。拿颈部以放松肌肉。

（2）接上势。医者以一指禅偏峰推法施于大椎约 5 分钟，施于左侧臂臑穴约 2 分钟。拇指按揉曲池穴以得气为度。最后双手提拿肩井穴。疗程 15 次，间日而施。

（选自《推拿名家朱春霆学术经验集》）

【注解】

①臑肌：上臂内侧肌肉。

【按语】

风池为治风之要穴，以"蝴蝶双飞势"在该穴施治，可以祛风寒止痹痛。大椎穴属督脉，位于颈脑交界之处，为督脉与手足三阳之会。可以治疗头痛项强。拿肩井穴可疏通少阳经气，通经止痛。臂臑为手阳明经穴，位于上臂。此患者有上肢酸痛、上举困难，用此穴可以疏通上肢经络气血。曲池为手阳明大肠经穴，该穴位于肘部，乃经气运行之大关，能通上达下，可通经络、调气血、止痹痛，用于治疗上肢痿痹诸疾。

五、夏惠明医案

【医家简介】

夏惠明，男，云南省中医医院主任医师、教授，云南省首批名老中医药专家师带徒指导老师，云南省名中医；中华中医药学会推拿分会副主任委员，云南中医药学会推拿专业委员会主任委员。擅长推拿治疗颈椎病、肩周炎、腰椎间盘突出症等疾病。

【医案原文】

魏某，女，45 岁，1987 年 7 月 9 日初诊。

自诉 1984 年开始感颈项背疼痛，经理疗、针灸等治疗，效果不显。近 1 个月来颈项肩背疼痛加重，活动不便，右上肢麻木疼痛，两侧太阳穴亦疼痛，天气变化则症状加重，舌质暗红，苔薄黄少津，脉沉细。

检查：颈 5～6 椎压痛，击顶试验阳性，右臂丛神经牵拉试验阳性。摄颈椎正侧位片：颈 2～7 椎体下缘骨密度增高，椎间隙等宽，项韧带钙化，生理弧度存在，脑血流图正常。

诊断：颈椎病（神经根型）。

用推拿手法治疗：

（1）舒松术。患者正坐，医者立于后侧，用推、揉法于两侧颈项，用力要均匀，力量要深达肌肉，使之舒筋通络、行气活血、解痉镇痛，以松解痉挛僵硬的颈肩肌群。

（2）整复术。施滚法于肩及上背肌肉，同时做头部前屈后伸、左右旋转活动，进行松解整复，缓解由于颈椎病变对神经根、血管及周围软组织的压迫和刺激而引起的症状，这是治疗颈椎病的主要步骤。

（3）随症加减。神经根型加点按颈椎两侧，从枕骨粗隆开始至第 7 颈椎横突下方，施拿法于患侧颈部及滚法于患侧上肢；平推法于大椎穴以透热为度。

治疗后疼痛消失，活动正常，属临床治愈。

讨论：颈椎病是中老年人的常见病、多发病，中医学中并无此病名，但考其病因病理，多因风寒、劳损、外伤等因素造成人体营卫气血、脏腑功能失调而导致的退行性关节疾病。目前推拿手法是治疗颈椎病的较好方法之一，它可以缓解肌肉紧张及痉挛，恢复颈椎活动，也可松解神经根及软组织粘连，加快周围炎症、水肿的吸收和消散。通过手法可以直接作用于颈项以疏通经脉、行气活血、舒筋活络、调和营卫，故能取得满意疗效。临证加减还有：椎动脉型加推桥弓，沿头部两侧少阳经做扫散法、勾法于两侧太阳，然后拿风池、风府、肩井，按心俞。

（选自《国家级名老中医颈肩腰腿痛验案良方》）

六、孙树椿医案

【医家简介】

孙树椿，男，1939年7月出生，河北省蠡县人，毕业于北京中医药大学。曾得到当代骨伤科名医刘寿山老先生亲授真传，又博采大江南北诸家名医之长，同时积累临床经验，真正领悟了"机触于外、巧生于内、手随心转、法从手出"的正骨推拿要旨，形成了"入其法而又出其法"的独特手技，具有独具特色的筋伤治疗方法（筋伤手法、专病专方及功能练功）。孙老指出"筋喜柔不喜刚"，在手法运用上尤其强调轻柔和缓、外柔内刚，使患者在并不感到痛苦的情况下即获得症状的缓解或痊愈。

【医案原文】

冉某，男，48岁。2005年11月2日初诊。

颈部疼痛，伴下肢麻木无力半年。

初诊：患者半年前出现颈部疼痛症状，逐渐出现步态笨拙、下肢麻木无力。经多家医院检查，确诊为脊髓型颈椎病，并排除其他系统疾病。为求专科治疗，于 2005 年 11 月 2 日来我科就诊。

症见：颈部僵直疼痛，下肢麻木无力，舌红，苔薄白，脉滑数。检查：颈 3~6 棘突旁压痛，颈后伸、侧弯受限，膝腱反射亢进，霍夫曼征（+）、巴彬斯基征（-）。X 线片提示：颈椎曲度变直，颈 3~7 椎间隙狭窄，椎后缘骨质增生、钩椎关节增生、项韧带钙化。椎管狭窄。MRI 提示：可在 T_2 加权见到第 4~5 颈椎椎间盘低信号，突向椎管，压迫硬膜囊和脊髓。

诊断：脊髓型颈椎病（痹证/气滞血瘀）。

予手法治疗。

手法操作：先予揉捻法、㨰法等预备手法松解痉挛的肌肉；再采用不定点旋转扳法治疗：患者取正坐位，术者立于患者身后，稍微侧身。用手置于患者颌下，左手托住枕部，轻提并且做颈部旋转运动 2~3 次。然后上提，牵引颈部，并使其保持中立位，牵引的同时将患者的头颈右旋至有固定感时，右手快速发力旋转颈部，此时即可听到一连串的弹响声，一般响声清脆者疗效为佳。之后以同样手法向左侧旋复 1 次。最后予劈法、散法、拿法、归合法等善后手法捋顺颈部肌肉组织。

复诊：经手法治疗后，颈肩痛症状明显好转，踏棉感减轻，颈部活动自如。继续手法治疗。6 诊后，临床症状好转。嘱其注意休息及适当做颈部练功，如以头书风字、回头望月等。

（选自《当代名老中医典型医案集·针灸推拿分册》）

【按语】

脊髓型颈椎病分痿证和痹证。痿证多为肝肾不足、脾肾虚寒或瘀血阻络致四肢筋肉失于荣养，筋骨痿弱，导致肢体痿废。痹证多为风寒湿侵袭、气滞血瘀或体虚感邪导致气血周流不畅，而致"血停为瘀，湿凝为痰"，痰瘀互结，痹阻经络，深入骨节而致病。

此例集中体现了孙树椿主任医师对颈椎病的独特治疗方法，他的"不定点旋转手法治疗颈椎病"的方法在国内中医学术界独树一帜，而且经多年临床应用表明，该疗法安全可靠，疗效明显。

七、常振湘医案

【医家简介】

常振湘，男，主任中医师，四川省名中医，全国第二批老中医药专家学术经验继承指导老师，师承我国骨伤科界泰斗郑怀贤大师的伤科绝技，曾两度被派往日本"中国整体治疗中心"工作，由于临床效果卓著，曾被日本媒体誉为"东方魔手"，擅长以纯手法治疗颈椎病、腰椎间盘突出症等骨关节疾病。

（一）

【医案原文】

陈某，男，43岁。2003年2月16日初诊。

左侧颈部肌肉僵硬、活动受限1年，2月前上述症状加重，并伴左胸部、左肩及左肩胛骨内侧缘隐痛不适，心电图检查正常。曾行针灸、按摩治疗效果不显。经人介绍来诊。检查颈部右侧旋转受限，左侧肌肉明显僵硬。左颈

4、5、6椎旁压痛明显，并触及条索状硬结。X线检查见颈椎生理弧度变直，颈4、5、6椎体前后缘骨质增生，左侧颈4、5椎间孔变小。

临床诊断：颈椎病（混合型）。以整体按摩手法[①]治疗6次后症状消失，后巩固治疗2次，随访3月无复发。

（选自《四川中医》2003年第21卷第9期）

【注解】

① 常振湘整体按摩手法操作过程：

A. 表面按摩：术者以双手或单手小鱼际沿颈部两侧至肩胛骨内侧缘从上至下做轻柔快速的揉摩，同时配合揉摩肩背部，使病人颈肩部肌肉放松，解除病人的紧张情绪，并为下一步手法做好心理准备。

B. 中度按摩：术者用大鱼际或小鱼际或掌根沿颈部两侧至肩胛骨内侧缘从上至下揉按，力度逐渐增加，两手交替应用，同时配合揉按肩背部，使颈肩部肌肉的气血流通，解除肌肉痉挛。

C. 深度按摩：术者以一手掌托扶病员下颌部固定头部，另一手拇指在颈椎棘突两旁及棘突上自上而下垂直肌纤维方向进行弹拨、按揉。特别在颈项部压痛点（即肌肉痉挛处，此处常可摸到条索状硬结物）进行弹拨，用力要均匀，由轻而重，双手反复进行，同时提拿肩井，以松解颈背部肌肉粘连。

D. 经穴按摩：术者以拇指和食指及中指指腹，按顺序分别揉按风池、风府、大椎、天宗、肩井、肩髃、曲池、少海、内关、外关、合谷、后溪，使各穴有酸、麻、胀感，病员有微汗出为度。

　　E. 拔伸整骨：病员正坐，颈肩部放松，以向右侧整骨为例，医者立于患者右后方。以左手虎口托于病员枕下，以右肘部以及前臂托住病员下颌部，右手掌托扶病员左侧颞颌部。术者以右肘及前臂合左手用力向上拔伸病员颈椎，同时向右旋转病员头颈部。在牵引下持续片刻，待其适应而能放松时，右肘臂顺势用力，增大头颈的旋转角度，此时常听到一声清晰的摩擦声响，这说明整复成功。可同法行另一边的拔伸整骨。

　　F. 恢复按摩：术者以大鱼际或小鱼际或掌根沿颈部两侧至肩胛骨内侧缘从上至下揉按，力度逐渐减轻，同时揉按双侧肩部，使病员感觉舒适，促进颈肩背部肌肉血液循环，以使机体恢复正常。

　　整个手法过程约 25 分钟。

　　　　　　　（选自《四川中医》2003 年第 21 卷第 9 期）

【按语】

　　此医案中运用了拔伸手法，早在唐·蔺道人《仙授理伤续断秘方》中就已介绍了拔伸治疗手法："凡拔伸，且要相度左右骨如何出，有正拔伸者，有斜拔伸者。若骨出向左，则向右边拔入；骨向右出，则向左拔入。拔伸，当相近本骨节损处，不可别去一节骨上。拔伸不入，搏捺相近，要骨头归旧，要搏捺皮将就入骨。凡捺正，要时时转动使活。"颈椎病宜用颈椎拔伸法，操作时注意不可使患者的头部后仰及按压颈部两侧动脉窦。

　　（二）

【医案原文】

　　李某，女，46 岁。2003 年 2 月 21 日初诊。

　　患者半年来常有颈部僵硬不适，1 周前突发头昏、眩晕、恶心呕吐，经休息后症状减轻。2 天前晨起转头时又发作头昏、眩晕，恶心呕吐，头部稍有转动则感眩晕加重。经人介绍来诊。

　　检查：颈部双侧肌肉稍显僵硬，颈部活动无受限，颈3、4、5 椎旁两侧有压痛，X 线检查见颈椎生理弧度变直，颈 3、4，颈 4、5 钩椎关节骨质增生。

　　临床诊断：颈椎病（椎动脉型）。

　　以整体按摩手法治疗 1 次即感症状明显减轻，后持续治疗 6 次，症状安全消失。随访 3 月无复发。

　　　　　　（选自《四川中医》2003 年第 21 卷第 9 期）

　　【按语】

　　常振湘整体按摩的操作过程体现出在充分松解的前提下，予以整复，可以纠正颈椎棘突的偏歪及颈部小关节的错位、松解肌肉痉挛，具有标本兼治的效果。

八、洪恩四医案

　　【医家简介】

　　洪恩四，男，江西中医学院附属医院针灸康复部主任中医师，硕士研究生导师。临床擅长针灸和中西医结合方法治疗中风、面瘫、颈腰椎疾病、失眠及其他神经内科疾病。

　　【医案原文】

　　王某，男，50 岁，于 2006 年 9 月 15 日就诊。颈项酸胀不适反复发作 10 余年，右手指（拇、食指）麻木半年，伴右肩胛区板滞感，遇寒冷则颈项酸胀不适和肩胛区板滞感加重，夏天不敢在空调房间中工作，仰头及右上肢下垂时麻木明显，入睡困难，纳食尚可，二便自调，舌质暗淡，舌苔中心白厚，脉弱滑。颈椎 CT 示：$C_{3\sim4}$、$C_{4\sim5}$ 椎间盘后突。

入院中医诊断：项痹，证属寒湿夹瘀。西医诊断：颈椎综合征（颈型合并神经根型）。

入院后经针刺、艾灸、颈椎牵引 20 次，疗效不显，遂改用椎针治疗，按主穴区[①]选穴操作，并在内关穴用椎针圆头冲压[②] 20 次，治疗 1 次完毕，自诉颈项非常轻松，颈项酸胀不适及肩胛区板滞感顿失，当晚安然入睡，巩固治疗 6 次，除拇、食指稍有麻木外，诸症消失。

讨论：本案例属中医项痹范畴，经云："风、寒、湿三气杂至，合而为痹。"刘河间指出："留著不去，四肢麻木拘挛也。痛者，寒气多也，有寒故痛也。其不痛不仁者，病久入深，荣卫之行涩，经络时疏，故不痛，皮肤不营，故为不仁。"由于风寒湿邪侵袭颈项，灌注经络，致气血运行不畅而引起颈项酸胀不适，一侧肢体麻木。颈项部为三阳之会，风寒湿邪痹阻，阳气不展，故局部板滞感，遇寒气加重。通过椎针治疗，颈项部皮肤出现潮红、温热感，说明该疗法温经散寒、振奋阳气，从而起到活血通络的作用。

（选自《针灸临床杂志》2008 年第 24 卷第 4 期）

【注解】

①主穴区：风府至大椎穴：医者操作时以左手拇指扣在后枕粗隆处，以保护哑门、风府穴，自上而下，于相邻椎体棘突间依次用锤头捶击 10 次，再横向及纵向滑摩各

20 次；C_1 至 T_1 夹脊穴（双）：用锤头每穴各捶击 10 次，再横向及纵向滑摩各 20 次；风池至肩井穴（双），天柱至肩中俞（双）：用锤头每穴各捶击 10 次，再横向及纵向滑摩各 20 次；颈椎旁压痛点：用圆头冲压 20 次，旋揉 20 次。②冲压：用椎针的圆头放在穴位上，连续或间歇地由外向里施加压力，是强刺激手法，类似针刺手法中的提插手法，亦称为压穴。

九、罗志瑜医案

【医家简介】

罗志瑜，1937 年生，教授，上海市第一人民医院推拿科主任医师，是沪上著名的推拿元老之一。早年曾随朱春霆、丁季峰诸老多年，深得心传。在长期临床工作中积累经验，自创了一套安全有效的正骨手法。擅长于治疗各型颈椎病、腰椎间盘突出、骨关节炎等疾病。

【医案原文】

陈某，女，45 岁。1998 年 5 月 12 日初诊。

病史：诉颈部板滞不适，四肢无力，步履不稳，常易跌仆，鞍区麻木，二便不易控制。经多方检查无明显器质性病变。PE：颈项僵硬，明显压痛，颈椎被动运动可，低头试验（+），四肢肌张力上升，深反射亢进，霍夫曼征及巴彬斯基征（+），腹壁反射消失。诊断为脊髓型颈椎病。经颈椎 MRI 证实为 $C_{4\sim5}$、$C_{5\sim6}$ 椎间盘突出，压迫硬膜囊及脊髓。经手法治疗 5 次，霍夫曼征消失，巴彬斯基征（+），经 20 次治疗后症状消失，锥体束征转为阴性，活动功能恢复。

推拿操作方法：先施一指禅推法于双侧颈肌，由上而下每侧约 3 分钟左右，再以拇指按揉各颈椎棘突，以及双侧斜方肌，按揉风池、天府、肩井、缺盆、天宗等处，再于头部拿五经，扫散枕部及双侧颞部。医者立于患者左侧，以左手扶住患者下颌，右手置于患者头顶，先轻轻转动患者头部，逐渐使其头部略微向后倾斜 15°左右，然后右手自头顶推其头部使向右倾斜，再用左手向左侧发寸力施扳法，使颈部斜到 20°左右，可听到轻微"咔"的一声，手法即告成功。再立于患者右侧，双手互换，同法再施 1 次。最后，拿手三阳、手三阴，捻指部。

讨论：脊髓型颈椎病在临床中属难治性疾病，由于涉及中枢神经，对于手法的安全性尤为重要。颈椎前倾位的扳法明显不适用于本病。罗老独辟蹊径提出的颈椎后伸位斜扳法，理论依据清楚，临床应用后效果明显，证明该法是一种安全而有效的治疗手法，为推拿手法对颈椎病的治疗提供了新的有效手段。仍需提醒的是整个手法过程要轻揉，旋转注意勿太过，不必强求弹响声。

（选自《中医文献杂志》2001 年第 4 期）

第四节　肩周炎

现代医学认为肩周炎是软组织退行性、炎症性病变，与肩部受凉、慢性劳损、外伤等有关。早期单侧肩部酸痛，偶见两侧同时受累。其痛可向颈部和上臂放散，或呈弥散性疼痛。静止痛为本病的特征，表现为日轻夜重，晚间常可痛醒，晨起肩关节稍活动后疼痛可减轻。由于疼痛，肩关节活动明显受限。局部按压出现广泛性压痛。后期病变组织产生粘连，功能障碍加重，而疼痛程度减轻。因此，本病前期以疼痛为主，后期以功能障碍为主。

中医理论认为，体虚、劳损等因素，以及风寒侵袭肩部，皆可导致局部经气不利。肩部感受风寒，阻滞气血；或劳作过度、外伤，损及筋脉，气滞血瘀；或年老气血不足，筋骨失养；皆可使肩部经络阻滞不通或失养，这是本病的主要病机。

一、丁季峰医案

（一）

【医案原文】

陈某，女，50 岁，1993 年 5 月 26 日初诊。

主诉：右肩痛 3 月余。患者 3 月前感右肩痛，上举、后弯等活动时疼痛加重且受限，经贴膏药及服止痛药，未见效。现感右肩酸痛，上举不便，后弯欠利，受冷后患部疼痛更甚。检查见右肩三角肌轻度痉挛，喙突及肱骨大结节处稍有压痛，右肩上举 120°，外展 60°，后弯虎口于第 2 腰椎，第 3 颈椎棘突左偏，第 4、5 颈椎棘突右侧压痛，颈活动可，颈臂牵拉（ - ），椎间孔挤压试验（ - ），霍夫曼征（ - ）。苔薄，脉细弦。

该患者因风湿痹阻右肩，致气血失和、经络不通。治宜行气活血、舒筋通络。在右肩臂部施以滚法，辅以按肩髃、肩内陵，拿三角肌、曲池，搓肩臂结束治疗。经 3 次治疗后肩臂痛减，活动好转；10 次治疗后上举已达 160°，外展 80°，后弯平第 11 胸椎；15 次治疗，肩痛消失，活动基本正常。

（选自《上海中医药大学中医学家专集》）

（二）

【医案原文】

瞿某，女，49 岁，1993 年 6 月 12 日初诊。

主诉：左肩痛 3 月余。3 月前始感左肩部酸痛，经贴伤湿膏及热敷治疗，未能见效。现感左肩酸痛，上举不利，后弯困难，梳头及穿衣不便。

检查：左肩结节间沟处压痛，三角肌轻度萎缩，前上举 90°、外展 30°时肩峰高耸，后弯虎口平骶 3，内收肘尖在左锁骨中线，舌质淡红，苔薄，脉沉细。

辨证为风寒入络，气血瘀滞，经络不通。治宜行气活血、祛风散寒、舒筋通络。

治疗：在左肩臂部施㨰法，配合做外展、外旋、内旋、上举、后弯等各方向被动运动，按肩髃、天宗穴；拿三角肌、曲池、合谷、肩井等穴；搓肩臂上肢部结束治疗。

该患者经 5 次治疗，肩痛缓解，活动改善，上举已达 120°，外展 40°，后弯平第 5 腰椎，后因工作忙而中断治疗。丁教授认为该病例病程仅 3 个月，但已形成粘连，故在㨰法治疗的同时需配合做被动运动。虽仅治 5 次而中断，但效果仍较显著。

（选自《上海中医药大学中医学家专集》）

（三）

【医案原文】

何某，男，52 岁，1993 年 3 月 8 日初诊。

主诉：右肩酸痛 2 月余。患者于两月前感右肩酸痛，并感上臂活动不便，未经治疗。现感右肩酸痛，上举不便，后弯欠利，不能右侧位睡觉。

检查：右肩结节间沟处压痛明显，三角肌轻度萎缩，右肩上举 100°，外展 45°，内收肘尖在右锁骨中线与正中线之间，后弯虎口平骶 2，舌质暗红，苔微黄，脉沉缓。

辨证为风寒入络、气血痹阻、经络不通。治宜温经散寒、行气活血、和络止痛。

治疗：患者仰卧位在右肩臂处施㨰法，重点在结节间沟处，同时配合肩关节外展、内旋、外旋被动运动。患者侧卧位时在右肩臂外侧及腋后缘施㨰法，配合肩关节做前上举及后弯被动运动。患者坐位时在右肩部施㨰法，配合做前上举、内收、内旋、外旋及后弯的被动运动。拿三角肌、曲池、合谷，按肩髃、肩内陵、天宗，搓肩部结束治疗。

该患者经 5 次治疗，右肩痛减轻，活动好转，上举可达 110°，后弯达第 5 腰椎。经 10 次治疗，上举已达 130°，后弯平第 4 腰椎，外展达 60°。经 20 次治疗，上举已达 150°，外展 75°，后弯平第 3 腰椎。经 45 次治疗，右肩疼痛消失，活动恢复正常。在治疗期间，嘱患者注意肩部保暖，并指导患者做上举、后弯、外展、内收等各方向自主性运动。

（选自《上海中医药大学中医学家专集》）

【按语】

丁季峰医师治疗肩周炎，重视运用㨰法，一般以粘连程度较重之处为重点治疗部位，手法深透有力；在治疗的同时，还针对粘连程度轻重的不同，配合各种不同方式的被动运动。

二、杨清山医案

（一）

【医案原文】

曹某，男性，57 岁，干部。

病史：1974 年 11 月突然感觉右肩关节疼痛，活动受限。无外伤史，既往有风心病史，二尖瓣狭窄，闭锁不全。体质较弱。

检查：肩部肌肉张力减低，活动功能：前屈 60°，后伸 15°，内收 10°，外展 10°，上举受限，呈半强直状。压痛点：三角肌下缘、肩前压痛较明显（＋＋），冈下窝压痛最重（＋＋＋）。

印象：右肩关节周围炎。

治疗：于 1975 年 3 月 3 日行肩部按摩，隔日 1 次，共治疗 17 次。除常规手法外，重点手法为揉法和转法。

3 月 3 日第 1 次治疗用轻手法，治疗时间 20 分钟，治疗后症状变化不大，无其他反应。

3 月 5 日第 2 次治疗，改为中级手法，第 1、2 次施用手法以揉法为主，适当配合转法，在行转法时以不引起病人疼痛为原则。

3 月 7 日第 3 次治疗时，病人痛点（三角肌下缘、肩前）疼痛有所减轻，冈下窝压痛如故，手法同第 2 次。

3 月 10 日至 17 日共治疗 4 次，揉法的力量增大，转法逐渐加大角度，三角肌下缘和肩前的痛点消失，冈下窝痛点明显减轻，肩部活动功能有提高，肌张力有所恢复。

7次治疗后，因病人外出，停止治疗1周，回来后继续治疗。

从第8次至第17次，仍用中级手法，除揉法的力量和转法的度数逐渐加大外，又加指压法，指压时配合医生深吸气，放松时配合医生的呼气，此法为缓解痛点的手法。停止治疗后，患肩痛点全部消失，功能基本恢复正常。

1975年12月1日随访：自停止治疗后，肩部活动功能逐渐恢复到正常，检查上举180°，外展90°，前屈90°，后伸40°。劳累后仅感肩前部微痛，其他无不适。

讨论：此患者治疗手法，始终不用拉法。

（选自《杨清山按摩经验集》）

（二）

【医案原文】

朱某，男性，53岁，干部。

病史：1967年1月出现左肩关节痛，逐渐发展为左上肢酸困无力、伸屈困难，无外伤史，体质较好。

检查：肩部肌肉张力增高，肩部活动：前屈50°，后伸、外展受限，呈半强直状；压痛点：肩峰、三角肌止点、风池穴处均为（＋＋），冈下窝最痛（＋＋＋）。

印象：左肩关节周围炎。

治疗：于1975年5月20日行按摩治疗。每日治疗1次，每次20~25分钟，共治疗17次。5月20日第1次治疗，用中级手法，除常规手法外，以揉法和拉法为主要手法，拉法中以屈肘拉肩法和托肘拉肩法为重点治疗手法，但拉法在第 1 次力量要适当。至第 5 次治疗均与第 1 次相同，仅在时间上从第 3 次延长至 25 分钟。从第 6 次开始，改为重手法治疗，并适当将屈肘拉肩法加大力量，各压痛点症状均明显减轻，外展可达 45°。至第 9 次时，同前手法，外展至 70°，上举达 140°。至治疗结束时，疼痛消失和功能恢复均达 80%。

停止治疗后外出工作，2 月后患者来信讲，症状全部消失，肩部活动功能已完全恢复正常。

讨论：此患者治疗手法主要为拉法。拉法是解决功能活动的手法，指压和指揉是消失痛点的手法。

（选自《杨清山按摩经验集》）

（三）

【医案原文】

宋某，女性，45 岁，干部。

病史：双肩关节痛已 9 个月余，先右肩痛后左肩痛，痛剧时夜间不能入睡，右肩比左肩痛重，活动逐渐受限。曾经其他治疗效果不著，在 1 次按摩后，剧痛 4 天。

检查：双上肢肌肉张力降低，肩部活动：前屈右 70°、左 80°；后伸右 20°、左 30°；外展右 30°、左 70°。压痛点：肱二头肌长头腱附着处（＋＋），前臂伸肌起点（＋＋）。

根据病史和检查诊断：双肩关节炎。

治疗：1975 年 7 月 1 日行按摩治疗，隔日 1 次，中级手法；除常规手法外，以指掌揉法，配合转拉法。因来诊时，曾经其他治疗形成新的痛点，故以指揉法解除此痛点，先治疗 7 次。

7 次治疗后，几个痛点症状有明显减轻，但功能恢复慢。又因有更年期综合征症状，故手法不宜快速增加，只能缓慢加量，疗程长。共治疗 20 余次。压痛点基本消失，功能恢复正常。

于 1975 年 12 月随访：自按摩治疗后，症状一直未复发，双肩活动功能正常。

（选自《杨清山按摩经验集》）

（四）

【医案原文】

刘某，男性，52 岁，干部。

病史：1971 年 8 月洗澡时跌倒，当时左桡、尺骨骨折，左肩挫伤；随着骨折复位固定，肩部活动逐渐受限。

检查：肩部肌肉及手掌大、小鱼际肌均有程度不同的萎缩，肩部活动呈半强直状；压痛点：肩前、肩后、冈下窝压痛（＋＋）。

印象：创伤性左肩关节炎。

治疗：1973 年 1 月 27 日行按摩治疗，因左腕为骨折固定后遗功能不好，治疗面积增大（由手指末梢至左肩背部）。第 1 次用中级手法，以揉法和转拉法为主。中级手法用 3 次。

2 月 21 日第 4 次治疗改重手法，揉法加重力量，尤其揉至冈下窝时，因指掌揉达不到深部组织，改为肘关节下方尺侧肌肉肥厚处揉，此法可加深揉力，缓解疼痛点，因前 3 次症状变化不显著，仅疼痛减轻。

至第 14 次均为重手法，重点手法为转拉，以屈肘拉肩为主，角度较大。在 5～9 次治疗中，压痛点明显好转，肩部活动功能角度大幅度增加；10～14 次为巩固治疗，力量不增加，但转拉法逐渐增大幅度。

结束治疗时检查：肌萎缩好转，压痛点基本消失；上举达 180°，前屈 90°，后伸 25°，外展 90°，均在正常范围。

1975 年 12 月 1 日随访：自按摩治愈后，肩部活动一直正常，遇阴雨天时，肩前部稍感不适，其他无征。

（选自《杨清山按摩经验集》）

（五）

【医案原文】

杨某，女性，58 岁，主妇。

病史：1969 年发现右肩前冷感，逐渐上臂及前臂疼痛，影响功能，尤上举困难，梳头洗脸不能自理。1972 年 9 月发现房性期前收缩，心跳为 104 次/分，每跳 4～6 次出现 1 次期外收缩。

检查：中等体质，虚胖，心跳 76 次/分，每心跳 3 次，有 1 次期外收缩；血压 20/13kPa。肩部前屈 50°，上举 90°，外展 10°；局部肌肉松弛无力，压痛点：以肩前、冈上窝、冈下窝明显（＋＋）。

印象：右肩关节周围炎。

治疗：于 1973 年 3 月 3 日第 1 次治疗，轻手法以揉法为主，配合轻转法，治疗 20 分钟。

3 月 5 日第 2 次治疗时，感觉第 1 次治疗后有困痛反应，其他正常，仍用轻手法治疗，观察病情变化。

3 月 7 日第 3 次治疗，因困痛消失改为中级手法，多揉，转动时适当配合拉力，但以不影响心跳为原则。此法连续使用，共治疗 10 次，疼痛显著减轻，活动范围增大，仅上举变化慢，只上举 110°，其他活动正常。

1975 年 12 月 3 日随访：自按摩停止后，疼痛 1 天比 1 天减轻，肩部功能逐渐恢复正常，自 1973 年夏季至今，肩部一直未痛，活动自如，说明按摩的远期疗效较高。

（选自《杨清山按摩经验集》）

【按语】

决定手法轻重的因素众多，如推拿刺激的部位、患者的体质不同，其轻重程度亦不同。治疗青壮年手法力量可以适度加重；治疗老年人或儿童肌肉松软者，力量应减轻，以免造成不必要的损伤。治疗时手法的强度如不够，则达不到治疗效果；另一方面，手法过强又会对局部组织产生医源性损伤。

以上医案较多体现了杨清山辨证选用轻、中、重手法：杨清山轻、中、重手法是依据病人的体质强弱、年龄大小、病程长短等确立的。治疗时根据患者的疼痛情况，在不同的时期予以不同手法，故取得良好的临床效果。

三、朱春霆医案

（一）

【医案原文】

方某，男，64 岁。

左肩痹痛，业已三载，子夜尤甚，逢寒则急，上举外展，均感不便，颈椎肥大，肩内俞压痛，苔腻，脉细。此乃阳明气虚，经络不通。拟先与通阳，后疏脉络。

取穴：肩髃、肩内俞、肩外俞、肩贞、肩井、曲池。

手法：推、捻、拿、摇诸法。

操作：

（1）患者正坐位。医者坐于其左侧，座位高于患者，患肩平对医者膻中穴，便于医者沉肩、垂肘地进行操作。用一指禅指峰推左肩髃约5分钟，要求力透穴位。然后用左手拇指点肩内俞，右手拇指点肩外俞，呈对称用劲，以一指禅指峰推约10分钟，要求有深沉、力透的感觉。然后左手拇指原处不动，右手拇指移向肩贞穴，仍踵前法，施术约5分钟。

（2）按上势，医者用擦法在上述各穴施术，共约10分钟，要求达到患者微有酸胀感。然后指揉曲池穴1分钟，以有较明显的酸胀感为度。

（3）患者正坐位。医者以一手拇指按住肩内俞，一手托起患肢，务使患者尽量放松，做环转摇动，摇动的幅度应以病人能够耐受为度。

（4）接上势，医者以双手握住患肢腕部，做小幅度上下波浪形抖动。

（选自《推拿名家朱春霆学术经验集》）

【按语】

本案取穴精当：肩髃穴属手阳明经，位于肩关节，并与阳跷脉相交会，其疏经活络、通利关节的作用甚强，为治疗肩部疾患的要穴；《天星秘诀歌》云：手臂挛痹，取肩髃。肩内俞，又称肩前，位于腋前皱襞与肩髃连线的中点处。该穴对治疗"肩不举"有奇效。肩贞、肩外俞配合肩内俞，前后阴阳相配，舒筋通络止痛。取曲池与肩井穴意在通阳明、少阳之经气。

朱春霆治疗此案的主要手法为一指禅推法，一指禅推法为一指禅推拿流派的代表手法，是以拇指的内力进行缠绵推动的方法。一指禅推法刺激中等，接触面积小，深透性好，适用于肩关节骨缝处的循经络、推穴位。

（二）

【医案原文】

钟某，男，45 岁。

10 余年前，骑马摔倒，嗣后有上肢举措违和，书写时无力。近年来，右臂外转后弯欠利，经常酸痛，值阴雨天尤甚。臂臑、小海、肩外俞 3 穴，按之作痛。素患腰痛宿疾，疲劳更甚，脊中、阳关、委中诸穴压痛，脉迟，苔黄腻。

取穴：肩井、肩外俞、天宗、臂臑、肩髃、小海、曲泽、脊中、阳关、委中。

手法：推、滚、按、拿 4 法。

疗程：12 次，间日而施。

操作：

（1）患者正坐位。医者立于其后，先以双手一指禅推法施于两侧肩井穴，约 5 分钟，使患者有酸胀得气感。接着以右手推法施于肩外俞穴约 2 分钟。按天宗穴，得气为度。推臂臑、肩髃穴各 2 分钟，拿小海、曲泽穴，以得气为度。

（2）患者俯卧位。医者坐于其左侧。用滚法循膀胱经来回 3 次，然后按脊中、阳关各 2 分钟。

（3）患者仰卧位。拿委中穴，得气为度。

（选自《推拿名家朱春霆学术经验集》）

【按语】

本例系外伤后导致的肩周炎。肩井穴为足少阳胆经、手少阳三焦经、足阳明胃经、阳维脉之会穴，配患侧肩部的肩外俞、天宗、臂臑、肩髃穴，具有疏通经络气血之功效；小海、曲泽可行气活血、疏筋利节；且又素患腰痛，脊中、阳关、委中诸穴压痛，故取以上三压痛点作为阿是穴治之。

（三）

【医案原文】

钟某，男，51岁。

左肩胛痹痛，病起半载，时轻时重。1月前在京治疗后，略有好转，近来高举尚可，后弯作痛，平举乏能，臑肌循之坚紧，苔腻，脉弦。

取穴：肩井、肩外俞、肩中俞、肩髃、臂臑、曲池。

手法：推、滚等法。

疗程：10次，间日而施。

操作：

（1）患者正坐位。医者立于其后。先以指峰推左肩井、肩外俞、肩中俞穴各3分钟，然后在3穴施滚法约5分钟。

（2）患者正坐位。医者移于患者左侧，以左手托住患肢肘部，使其外展平举，自肩髃沿大肠经而下，经臂臑至曲池穴紧推慢移约10分钟，最后以搓左肩臂至温热而收功。

（选自《推拿名家朱春霆学术经验集》）

【按语】

本例左肩痹痛病起半载，虽1月前治疗后略有好转，但后弯仍作痛，平举乏能，施以推、滚肩井、肩外俞、肩中俞、肩髃穴，具有疏通经络，活血止痛的功效；曲池穴具有行气活血，疏筋利节的功效。又因臑肌循之坚紧，而臂臑穴系手阳明大肠经、手太阳小肠经、足太阳膀胱经和阳维脉之会穴，推之有疏风散寒、通经活络的效果。

（四）

【医案原文】

何某，男，60岁。

体丰气虚，卫外不固，痹痛有年，时轻时重，去冬酒后，汗出当风，又感新邪，右肩臑痹痛再作，经治5日痛息，但多年宿疾，根株未杜，春间痹痛又发，屈伸作痛，仍踵前法施治。

取穴：风池、肩井、天宗、肩内俞、肩髃、曲池。

手法：推、滚、拿3法。

操作：

（1）患者正坐位。医者立于其身后。先以一指禅推法的"蝴蝶双飞势"施于两侧风池穴约5分钟。然后沿颈椎棘突旁紧推慢移至两侧肩井穴，以指峰推约5分钟，使患者有酸胀重着的得气感。单手偏峰推右天宗穴约1分钟，轻泻之。

（2）接上势。医者坐于患者右侧。患者右上肢自然屈曲靠在沙发扶手上。医者以右拇指指峰推肩内俞穴约5分钟，然后移向肩髃穴施术约5分钟。以滚法施于肩井、肩髃和肩内俞穴各2分钟，然后沿着手阳明经下行至曲池穴，施滚法约5分钟，要求柔和力透。

（3）接上势。医者立于其后，以双手拿肩井穴，得气为度。

　　讨论：本案痹证属多年宿疾，时重时轻。此为湿邪侵犯分肉之间而引起肢体重着不移，屈伸作痛。《张氏医通》云："肌痹者，即着痹、湿痹也。留而不行，汗出四肢痿弱……"但去年冬季酒后，汗出当风，又感风寒之新邪，故痹痛再作，新邪易除，五日而愈。但湿之中人，必源于虚，患者卫外不固，春间痹痛又发，所以仍踵蹰痹之前法。推风池、肩井穴以祛风散寒、通经活络，杜绝根株。《甲乙经》云："肩重、肘臂痛不可举，天宗主之。"泻天宗以治右肩臑痹痛。虽然天宗穴有治肩重臂痛奇效，但先生很少用之，担心"走人元气"。即使类如本案为杜绝根株而必用之，也仅采取偏峰轻泻，绝不用点按之重手法。祛邪而不伤正，于此略见一斑。肩内俞穴对肩臑痹痛疗效显著。

　　　　　　　　　（选自《推拿名家朱春霆学术经验集》）

　　（五）

【医案原文】

　　陈某，女，54岁，身体素来强健。

　　1年前，在下山时被卡车撞倒，送医院摄片检查，发现肋骨和坐骨有裂缝，在广州住院40余日，肋骨和坐骨裂缝愈合，但右肩经常作痛，肩峰突起，经各科治疗没有好转。到上海后，还认为是筋骨损伤，所以先到石筱山诊所诊治，认为属推拿适应证，于是转来治疗。来此就诊时，右肩特别突起，约有寸余，经常作痛，阴雨天尤甚。项微强，右臂上举和后弯都感到不便。自述症状逐渐加重，已有4个多月，屈伸也非常困难。精神不振，面色无华，苔白，脉迟缓。接触肩部，巨骨、肩井穴的肌肉坚硬而肿，按之已不觉痛，臂部肌肉略有萎缩。

此乃经脉受伤后，外邪乘虚而入，久留关节之间，阻碍肩部气血流行，是伏邪久留的漏肩风，所以从实证论治。

取穴：手阳明大肠经的肩髃、巨骨、曲池、合谷穴。手太阳小肠经的肩俞、天宗穴。足少阳胆经的肩井穴。

手法：用推、拿、㨰、摇、抖法。每天治疗45分钟至1小时。经6个多月治疗，完全治愈。

讨论：本案病例是感受外邪后潜伏多时，病证渐而加剧。朱老名之为伏邪久留的漏肩风。触诊显示：巨骨、肩井穴的肌肉坚硬而肿，按之不觉痛，是"病久入深，营卫之行涩，经络时疏，故不痛"（《素问·痹论》）的表现，对于"经脉受伤后，外邪乘虚而入，久留关节之间，阻碍肩部气血流行"的骨痹，朱老先采用一指禅推法，将功力集中于双手拇指的指尖，以每分钟摆动160次的频率施治，一般在主要穴位上施术5~10分钟，使功力渐渐透入肌肤直达病源之所在。朱老一指禅推法已臻炉火纯青，外表观之轻松飘逸，挥洒自如，实为含而不露，如王羲之之用笔，力透纸背。

（选自《按摩与导引》2004年第20卷第5期）

四、孙树椿医案

【医案原文】

田某，男，54岁。2005年11月30日就诊。

肩部疼痛2年，加重1周。

初诊：患者2年前出现肩背部疼痛，肩关节活动受限，热敷后缓解。1周前因天气变化又出现上述症状，

2005年11月30日求治于我科门诊。症见：患者肩背部疼痛，夜间尤甚，肩关节活动受限。

查体：肩部肿胀不明显，肩前外侧压痛（＋），肩外展试验（＋）。X线片提示：骨质未见异常。

诊断：肩关节周围炎。

予手法治疗。

手法操作：患者坐位。术者站在患者侧后方，一手握腕，一手扶肩，在拔伸力下做肩部摇晃。然后扶肩之手放在腋下，加大拔伸牵引力。在拔伸下，下垂上肢向健侧内收。将患肢内收于对侧肩部，同时扶肩之手在患处揉捻。继续使患肢抬高，绕到头顶，尽量使手靠近对侧耳部。再绕过头顶，全部过程似梳头状。拔直上肢，另一手拇指在患处揉搓戳按。术者站在患者前方，一手握腕，一手扶肩，将患肢背手放在身后，尽量向上推按数次。助手托其腕部平伸上肢；术者以双手掌相对从上肢前后侧上下交替搓散。再从上下侧搓散。术者站在患侧前方，一手按住肩部，一手握其四指，抬肩至水平位。然后用力向斜下方拔伸，此为顿筋法。术者站在患侧，双手握住手腕部，拔伸抖颤。术者一手拿患侧腕部，另一手做上肢捋顺法。最后以肩部的归挤、顺散法放松肌肉组织。

复诊：患者肩背部疼痛症状减轻，肩部活动改善。继续手法治疗，5诊后临床症状好转。嘱其做肩部功能锻炼，注意防寒保暖。

（选自《当代名老中医典型医案集·针灸推拿分册》）

【按语】

肩关节周围炎早期以疼痛为主要表现，晚期以功能活动障碍为主要体征。本病例为功能受限期，主要运用运动推拿疗法，加强了肩部的被动活动范围，有利于关节活动，并解除其粘连。手法治疗时注意循序渐进，不可粗暴生硬，急于求成。

五、曹锡珍医案

【医案原文】

颜某，工人，1963 年 4 月 16 日就诊。

主诉：2 个月前劳动过力，引起右肩疼痛，后又着凉受风，疼痛加重。在某医院针灸、红外线治疗均未奏效。

外科检查：右肩能抬至 80°，无肌萎缩，痛点位于三角肌下，右手后背，摸不到尾闾骨。有胀痛。

诊断：慢性肩关节周围炎。

治疗方法：

（1）用椒盐酒或碘酒涂抹患处周围。

（2）嘱患者俯卧施外科基础手法。

（3）取外关、手三里、曲池、肩髃、肩髎、肩贞、天宗、秉风、肩井、巨骨、肩中俞等穴，先泻后补。

（4）在患部周围选择适当的按摩八法中的小手法进行按摩。

（5）施行整形手法、对抗性运动法及拨筋手法。若肿痛较重，可等消肿后再做。

按摩治疗 10 次复查，症状好转。右手臂能上举至 110°强，右手后背能摸到左侧腰窝不觉疼痛，继续按摩前后共 40 次，基本痊愈，右肩臂高举达 160°。工作已毫无影响。

（选自《中医按摩疗法》）

六、范炳华医案

【医家简介】

范炳华，1952 年出生，教授、主任中医师，浙江省名中医，毕业于上海中医学院针灸推拿系。擅长用中医推拿治疗颈椎、胸椎、腰椎等脊柱相关性疾病，颈性眩晕，运动损伤等。主要研究方向：推拿对颈椎及脊柱相关性疾病的作用研究。

【医案原文】

孟某，男，23 岁，运动员。

于 2 周前划船时用力不当致使左肩关节拉伤疼痛，仍坚持训练，因疼痛加剧已停止训练 1 周。曾行针灸、理疗、内服中药、外贴膏药治疗，收效不明显。

检查：左肩喙突处微肿，肱二头肌短头肌腱压痛（＋＋），肩关节前屈、后伸、外展、外旋活动受限，内收、内旋活动不受影响，做肩外展、后伸被动运动时，疼痛加剧。

给予肩前部滚法，喙突部做重点按揉，再在局部涂上冬青膏施摩法，然后用擦法治疗。每次治疗时间约 20 分钟，每周 2 次（周六、周日）。患肢用三角巾悬吊固定于胸前，休息 1 周。

2 诊，疼痛减轻，压痛（＋），活动功能明显改善，继以前法推拿，解除固定。共推拿 6 次而痊愈，至今未发。

（选自《中医药学刊》2006 年第 24 卷第 12 期）

【按语】

此案是由于肱二头肌短头肌腱损伤而导致的肩部急性

损伤，推拿时配以冬青膏外敷，冬青膏由冬青油、薄荷脑、凡士林和少许麝香配制而成，具有温经散寒和润滑作用，常用于软组织损伤。治疗此类急性拉伤的患者，手法不宜太重。

七、刘智斌医案

【医案原文】

左某，男，42 岁，农民。2005 年 8 月 10 日来诊。

左肩疼痛 1 月余，活动受限。

自诉夏日大汗后对着电风扇吹了一夜，晨起即感左肩酸痛无力，抬不起来，中午有所缓解，未重视。连日来病情渐重，左肩上举＜110°，外展＜80°，后伸＜5°。

先用导师经验一指禅推法、拿法、弹拨法、牵摇、拔伸等法在患肩和上肢治疗，动捻结合。3 日后刮痧 1 次，痧呈紫黑色，逐渐加大牵拉力度，闻及一声弹响，活动度明显改善。休息 1 天后，嘱患者自行爬墙摸高锻炼，坚持治疗半月后基本痊愈。

（选自《山西中医学院学报》2007 年第 8 卷第 1 期）

【按语】

此例患者肩部疼痛得之于感受风寒，故除运用各种推拿手法之外，结合运用刮痧疗法以散寒止痛；临床配合拔罐，也可取得良好的治疗效果。

八、郑怀贤医案

【医案原文】

李某，女，39 岁，农民。1992 年 10 月 21 日就诊。

主诉：左肩疼痛1月余，活动受限，经中西药治疗无效，遂来求诊。

嘱患者坐正，外擦舒活酒（体院验方），手法以抚摩、揉提、搓患肩肩髃、阿是穴以通郁闭之气，每日1次，每次15~30分钟，治疗5天后患者自感患肩疼痛减轻，病情稳定，肩部活动度有所增大。仍按上述手法按摩患肩周围筋肉，并推压斜方肌、冈上肌、冈下肌、大小圆肌、肱二头肌、三角肌，力达深部组织，继而行抖动摇晃手法，每次20~30分钟，每日1次，并嘱患者按摩后，将患肢上举练习爬墙，治疗3周痊愈。

（选自《成都体育学院学报》1994年增刊1第20卷）

【按语】

肩痛为伤筋病，郑怀贤治此病，重视功能，强调治筋。另外配合外擦药物"舒活酒"等郑氏良方，疗效颇佳。

第五节　肘劳

曹锡珍医案

（一）

【医案原文】

田某，男，43岁，工人，1964年2月19日初诊。

主诉：1个月前凿冰捕鱼时，发现两肘关节疼痛，连日来逐渐加重。1个月来曾多次采用封闭治疗未愈。

检查：无骨伤，两肘肱骨外上髁有明显压痛，肿胀，关节活动有疼痛，在举持重物时更剧，左肘轻，右肘重。

治疗：先用外科基础手法，后在病痛局部肿胀处指切，使显梯田式密度深痕，继在痕处揉擦推按各数百下，涂碘酒。如此连续按摩 3 次即愈。

（选自《中医按摩疗法》）

（二）

【医案原文】

王某，男，56 岁，工人，1963 年 6 月 11 日初诊。

主诉：3 年前与人做摔跤运动，伤左臂肘关节外侧，当时剧痛，活动受限，不能屈伸抓取物件及劳作。3 年来，在各处诊断治疗，认为是滑囊炎、关节炎、劳损等症，说法不一。久治未愈。

检查：不红肿，压痛明显，肘尖筋突错位。

治疗：施外科基础手法，以掐揉曲池、承筋、复溜等穴为主，后用拨筋法、屈肘整形引伸法使错筋复位。按摩后患者屈伸自如，抓取重物无疼痛。

（选自《中医按摩疗法》）

（三）

【医案原文】

胡某，男，7 岁，小学生，1964 年 4 月 13 日初诊。

主诉：20 天前赛跑时摔倒，左侧摔伤，左肘关节肿痛。经某诊所治疗敷药包扎伸直，20 多天肿消痛止，但后遗不能弯曲，影响穿衣吃饭、端碗取物。

检查：左肘关节肿胀，强弯有剧痛而僵硬，屈曲受限，直伸呈 170°，X 线检查无骨质病变。确诊为外伤后遗肘关节强直症。

治疗：先让患者俯卧位行经穴按摩基础手法，再让患者仰卧，按摩上肢，先取外关、手三里、曲池、曲泽、少海、支正、青灵、通里、阴郄、灵道等穴，掐点揉捏。后用整形手法，反复屈伸运动其肘关节。

如此连续按摩10天，逐渐恢复，能自己弯曲运动，由170°屈曲至45°，最后完全恢复而愈。

（选自《中医按摩疗法》）

（四）

【医案原文】

刘某，男，32岁，教师。

骑车跌倒，左前臂尺骨鹰嘴骨折，石膏固定，骨折愈合后遗肘关节僵硬强直，屈伸功能丧失，肿痛畸形，按上例方法按摩10次痊愈，肘关节活动基本正常。

（选自《中医按摩疗法》）

（五）

【医案原文】

金某，男，25岁，工人，1963年2月15日初诊。

主诉：8天前在井台上滑倒，摔伤左肘关节，当时诊断为左尺骨脱臼，复位后不能伸直。

检查：左右肘关节对比，左侧强弯不伸，肘端肿胀有压痛，强引拉伸不足100°。无骨质病变。诊断为外伤后遗肘关节强弯不伸症。

治疗：先令患者俯卧位，用经穴按摩基础手法，以申脉穴为重点主治穴。再让患者仰卧，按摩上肢，先取外关、手三里、曲池、曲泽、少海、支正、青灵、通里、阴郄、灵道等穴，掐点揉捏。后用整形手法，反复屈伸运动其肘关节。在治疗期间配合内服中药跌打丸、补筋丸。按摩到第 11 次时已能伸至 160°，症状基本好转，只是力弱。又连续按摩至 25 次时痊愈。

（选自《中医按摩疗法》）

【按语】

曹氏"经穴按摩"的治疗方法，采用补、泻、和三大法则。按其经络起始，终止走行的顺逆予以规范循经。操作中常以"推经络、点穴位"为法，并强调"治疗以治经为主，宁失穴勿失经"。

曹氏治疗肘关节疾患时运用申脉为主治穴，究其原因，申脉为八脉交会，通于阳跷，为阳跷脉气所发之处。跷脉与人体的运动功能相关，申脉为伸展脉络之穴也，可治肢体拘挛不伸。

第六节　腰痛

腰痛常见于西医学的腰部软组织损伤、肌肉风湿、腰椎病变及部分内脏病变。西医学认为，由于脊柱外周肌肉群是带动骨关节运动的动力源，又是加强骨关节稳定的重要因素，其体位关系易受外力作用和自然环境的影响，因此，腰部软组织易受牵拉、挤压而损伤、退变。腰部姿势不当或长期过度用力可导致腰部软组织慢性劳损；外力可引起脊柱小关节周围韧带的撕裂、关节损伤，椎间盘膨出或突出；年老腰椎退变常可发生腰椎增生。这些都是引起腰痛的主要原因。另外，妇女的盆腔疾患及肾脏病变常可放散到腰部引起腰痛；风湿可影响到腰部软组织引起腰痛。

中医认为，腰痛主要与感受外邪、跌仆损伤和劳欲太过等因素有关。感受风寒，或坐卧湿地，风寒水湿之邪浸渍经络，经络之气阻滞；或长期从事较重的体力劳动，或腰部闪挫撞击伤未全恢复，经筋、络脉受损，瘀血阻络。上述因素可导致腰部经络气血阻滞，不通则痛。素体禀赋不足，或年老精血亏虚，或房劳过度，损伐肾气，"腰为肾之府"，腰部脉络失于温煦、濡养，可产生腰痛。腰部从经脉循行上看，主要归足太阳膀胱经、督脉、带脉和肾经所主，故腰脊部经脉、经筋、络脉的不通和失荣是腰痛的主要病机。

一、曹锡珍医案

（一）

【医案原文】

马某，男，50 岁，干部，1973 年 5 月初诊。

主诉：1971 年某日因持重物用力失闪，扭伤腰部。当时发生剧痛，不能侧转，妨碍低头俯仰。渐及右下肢有放射性疼痛，抬举显著困难。经 X 线检查，诊断为腰椎 4～5 椎间盘突出合并骶椎小关节错位。治疗无效。渐及坐骨神经痛，两腿均无力行走。已两年不能工作。

检查：脊柱侧弯畸形，运动障碍，前屈勉强可达 25°，但觉有剧痛，后仰、侧弯、旋转均不自如。第 4～5 腰椎有压痛，不能下蹲。来西克试验及克尼格试验均为阳性。左腿抬举 30°，右腿 35°，抬举时有明显震颤。翻身、转身均困难。

经过按摩20次后，症状显著好转。前屈俯身达40°，后伸及侧弯在25°以上，直腿抬举达70°。继续按摩至30次，腰部疼痛已消失，直腿抬举试验都在80°以上，腰前屈达65°，已能恢复工作。

（选自《中医按摩疗法》）

（二）

【医案原文】

郭某，男，40岁，干部。

1年前劳动中不慎扭伤腰部。经某医院X线检查，诊断为腰椎间盘突出症，介绍来按摩治疗。经按摩30次后，基本痊愈。

处理：先施新按摩外科基础手法，穴位是金门、申脉、跗阳、绝骨、复溜、三阴交、承山、承筋、委中、殷门、承扶、命门、肾俞、志室、八髎、居髎、环跳、阳陵泉等穴。以及整形手法：侧扳法、仰扳法、盘坐后仰法、扶墙下蹲法、背晃法、脊柱旋转复位法。

（选自《中医按摩疗法》）

（三）

【医案原文】

刘某，男，57，岁，干部，1975年7月初诊。

主诉：近几年来经常腰痛、腿酸，近日加重，弯腰活动困难，在某医院摄X线，诊断为"腰椎4～5骨质增生"。曾用针灸、理疗等治疗未见效。

检查：弯腰活动困难，脊柱韧带普遍僵硬、肥厚，以腰椎部尤甚且压痛。X光片示腰椎4～5骨质增生。

诊断：腰椎4～5骨质增生症。

治疗：先施外科基础手法，点按各穴，后再加以点按委中、殷门、承扶、命门、肾俞、志室、八髎、居髎、环跳、风市、阳陵泉等穴，手法用按摩法、揉捏法、切掐法（以腰部为主）。每周2~3次。共治40次，配合内服腰椎骨刺丸、补筋丸等中药。经治疗腰腿痛逐渐好转，症状消失。

患者1977年11月3日来院复查时述，已不觉腰痛，无其他不适症状，腰部活动自如，腰椎及脊柱韧带松软。

（选自《中医按摩疗法》）

（四）

【医案原文】

郭某，男，47岁，干部，1974年4月13日初诊。

主诉：在干校劳动时扭伤腰部，疼痛4~5个月，曾在某医院摄X光片示：腰椎4~5间隙较窄，椎体上下缘及腰4后缘均见骨质增生，腰椎轻度侧弯。

印象：腰4~5椎间盘病变。多法治疗未见效果。当时病情严重，行走时腰及右腿痛，坐、走、躺、蹲疼痛，走五六步路都困难。

检查：弯腰活动困难，呈强直状，腰椎向右侧弯，腰椎4~5部位左侧压痛，向左腿窜痛，直腿抬高试验左（＋）。

诊断：腰4~5椎间盘脱出症，骨质增生。

治疗：按摩前先在腰部疼痛点做对侧放血法，后做外科基础手法，后再点按委中、殷门、腰俞、承扶、命门、肾俞、志室、八髎等穴，因其左腿痛，故加居髎、环跳、风市、阳陵泉、绝骨等穴，在腰椎部用拨筋法、推拿法、揉捏法、切掐法、侧扳法、屈膝正复法、盘腿后仰法等腰椎整形手法。配合内服中药、腰椎部外敷骨伤散及煨药，每周按摩 2~3 次，共治疗 52 次，腰腿痛症状消失，腰椎正直，弯腰活动自如。

1977 年 9 月来信述，从治疗后 3 年多来未发生过腰腿痛，一直恢复正常工作，现腰部活动自如。

（选自《中医按摩疗法》）

（五）

【医案原文】

竺某，男，49 岁，干部，1975 年 6 月 3 日初诊。

主诉：自 1973 年发生腰痛，右胯关节及下肢痛（因 1969 年抬重物不慎扭伤腰部，一直疼痛未愈），至 1974 年冬症状发展，腰椎向右侧弯，行走困难，经外科检查、摄 X 光片，诊断为腰椎间盘突出症。

检查：弯腰活动受限，腰椎向左侧侧弯，行走困难，腰椎4~5 右侧压痛，向右下肢放射痛，直腿抬高试验右（＋），X 线片示：腰 3、4、5 椎体前上缘轻度磨角，腰 5 骶 1 之间变窄。

诊断：腰椎间盘脱出症。

治疗：先做外科基础手法，点按各穴，后加以点按委中、殷门、腰俞、承扶、命门、肾俞、志室、八髎等穴，因其胯腿部坐骨神经干线疼痛，故再在双下肢点按居髎、环跳、风市、阳陵泉、绝骨等穴。在腰部施以拨筋法、推拿法、揉捏法、切掐法、侧扳法、屈膝正复法、盘腿后仰法、扶墙下蹲法等腰椎整形手法。经按摩后疼痛见轻，每周按摩 2 次，共治疗 25 次，配合内服中药、外敷骨伤散，经过按摩治疗，腰腿痛症状消失，腰椎正直，走路恢复正常。

患者 1977 年 9 月来信述，至 1975 年 8 月痊愈，至今无任何腰腿痛症状，每晨能跑 1600m（慢速），恢复正常工作。

（选自《中医按摩疗法》）

【按语】

曹氏治疗腰痛采用按摩外科基础手法，以及点按腰腿部重点腧穴的方法，并配合腰椎整形手法，病情严重时配以内服中药、外敷骨伤散等方法，内外同治，临床效果甚佳。

二、介霭医案

【医家简介】

介霭，1946 年出生，男，汉族，山西解虞人，主任医师。全国第三批老中医药专家学术经验继承工作指导老师。在长达 30 余年的临床工作中，介老依据中医理论和现代医学新发展，结合辨病与辨证、审脉与辨证、中药内服与外敷，因人、因病、因时施治。治疗颈椎间盘突出症、颈椎管狭窄、腰间盘突出症、腰椎管狭窄、骨性关节病、骨折伤筋及内科杂症有独到之处。

主要学术思想：治疗骨伤科疾病离不开辨证论治；辨病与辨证相结合，内治与手法治疗相结合。

【医案原文】

梁某，女，48 岁，教师，1991 年 12 月 12 日初诊。

腰腿疼痛 2 年，近日腰部与左腿疼痛加剧，腰部侧弯、活动受限，需人扶持才能行动，腰部 CT 检查：腰 5 骶 1 椎间盘中央型突出。

中药内服：山萸肉、枸杞子各 30g，炒杜仲、桑寄生、川续断各 15g，骨碎补 12g，菟丝子（包煎）、木瓜、鸡血藤各 30g，当归 15g，赤芍、炒白术各 30g，延胡索 15g，桃仁 12g，甘草 5g。每日 1 剂，水煎，早晚 2 次，饭后温服。

推拿治疗：

（1）滚法：患者仰卧在按摩床上，双臂平放身侧，医生立于床侧，用单手背侧掌指关节部位在患者腰背部及双侧下肢部，沿督脉、足太阳经、足少阳经做持续均匀有力的滚法治疗，力量由轻而重，逐渐加力，以患者的疼痛感觉不加剧为度，时间 10～15 分钟。

（2）点法：医生用双手拇指，点按患者的志室、腰眼、上髎、次髎、环跳、承扶、殷门、委中、承山、阳陵泉、悬钟、昆仑等穴位各半分钟左右。

（3）振颤法：患者仍仰卧位，医生用双掌叠置患者腰部，在患者身体放松的情况下，用双臂与手部做强力性、静止性的振颤动作，患者局部及深部有强烈的感应。

（4）斜扳法：患者侧卧按摩床上，医生一肘按在患者位于上方之肩的前面，另一肘按其上方的臀部后面，嘱患者腰部放松，医生双肘同时交错反方向用力，此时或可听到弹响之声，然后让患者上下方向换位侧卧，再如法扳动 1 次。扳动时用力均匀，避免动作过猛过快，也不可刻意追求弹响之声。

（5）后伸扳法：患者俯卧位，医生立于其侧，用一手按压患者腰部，另一手托住患者双腿的膝部前方，逐渐用力向上抬高，双手相反方向用力，使患者腰部后伸至最大限度后再逐渐放低其双腿，动作可重复做 3~5 次。

（6）压膝法：患者仰卧位，医生用一手在下方托扶患者腰部，另一手按住患者双膝部，逐渐用力下压，使患者髋、膝关节尽量弯曲，视患者的耐受程度，在最大弯曲程度保持 1~2 分钟，最后伸展膝、髋关节，结束治疗，之后患者静卧休息。

以上手法按顺序进行，一般隔日治疗 1 次。用上法治疗后，于 2 日后再诊时即诉疼痛减轻。16 日来诊，经手法推拿治疗 10 次，疼痛已消失，腰腿功能正常，恢复工作，至今未复发。

讨论：对中央型腰椎间盘突出症，医家视为顽疾，患者思想压力大。不少资料主张以牵引、手术为治疗方法，认为手法推拿治疗有危险性。由于 CT、磁共振成像等逐渐普及，本病的检出率呈上升之势。面对众多的求治者，介老经多年的临床实践，采用辨病与辨证相结合的方法，用中药内服，补肾强筋、壮骨养血、活血化瘀，力促改善后纵韧带的功能，再合以手法推拿整复畸形、舒筋通络，通过内外合治，较单纯手法推拿安全稳妥，且收到了良好的治疗效果。

（选自《国家级名老中医颈肩腰腿痛验案良方》）

【按语】

本案通过辨证论治，使用中药补益肝肾、强筋壮骨、活血祛瘀，配合以各种推拿手法，标本兼治，不但取得了近期疗效，而且减少了日后的复发可能。

三、韦贵康医案

【医家简介】

韦贵康，男，主任医师，教授，博士生导师。在学术上有很深的造诣，运用骨伤科内治与外治诸法（整复、固定、手术、牵引、外用药等技术），以及独到的整脊手法治疗脊柱损伤性疾病，如脊柱相关疾病、颈腰综合征、脊柱-盆骨综合征、四肢骨关节病、颈椎性血压异常、颈性心律失常、骨伤科疑难杂症等，疗效显著，总结创立了独具特色的"韦氏十八法"，在国内及东南亚地区享有较高的声誉。

【医案原文】

黄某，男，37岁，1989年2月19日初诊。

患者于1987年3月因弯腰工作过度后觉下腰痛，不久两下肢外侧麻痛，以右下肢为甚，在某医院诊为"腰椎间盘突出症"，曾经过针灸、按摩、牵引等治疗，症状未改善，后拟手术治疗，患者不同意，转来诊。

检查：腰右侧弯、前屈后伸受限，腰椎4~5两旁压痛，放射至两下肢外侧，以右下肢为甚，直腿抬高试验，左50°、右30°，颈静脉压迫试验阳性，神经根对侧牵张试验阳性。X线片示：腰4~5椎间盘左宽右窄，腰4椎体后下缘骨质增生。B超检查：腰4~5椎间盘突出，黄韧带增厚4mm。

诊断：腰4~5椎间盘突出症并黄韧带肥厚。

以椎间孔内封闭加手法治疗：用透明质酸酶1500单位加1%普鲁卡因8~10ml，皮肤常规消毒，在突出部位患侧，于棘突定点旁开 2cm 处进针，针头与皮肤呈 30°～40°角，进针深度 4～5cm，以下肢感觉发麻为度。然后稍退针，再稍离原方向插入，回抽无血，则将药注入。注射完后用拇指轻轻揉按局部。

手法：①深部按摩法：用拇指于棘突旁的明显压痛并放射下肢之痛点，由轻到重按压 3～5 分钟，以下肢麻痛感逐渐减轻为度。②脊柱旋转或斜扳法：多用坐位旋转复位法（采用双连椅坐位旋转法）或卧位斜扳法，使旋转力达到病变部位与椎棘突之力方向相反。③神经根牵拉法：使股神经伸张、松解。治疗 2 次后两下肢麻痛明显减轻，腰痛也有所减轻，再治疗 6 次，原症状消失，直腿抬高试验左右均为 85°，腰活动度正常。B 超检查：黄韧带未见增厚，休息 1 个月后恢复原工作，观察 1 年半疗效巩固。

讨论：韦老曾用本法治疗腰椎间盘突出症并黄韧带增厚 32 例，治愈率 71.9%，总有效率 93.7%。此法比单纯按摩、牵引或药物治疗更有优越性。此法先用透明质酸酶加普鲁卡因椎间孔内注射，不但对手法治疗有缓解疼痛的作用，而且有较好的消炎作用，对由于炎症引起的黄韧带肥厚有良好疗效。手法可使突出的椎间盘还纳或是改善椎间盘与神经根的关系。对病程长、黄韧带肥厚钙化或中央型腰椎间盘突出症者，疗效差，宜手术治疗。32 例中，有明显外伤史 6 例，劳损史 18 例，共 24 例，占 75.3%，说明此病变多与外伤劳损有关。这类椎间盘突出症并发黄韧带肥厚，其原理可能是椎间盘突出，使局部椎间失稳、相应韧带受牵张致损及炎变所致。所以，治疗手段既要使椎间关系恢复正常平衡，又要使炎症缓解消除，才能收到应有的效果。治疗后加强腰肌背伸与前屈锻炼，对巩固疗效有积极意义。

（选自《国家级名老中医颈肩腰腿痛验案良方》）

【按语】

韦贵康医师在治疗腰椎间盘突出症并黄韧带肥厚时除了使用推拿手法外，还运用了穴位注射法在病变局部治疗，中西医结合治疗此病，取得较好的效果。

四、夏惠明医案

【医案原文】

王某，男，47岁，干部。门诊号13498，就诊日期：1988年1月11日。

自诉1987年11月6日弯腰不慎，感腰部并左下肢疼痛，经中药、理疗等治疗有所缓解。但于1月2日腰痛又加重，行走不便，左下肢后侧麻木为甚，睡卧翻身困难，夜间疼痛加重，大便干结，苔黄腻，舌尖红，脉弦。

检查：左下肢直腿抬高30°，左足趾背屈减弱，左膝反跳增强，左腓肠肌松弛，温觉差，腰椎向左侧倾斜，腰椎生理曲度消失，腰4、腰5及骶1压痛，且向左下肢放射，左居髎、环跳压痛，左下肢后伸试验阳性。CT检查示腰5骶1椎间盘脱出，突度0.7cm，椎管内有间盘块并间盘钙化，左侧隐窝变窄。

诊断：腰5骶1椎间盘突出症。

治疗方法：

（1）取俯卧位，施用轻柔的㨰法、按揉法于患侧腰臀及下肢，促使气血循行加快，以加速突出髓核中水分的吸收，减轻其对神经根的压迫，同时使紧张痉挛的肌肉放松，然后在固定患部的情况下，用双下肢后伸扳法，使腰部过伸，促使突出物回纳或改变突出物与神经根的位置。

（2）取侧卧位，屈曲其上侧的下肢，术者用肘按住患者肩前部，另一肘按住臀部，两肘前后呈相对方向摆动，两肘在相对抗力量下斜扳其腰部，使力点相交于腰骶部，此时往往可发出响声，再以相同方法斜扳对侧，以调整后关节紊乱，逐渐松解突出物与神经根的粘连。

（3）取仰卧位，用强制直腿提高活动，以牵拉坐骨神经和腘绳肌，这对松解粘连可起一定作用。

（4）取坐势，施平推法于腰骶部，加快血液循行，促使水分与无菌性炎症的吸收，以促进治愈。经2个月的推拿治疗，患者疼痛消失，功能活动正常，已恢复工作，属临床治愈。

讨论：腰椎间盘突出症发病年龄以40～60岁为多，这一阶段，正是椎间盘发生了退变，髓核趋向胶原化，失去其弹力和膨胀性能，纤维环出现小裂隙，变成髓核突出的通道，突然外伤或过度负荷等原因可使上下两椎体相互旋转扭挫，在扭挫时可将椎间盘突出物带回原位或缩小，斜扳可改变突出物与神经根的位置，调整扩大神经根管容积，松解粘连，从而减轻疼痛。自始至终要求加强腰椎旁肌肉的功能锻炼，可增强脊柱的稳定，减轻腰椎间盘的压力，有利于受到创伤的椎间盘修复和症状缓解，这对于提高手法疗效以及预防腰椎间盘突出症的复发，有着很大的帮助。

（选自《国家级名老中医颈肩腰腿痛验案良方》）

五、刘柏龄医案

【医家简介】

刘柏龄，男，吉林扶余人，1927 年出生于中医世家。全国第一、二批继承老中医药专家学术经验指导老师。1999 年获得"20 世纪中国接骨学最高成就奖"。从医 50 余年，长期致力于骨伤疑难病的研究，在国内首创骨质增生丸、壮骨伸筋胶囊、高效接骨片等。自创"二步十法"、"三扳一牵一针法"，治疗急性腰扭伤、腰椎间盘突出症等疗效均很好。在骨伤科临床方面形成了自己的独特风格。

学术思想有"治肾亦即治骨"，认为骨伤科手法治疗可分为两大类：一为治骨手法，一为治筋手法。治骨手法归纳为拔伸、屈伸、旋转、端挤、提按、分骨、折顶、牵抖八法；治筋手法分为推、摩、揉、按、分、理、弹、拨八法。

【医案原文】

孙某，男，36 岁，工人。2001 年 9 月 23 日初诊。

腰腿痛 1 年多。

初诊：慢性腰痛，时轻时重，近日因搬重物不慎闪腰，右腿放射痛，走路时症状尤甚。检查：腰活动受限明显，平腰，腰4～5棘间及棘旁（右）压痛（＋），右小腿外侧皮肤感觉迟钝，右趾背伸力弱，右小腿肌张力弱，直腿抬高左 90°、右 45°，右腿腱反射减弱。舌淡红，苔薄白，脉弦紧。X 线摄片检查：腰椎变直，轻度侧弯，腰椎各椎体未见异常。CT 扫描提示：第 4～5 腰椎椎间盘突出。临床诊断：腰椎间盘突出症，腰痛（瘀血阻络）。

辨证：素有宿疾，又遭扭闪，致腰部经脉受挫，瘀血阻络，经气不宣，故腰痛似折。

治法：手法推拿，以散瘀通络，解痉祛痛。手法：三步八法。

术前准备：禁食水，排空大小便。准确定位，划好标记。术前 30 分钟注射阿托品 0.5mg。

麻醉：将硫喷妥钠 1g 溶于 40ml 蒸馏水，由静脉缓慢注入。在患者达到麻醉三期一级时施行手法。

（1）手法第一步：仰卧位。

对抗牵伸法：助手一人固定患者两侧腋部，另一助手与术者各握持踝关节上部，做对抗性逐渐用力牵伸，此法需重复 3 次。

屈膝屈髋按压法：术者将患者髋、膝做强度屈曲，并用力向后外方做顿挫性按压。

屈髋牵张法：将患肢做直腿抬高达 90°左右，助手在抬高的足底前部做背屈动作 3 次。

以上两法双侧交替进行。

（2）手法第二步：健侧卧位。

腰部推扳法：患肢在上，呈屈曲位，健肢在下，呈微屈位。术者在患者身后，双手扶持患者臀部，助手在患者身前，双手扶持肩胸部，二人协同相反方向做推和扳的动作，使患者腰部获得充分旋转活动。推和扳要重复 3 次。

患侧腰髋引伸法：术者拇指用力按压于患者腰椎旁压痛点。另一手握持患者大腿下端，将小腿置于术者肘关节上部，将患肢外展 40°，拉向后方，使腰髋过伸 30°左右。此时配合拇指在上述部位做顿挫性按压，随之做屈膝屈髋活动，如此交替进行，重复3次。

（3）手法第三步：仰卧位。

对抗牵伸法：同仰卧牵伸法。当牵伸时，术者在患者腰部痛点上，做揉、按、压等手法。此法重复3次。

双侧腰髋引伸法：助手将患者两下肢抬高45°，做椭圆形晃动，术者双手拇指按压腰部压痛点，做弹性顿挫性按压。此手法1次即可。

单侧腰髋引伸法：术者一手拇指用力按压于腰椎旁压痛点，另一手握持患肢，抬高到腰髋过伸状态，并做髋关节回旋动作，左右交替施行各3次。

术后，患者立即卧床，嘱在4小时内不准翻身活动，4小时后可以翻身，但不能坐起或离床活动。卧床5天后，令其逐步做有规律的腰肌锻炼（在医护人员指导下进行）。卧床10天，可以离床活动，但时间不宜长，注意腰部保暖。并嘱带腰围保护。经1次治疗，腰腿痛基本消失。

用本法治疗需要注意以下几点：麻醉剂用量，可根据患者体质情况，适当减少用量；在麻醉下推拿，要审慎小心，由轻到重，刚柔结合；拔伸两下肢时，宜握踝关节上方，不能牵拉足背，以免过度趾屈，而损伤踝关节及神经；助手固定患者腋部时，双手要靠腋部内侧，以防止损伤臂丛神经及肩关节；注意避开推拿手法的禁忌证。

讨论：治疗腰椎间盘突出症的二步十法和三步八法，虽都治疗同样疾病，但在具体的应用上，却又各不相同。二步十法，手法轻，无须麻醉，仅术者一人（或用一助手协同），多次手法完成治疗，可应用于各类腰椎间盘突出症，若能按手法要求，分步骤、依次循序进行，其疗效多能满意。而三步八法，手法重，在麻醉下，须助手多人协同操作，1 次手法完成治疗，对病势急、病情重者，尤为适宜。对病史长，经久治不愈，证明神经根已粘连者，疗效亦佳。不过对中央型腰椎间盘突出症属于禁忌之列。

三步八法的整个操作与二步十法的后 5 个手法的作用基本相仿，不过其手法较重，着力较强，对分离粘连和受压的神经根作用较大，同时第 4 手法使上下两椎体互相旋转扭错，使突出物带回原位或变小，可 1 次完成。而第 7、8 与第 5 种手法意义相同，不过患者的卧位不同，使脊椎间隙拉宽的程度及方向也不同，总的目的是使脊椎间隙前宽后窄，将还纳的椎间盘进一步移向前方，加强回缩效果。所以，通过以上推拿手法后，大部分患者能伸腿平卧，腿痛或下肢感觉障碍解除或恢复正常。即使病程较长的病例，多数也能取得上述效果。于此可见，上举两法之效果较理想，临证可随机选用。

（选自《当代名老中医典型医案集·针灸推拿分册》）

六、孙树椿医案

【医案原文】

宋某，女，67 岁。2005 年 10 月 19 日就诊。

腰部疼痛 3 个月，伴腿痛 2 周。

初诊：患者 3 个月前，因劳累出现腰部疼痛症状，休息后缓解，时有发作，2 周前出现腿痛，为求专科治疗，于 2005 年 10 月 19 日求治于我科门诊。症见：腰部疼痛，活动受限，睡眠不佳，舌黯淡，脉弦涩。

检查：腰肌紧张、痉挛，第 3～4 腰椎摸到阶梯状改变。直腿抬高试验（-）。X线片提示：腰椎生理性曲度消失。第3~5腰椎广泛骨质增生，第4~5腰椎轻度滑脱，无峡部裂。

诊断：腰椎滑脱（腰痛/气滞血瘀）。治宜活血化瘀，行气止痛。

予手法治疗。手法操作：患者坐位。助手站在患者右前方，双腿夹住患者右膝部，双手按在大腿部使其固定不动。医者坐于患者身后，左手从腋下绕过放在患者右肩颈部，右手拇指放在患椎棘突左侧。患者放松腰部肌肉。医者左手扳动患者，使腰部前屈并向左旋转。在有固定感时，医者右手拇指推按棘突，可听到弹响。再令患者仰卧床上，轻手法放松下肢。手法完毕。

复诊：患者腰部疼痛症状明显减轻。继续手法治疗，3诊后临床症状消失。嘱其适当做燕飞等腰部练功以加强腰背肌锻炼。

讨论：患者年老体弱，劳累发病，气血不畅，阻闭经络，不通则痛，故腰部疼痛；疼痛剧烈故腰部活动受限，影响睡眠；舌黯淡，脉弦涩，为内有瘀滞之象。采用腰部旋转法以舒筋活血，消除痉挛，松解小关节粘连，减轻疼痛。本手法适用于腰椎滑脱、腰椎间盘突出症、腰椎小关节紊乱症以及腰部损伤后前屈受限者。

（选自《当代名老中医典型医案集·针灸推拿分册》）

七、崔萃贤医案

【医家简介】

崔萃贤，幼读私塾，后师从刘道信学习，1953年正式行医，1956 年 4 月，参加筹建北京中医研究院，并到北京市第二中医门诊部工作。1958 后先后在北京市崇文区中医门诊部、崇文区中医院骨科工作。在其弟子协助下编辑的《正骨荟萃》，是其临证经验之总结。

崔萃贤医师认为，正骨、按摩治疗是以手代替针、药，辅以用药。因此，手法十分重要。根据患者损伤轻重、体质强弱、年龄大小、病程长短的不同，手法应各有所异。20 世纪五六十年代，他首先在临床中实行了"部分骨折不固定"和"小夹板治疗骨折"疗法。

【医案原文】

高某，女，40 岁。初诊日期：1976 年 11 月 9 日。

主诉：慢性腰痛已 2 年，既往无外伤史。于 1976 年 11 月 2 日挑水时扭伤腰部，当即感腰及右腿麻痛难忍。11 月 7 日到某医院检查，确诊为腰椎间盘突出症，经中西药物治疗效果不明显，11 月 9 日来笔者医院就诊。患者被背入诊室，脊椎前屈尚可，后伸受限，不能站立、下蹲或久坐。只能屈髋屈膝，如改变其他体位，1 分钟后病人即疼痛加重。面黄，精神萎靡，苔白，脉象沉细无力。

检查：脊柱侧弯畸形，左侧腰肌及臀肌肿硬、拒按，左小腿外侧触痛明显。椎旁左侧一横指及髂后上嵴后侧压痛并向臀部及小腿外侧放射。直腿抬高，患侧为 5°，健侧为 80°。腰椎正侧位 X 线片示：脊柱侧弯，左凸畸形，腰 5 骶 1 椎间隙变窄，骶椎腰化，隐性骶椎裂，腰椎生理前凸消失，腰 5 前缘唇样变。

治疗：选用点、揉捻、搓、分推、侧扳、折运摇法等手法施行推拿。

内服：七厘散。洗药热敷腰部。

1次治疗：腰腿痛明显减轻，可下地走路。抬腿试验：左70°，右90°。

2次治疗：除施用第1次全部手法外，加用直腿屈髋法。

3次治疗：走路跛行减轻，步态较稳，上身前倾好转。自述2次推拿后，腰腿痛大减。抬腿左90°，右90°。患椎旁1指、腰臀肌及小腿外侧压痛明显减轻。

以后继续推拿共10次，除左小腿外侧偶尔出现轻微麻木外，其余症状全部消失。腰腿活动功能正常，能从事家务劳动，治疗结束，返回农村。

1977年12月1日，患者返京复查，自述已参加劳动，病未复发。

（选自《古今名医骨伤科医案赏析》）

【按语】

腰椎间盘突出症是临床最常见的腰腿痛疾患之一，中医治疗腰椎间盘突出症疗效满意，方法安全，简便易行，多采用推拿手法治疗为主。此患者有扭伤的病史，因此辅助运用七厘散以舒筋活血、通经活络。

八、丁季峰医案

（一）

【医案原文】

王某，男，62岁。1993年2月15日初诊。

主诉：左臀及下肢痛1周。患者原有腰腿痛病史，经推拿治疗后症状消失。1周前由武汉乘船回沪途中受冷，回沪后即感左臀部及下肢酸痛，翻身及起床不便，行走困难。

检查：脊柱居中，腰生理曲度存在，腰活动功能尚可，腰部压痛不显，左侧臀上处及承山穴压痛，腰后伸被动运动阴性，直腿抬高均75°以上，双屈膝曲髋试验阴性，舌质暗红，苔薄白，脉弦。

该患者原有腰腿痛病史，本次因旅途受寒及劳累，引发左下肢酸痛，证属气血闭阻，导致经络不通。治宜行气活血，疏经通络，散寒止痛。在左臀及下肢后侧施以㨰法。按臀上、秩边、环跳。拿下肢后侧殷门、委中、承山。经3次治疗，患部疼痛减轻，活动较前便利。10次治疗后，左臀及下肢症状已明显减轻，活动已无影响。共经15次治疗，症状基本消失而愈。

（选自《上海中医药大学中医学家专集》）

（二）

【医案原文】

王某，男，51岁。1992年12月9日初诊。

患者主诉腰及左下肢酸痛20余天。初起时为左臀部酸痛，经针灸、外院推拿治疗，症状未见改善。经外院CT摄片示第5腰椎至第1骶椎椎间盘向左侧突出，椎间关节增生。现感腰及左下肢酸痛，坐后起立及卧床起来时患部酸痛尤甚，并有触电样感觉。检查：腰椎略向左侧凸，第4~5腰椎、第5腰椎至第1骶椎棘间稍有压痛，腰后伸试验阳性，左臀部压痛，直腿抬高左40°、右70°，拉氏征阳性，双膝踝反射对称引出，病理征阴性。苔薄，脉弦。

辨证分析：该患者因风寒入络，气血瘀阻，经络不通而致腰痛。

治宜活血化瘀，祛风散寒，和络止痛。

经腰臀及左下肢施以㨰法、按法、拿法治疗，配合腰后伸及屈膝屈髋后伸展下肢的被动运动。经上述 5 次治疗，腰腿痛减轻，活动亦好转。15 次治疗后，腰腿痛显著减轻，直腿抬高已达 60°。此后因春节期间休息在家过于劳累，导致腰痛略有加重。继续治疗至 25 次，使腰腿痛症状恢复到春节前最佳状态。共经 45 次治疗，腰腿痛症状基本消失而痊愈。

（选自《上海中医药大学中医学家专集》）

（三）

【医案原文】

李某，女性，38 岁。1993 年 4 月 8 日初诊。

患者主诉右腰腿痛半月余。曾在 2 月份出现左下肢酸痛，经服止痛药 1 周后好转。半月前无明显外伤史而出现右下肢酸胀不适，有间歇性跛行，不耐久坐久行，咳嗽、喷嚏时腰腿痛加重。外院 CT 检查：第 3～4 腰椎，第 5 腰椎至第 1 骶椎间盘膨隆，第 5 腰椎至第 1 骶椎侧隐窝狭窄，第 4～5 腰椎间盘向左后突出。

体格检查：腰段脊柱略向右侧凸，腰生理曲度存在，腰活动：前屈 70°，后伸 10°，左右侧屈均 20°。第 4 腰椎至第 1 骶椎棘上及棘间有压痛，伴放射痛，腰后伸阳性，右拇趾跖屈肌肌力降低，直腿抬高：左 80°、右 30°，拉氏征阳性。右小腿外侧感觉减退，膝踝反射对称引出，病理征阴性。苔薄，脉弦。

该患者因腰部劳损，导致气血瘀滞，经络不通。治宜活血化瘀，疏经通络。操作步骤：

（1）患者仰卧位，先做屈膝曲髋伸展下肢的被动运动后，㨰下肢前外侧，拿委中、承山等穴。

（2）患者俯卧位，在患侧腰臀部施以㨰法，配合做腰部后伸运动的被动运动，下肢后侧施㨰法、按法。

（3）患者侧卧位，以㨰法施于患侧腰臀部及下肢外侧，配合脊柱做旋转的被动运动。

（4）患者仰卧，重复第一法。该患者经两次治疗，腰腿痛减轻，10 次治疗后，走路明显好转。

经 15 次治疗后，去北京旅游 10 天，未见症状有所加重。经 1 个疗程（20 次）治疗，腰腿痛基本消失。

丁教授认为，以上 3 个病例都经 CT 摄片证实为腰椎间盘突出症。虽体征各异，但经正确的推拿方法治疗，都能在短期内取得较好的效果。如治疗措施不当，可能会使症状加重而遭手术之苦。

（选自《上海中医药大学中医学家专集》）

（四）

【医案原文】

严某，男，52 岁。1993 年 3 月 31 日初诊。

主诉：腰痛半年余。患者在半年前始感腰背部不适。经推拿治疗后，背痛减轻。外院曾摄 X 线片示：胸腰椎椎体及附件骨质增生，第 12 胸椎至腰 1、第 1～2 腰椎、第 2～3 腰椎体前缘骨桥形成，椎间隙狭窄，余阴性。现感腰痛，坐后起立不便，卧床翻身困难，行走时腰痛尤甚。

检查：脊柱居中，腰生理曲度稍直，腰活动：前屈 10°，后伸 10°，左右侧屈均 20°。第 2～3 腰椎棘上及右侧骶棘肌压痛，腰后伸被动运动僵硬且较疼痛，直腿抬高均80°，其他阴性。舌质淡胖，边有齿痕，苔薄腻，脉弦细。

该患者腰痛日久，风湿劳损互阻经脉，又气血不足，导致筋骨失养。

治宜温经通络、行气活血、补肝益肾。在胸腰椎部施以㨰法，配合腰后伸被动运动。按肾俞、大肠俞、腰阳关、天应穴。搓腰骶部结束治疗。

该患者经首次治疗，腰部板紧感减轻，2次治疗后，腰背痛续减，活动较前方便，续治5次后发现腰背痛与气候变化关系较密切。经15次治疗，起坐及翻身已方便，腰背痛亦明显缓解。嘱患者卧板床，腰部保暖，指导其做腰背肌自主性功能锻炼。

（选自《上海中医药大学中医学家专集》）

（五）

【医案原文】

徐某，女性，52岁，1993年2月6日初诊。

主诉：腰部酸痛半年余。患者半年前因腰部损伤而致腰痛，曾在外院行CT检查示第3~4腰椎、第4~5腰椎、第5腰椎至第1骶椎间盘膨出。经服止痛剂未见效。现感腰骶部酸痛、重滞，傍晚时症状加重，不能仰卧，卧床时翻身困难，逢气候变化和劳累后腰痛尤甚。自1990年起，左下肢后侧亦有牵痛感。

检查：脊柱居中，腰生理曲度变直。腰活动度：前屈90°，后伸0°，左右侧屈均20°。第3腰椎到第1骶椎棘上及左腰3横突处有压痛，无放射痛及叩击放射痛，腰后伸被动运动检查为阳性，直腿抬高均达80°以上。双侧屈膝屈髋试验均阴性。"4"字征阴性，双侧膝踝反射对称引出，拇趾背伸肌力对称，皮肤感觉无异常。苔薄，脉细弦。

该患者乃腰部劳损后复受风寒，气血失和，经络闭阻之腰痛。治宜行气活血、和络止痛。在腰骶部及左臀、下肢后侧施以㨰法，配合腰后伸被动运动。按天应穴及督俞、大肠俞、环跳、阳陵泉。拿委中、承山。在仰卧位时先做屈膝屈髋、再做伸展下肢的被动运动3遍。最后搓下肢结束治疗。同时嘱患者睡板床，并指导做自主性腰背肌功能锻炼。

经2次治疗后，患者腰痛减轻，活动好转。共经5次治疗，腰及左下肢疼痛显著减轻而停治。

（选自《上海中医药大学中医学家专集》）

【按语】

丁季峰医师熟练地掌握了㨰法的操作技能，并将之广泛应用于腰痛的临床治疗。㨰法具有刚柔相济的刺激特征，在改善肌肉的痉挛、麻痹、强直、硬化、挛缩、粘连等肌组织的病态，增强肌肉收缩功能，改善肌张力和弹性以及肌腱、韧带的灵活性方面，均能起到良好作用，从而有效地治疗运动系统疾病和软组织损伤类疾病。

九、杨清山医案

（一）

【医案原文】

张某，男性，46岁，炊事员。

病史：腰及右腿痛3年多，原因不明，咳嗽或腹压增加时疼痛加重，弯腰受限，久走久站患肢剧烈憋胀痛，影响工作。

检查：脊柱外形轻度向左侧弯，腰椎第 4~5 右侧椎旁有明显压痛，患肢肌肉张力低，下肢抬高试验左 80°、右 65°。X 光拍片所见，腰椎骨质轻度增生，腰椎 4~5 椎间隙变窄。

印象：腰椎间盘突出症。

治疗：1973 年 3 月 20 日行按摩治疗，从患肢至腰部，中级手法，以掌揉法、指揉法、前臂揉法为主，配合拉法、撬法。隔日治疗 1 次，每次 20 分钟，第 1 次治疗后，患肢憋胀痛减轻，腰部轻松感，行走方便。

3 月 22 日、24 日第 2、3 次治疗后，患肢憋痛锐减，可久走。加强以上手法力量，指揉和前臂揉起止痛作用，掌揉帮助肌肉恢复张力，配合拉法可使患肢功能活动恢复正常；撬法可帮助矫正脊柱侧弯。治疗至第 6 次时，临床症状基本消失，仅留右足跟外侧酸困，其他（-）。

4 月 7 日为第 7 次（最后 1 次）治疗，治疗后检查：腰部活动自如，角度均在正常范围，左右下肢抬高试验，各 90°；腰椎 4~5 右侧椎旁压痛消失，停止治疗。

1975 年 11 月 19 日随访：自按摩治愈后，返原籍参加工作至今，仅去年秋季，因参加重体力劳动扭及腰部，当时未经治疗，休息 2 天自愈。

检查：腰及双下肢活动功能正常，久走久站、担水均无不适感，偶尔遇冷，下肢右外侧困重感，其他（-）。拍 X 光片，腰椎正侧位片所见，腰椎轻度骨质增生，腰椎各间隙等宽，其他未见异常。

（选自《杨清山按摩经验集》）

（二）

【医案原文】

胡某，女性，35岁，干部。

病史：1962年11月无原因发现腰背酸痛，并向右下肢放散，前弯腰症状明显，病后4个月出现右下肢麻木，逐渐活动受限。曾经对症治疗，效果不明显。

检查：腰椎2~5棘突右侧有压痛，以腰椎4、5右侧椎旁压痛最显著，站立时右膝屈曲，右足跟不能着地。腰部活动：前屈20°，后伸及左侧弯正常，右侧弯10°。下肢抬高试验：左90°，右30°。腱反射和拇趾背伸力：右侧弱。X光片所见：腰椎生理前突消失，腰椎4、5椎间隙变窄。

印象：腰椎间盘突出症。

治疗：1964年9月行按摩治疗，中级手法，以指掌揉法从足趾开始至腰背部为治疗区，隔日1次，每次时间30分钟，痛点部位用指揉、指压法可缓解痛点；掌揉法可缓解肌紧张，配合俯卧位屈拉法，因俯卧位下肢屈拉法拉力小，可缓解臀部及腘窝部位的痛点，并帮助恢复患肢活动功能。此法连续治疗9次，疼痛和活动功能好转。从第10次治疗，加重指揉和掌揉的力量，原为双下肢治疗，从此次改为双下肢交替治疗，用以好代坏的方法，帮助患肢恢复活动功能。共治疗20余次，症状基本消失，停止治疗。恢复工作，并能参加劳动。

1975年11月3日随访：病人自诉自按摩治愈后，11年来从未复发。曾于1971年11月1次从1m多高窗台上跳下，当时引起腰痛，又于1973年因腰部受凉引起腰痛，症状都很轻，持续时间短，稍微治疗几次即痊愈。

检查：腰椎和骶椎无压痛，腰部活动均在正常范围；下肢抬高试验：左、右各 90°；跟腱反射、拇趾背伸力左右相同，都属正常。X 光拍片，腰椎正侧位所见：腰椎生理前突恢复正常，椎间隙等宽。

（选自《杨清山按摩经验集》）

（三）

【医案原文】

梁某，女性，29 岁，工人。

病史：1970 年 7 月发现腰痛伴左下肢外侧痛，麻木，并有烧灼感，受凉后疼痛加重，走路时左足麻木无力，症状逐渐加重，于 1974 年 5 月住太钢尖草坪医院治疗，行牵引和理疗，效果不著。

检查：腰椎 2~5 棘间有压痛，脊柱左侧弯，下肢抬高试验：右 80°、左 30°，患肢肌肉张力低，左比右下肢长约 3cm。X 光拍片，腰椎正侧位片所见：脊柱左侧弯，腰椎 3、4 间隙变窄。

治疗：于 1974 年 5 月 17 日行按摩治疗，中级手法，初开始以掌揉法为主，缓解肌紧张和恢复肌张力，配合剥法和撬法矫正脊柱侧弯，轻拉法用于患肢可缓解下肢麻木和疼痛。5 月 27 日第 5 次治疗后，疼痛好转，走路时麻木感减轻。治疗至第 13 次后，腰及患肢麻木和烧灼感消失，走路左足稍有麻木。

共治疗 15 次，腰椎 2~5 棘间压痛消失，脊柱侧弯明显好转，患肢肌张力明显恢复，下肢抬高试验：左右各 90°，左下肢与右下肢长度近相等。

1975 年 11 月 17 日随访：分娩第 18 天。从按摩治愈后，一直坚持工作，曾在妊娠 6~7 月期间复发腰腿不适，经对症治疗 20 天痊愈，未影响工作。检查：原腰及患肢压痛点消失，活动功能正常，双下肢长度相等，抬高试验：左右各 90°。X 线腰椎正位片示：腰椎侧弯基本消失，腰椎 3、4 椎间隙等宽，其他未见异常。

（选自《杨清山按摩经验集》）

（四）

【医案原文】

裴某，男性，46 岁，水暖工人。

病史：腰痛 3~4 年。有扭伤史。又于 1975 年 4 月份因搬重物扭伤腰部，疼痛、活动受限，疼痛日渐加重并向左下肢放散，经各医院检查，确诊为腰椎间盘突出症。牵引、对症处理后，症状锐减，可下床活动；2~3 个月后因 1 次猛力拉门又扭伤腰部，腰及左下肢症状明显加重。又经某中医按摩正骨几次，嘱病人回家做剧烈、反复多次的腰部活动，双手十指交叉下腰至双足背部、踢腿、蹲下、站立等，在 1 次治疗后感到骶部有撕裂样疼痛，同时出现大便困难，小便潴留。经某医院检查发现左下肢萎缩，左大腿前后侧皮肤浅感觉减弱，因尿潴留前后导尿共 3 次。引起泌尿系感染，服药后过敏，阴囊脱皮。

检查：心肺无征，腹部平软，肝脾未触及，腹部无压痛，未触及肿物，阴囊脱皮呈片状。腰椎 4、5 左侧椎旁压痛明显，左臀外、小腿下 1/3 处，五趾均压痛（＋＋），左侧腰部肌肉呈痉挛状，左臀和左下肢肌肉萎缩，肌张力明显减低，左大腿前后侧皮肤浅感觉减弱，卧床不起，右髋有褥疮，腰骶部皮肤有烫伤。神经系统检查：肛门反射消失，提睾反射存在，双膝腱反射正常，左跟腱反射减弱，直腿抬高试验：左 40°，右 70°。X 光片腰椎正侧位示：腰椎 4~5 椎间隙变窄，腰椎 4~5 椎体后缘及前唇骨质增生。患者一直大便干燥，稍服药后腹泻，由 1 次/2~3 日，变为 3~4 次/日，停药即便干，腰腿痛以夜间为重，影响睡眠。每日约服止痛药 20 片，每夜注射止痛针 2 支。只能右侧卧位，双下肢屈曲状。

治疗：于 1975 年 8 月 20 日行按摩治疗，轻手法，以指掌揉为主要手法，先治疗患肢肌萎缩及左腰部肌痉挛，指揉、掌揉可缓解痉挛，每次 30 分钟，隔日 1 次。1~3 次先治疗左下肢及左臀部，从足趾开始，以上手法均为此部位的手法。3 次以后，轻、中级手法交替使用，增加腰部治疗，以掌摩、掌揉、指揉并配合呼吸而达到止痛目的。3 次治疗后，疼痛可控制，停止注射和口服止痛药，大便近正常。

第 5 次治疗，除以上手法外，加指压法，解决脊柱后突症状，配背部和健肢治疗，隔日 1 次；并掌横揉耻骨上，帮助恢复排尿功能。

第 7 次治疗后，暂停 10 天观察变化，经 10 天观察无不良反应，继续治疗。

第 8 次治疗改中、重级手法交替治疗，配合下肢转拉法，其他手法同前。治疗后右髋褥疮痊愈，腰及左下肢疼痛基本消失，但深压髂后上棘及左腰椎 4~5 仍痛；小便可自行控制。

第 10 次治疗后，可坐在床上活动，左腰部肌痉挛明显缓解，腰及左下肢活动范围增大，患肢可伸直。

第 15 次治疗后，除上述手法外，背部加前臂揉法，脊柱后突消失，睡觉可左侧和仰卧位，双下肢可伸直。

第 20 次治疗后，中、重级手法，以掌揉和指压法为主，着重治疗腰部，治疗后病人能下地走十几米远路，途中不休息。

治疗至 30 次时，病人可扶楼栏杆上、下楼，左臀及左下肢肌萎缩进一步恢复，腰及左下肢活动功能正常，压痛点仍有微压痛。

共治疗 34 次，存在症状：左侧股内收肌、左阴囊感觉麻木，久走后局部下坠感，目前正进行治疗，除以上手法外，加用弹法于左股内收肌肌腱，缓解下坠疼痛和麻木感；腰部肌痉挛处加用掌颤动法，以助局部肌肉恢复正常张力。

（选自《杨清山按摩经验集》）

（五）

【医案原文】

李某，男性，55 岁，干部。

病史：左下肢痛 3 个月，行走困难。四五年前因左侧腰腿痛，曾住院牵引与石膏围腰固定治疗，症状好转，常有困重感，此次无原因引起左下肢痛。1974 年 5 月 17 日来诊，拄拐杖行走。

检查：脊柱轻度右侧弯，两髂后上棘下缘压痛（＋＋＋），腰及左下肢肌肉张力明显降低，左臀、左腘窝压痛（＋＋），腰部活动正常，抬高试验：左右各 80°。

治疗：于 1974 年 5 月 17 日第 1 次治疗，腰部及左下肢中级手法，以掌揉法和指掌揉法为主，配合患肢转拉法。5月20日、22日第2、3次治疗后，疼痛明显减轻，已不拄拐杖行走。5月24日至6月5日治疗至第8次，重点手法掌揉两髋及腰骶部，指揉痛点周围，使其止痛，恢复肌张力，下肢转拉法可恢复下肢活动功能。于6月7日不慎又扭伤腰部1次，症状明显加重，又经5次治疗恢复正常。共治疗13次，再未复发。

（选自《杨清山按摩经验集》）

【按语】

慢性腰肌劳损是一种积累性损伤，主要由于腰部肌肉疲劳过度，如长时间的弯腰工作，或由于习惯性姿势不良，或由于长时间处于某一固定体位，致使肌肉、筋膜及韧带持续牵拉而引起炎症、粘连，引起慢性腰痛。

杨清山医师临床治疗时依据病人的体质强弱、年龄大小、病程长短等选用轻、中、重手法。如是久病体衰之虚性劳损性腰痛，则以轻手法、大面积或全身按摩为主。

十、朱春霆医案

（一）

【医案原文】

王某，男，56岁。

今天中午久坐后，突然立起，右腰背部闪气，行动不便，转侧不利，咳呛时疼痛尤甚，脉濡数。目前有感冒症状。脾俞、胃俞、肾俞处按之作痛。

取穴：脾俞、胃俞、肾俞、委中。

手法：推、摩、搓、按。

疗程：3 次，每日 1 次。

操作：患者俯卧位。医者坐于其左侧。用推摩法沿右膀胱经从脾俞经胃俞到肾俞穴一线，紧推慢移，在上述穴位处各停留 2 分钟。然后用㨰法在肌肉疼痛处来回滚动，要求力度深入肌层，约 5 分钟。最后用拇指按右委中穴 2 分钟，边按边揉，以患者虽觉酸胀但能够忍受为度。

讨论：本案为外感腰痛。据病史记载，患者平素无腰痛，日前因受外邪侵袭，发热感冒，故脉见濡数；太阳经脉受外邪侵袭，故觉腰背强痛。脾俞、胃俞、肾俞为足太阳膀胱经之穴位，推摩及滚动可疏通郁闭之太阳经气，且因上述 3 穴处按之作痛，故"以痛为俞"作为近治取穴。"腰背委中求"，指按委中为远治取穴，共奏疏筋通络、解痉镇痛之功效。

（选自《推拿名家朱春霆学术经验集》）

（二）

【医案原文】

肖某，男，65 岁。

晨起弯腰拾物，闪挫伤腰，俯仰转侧略为不便，腰肌坚紧，脉弦，苔薄腻。气血凝滞，络道受阻，治宜和营通络。

取穴：志室、肾俞、气海俞、命门、阳关。

手法：志室推法，肾俞、气海俞、命门、腰阳关以上 4 穴用推摩法。

疗程：暂定 3 次，每日 1 次。

（1）患者俯卧位，在腹部垫一高枕。医者取坐势，位于患者左侧。先以推摩法自大椎至长强、大杼至白环俞穴，上下不断地往返施行 3 遍。然后在肾俞、气海俞、命门和腰阳关穴施以推摩法约 15 分钟，使热气透入经穴。

（2）接上势。以指峰推志室穴约 10 分钟，宜柔和力透。使患者有酸、胀的感觉。最后自上而下摩腰背部 3 次。

讨论：本案因弯腰拾物闪挫伤筋而导致腰痛。故取肾俞、气海俞穴以补肾益气；推命门、志室穴以调肾气益精；推腰阳关穴以激发阳气，气运则血活，血活则通，通则不痛。

（选自《推拿名家朱春霆学术经验集》）

（三）

【医案原文】

顾某，男，64 岁。

腰痛数载不已，时轻时甚，近日舟车劳顿，外感风邪，痛作难以转侧，深夜尤甚，脉细。

此乃肾虚夹邪，气血不得宣通。拟温肾泄风、调和气血。

取穴：肾俞、命门、志室、腰阳关、委中。

手法：推、㨰、拿诸法。

操作：

（1）患者俯卧位。医者取坐势，位于患者左侧。先以一指禅指峰推法和㨰法交替顺着膀胱经和督脉，上下不断地往返施行 3 遍。使紧张的腰背肌肉得以放松。然后在肾俞、志室、命门和腰阳关穴施以轻柔深透的中峰推约 20 分钟。

（2）接上势。拿双腿弯委中穴，先左后右，得气为度。最后掌摩腰背部数分钟，以调和气血。

讨论：本例病因为年老体弱，肾精亏损，筋脉失其濡养，又近日舟车疲劳，外感风邪，以致肾虚夹邪，气血不通而腰痛。先生以足太阳膀胱经和督脉经穴为主。用行气活血、舒筋活络的推、㨰、拿3法治之。取肾俞穴可调益肾气，推、㨰法能祛腰部寒湿；命门、志室穴补肾益精，最宜于肾虚腰痛；腰阳关穴宣导阳气以祛寒湿；足太阳膀胱之脉，挟脊抵腰络肾，故再取本经合穴，即委中穴，以增加活血止痛之功。总之，本例治疗取肾俞与命门穴为主，意在补肾固本、疏通经络。

（选自《推拿名家朱春霆学术经验集》）

（四）

【医案原文】

张某，男，51岁。

腰痛宿疾已逾三载，今腰酸痛加剧，坐久骤难举步，转侧尚可，两腿举抬无恙，肾俞穴压之酸痛，而觉舒适。苔薄，脉弦。

拟补肾壮阳、舒通筋络。

取穴：肾俞、命门、次髎、中脘、关元、太溪、委中。

手法：推、摩、按、㨰。

操作：

（1）患者俯卧位。医者坐于其左侧。以一指禅偏峰推法，施于命门穴约3分钟、双侧肾俞穴约5分钟、双侧次髎穴约3分钟。指按肾俞穴约1分钟，指按双侧委中穴约2分钟。

（2）患者仰卧位。医者坐于其右侧。以推摩法从中脘到关元穴沿任脉顺经推摩5分钟，在中脘与关元穴各停留2分钟。按双侧太溪穴约2分钟。

讨论：本案腰痛已逾三载，属于劳损肾虚。久病多虚证，张介宾曰："腰痛证，凡悠悠戚戚，屡发不已者，得之虚也。"从体征看，两腿举抬无恙，腰部转侧活动功能正常，表明肌肉无僵硬拘紧，肾俞穴重按反觉舒适，这是鉴别卒腰痛与久腰痛的标志。实证拒按，虚证喜按，故本案属肾虚腰痛。本病大多由于房事不节、肾气虚损，或疲劳过度、损伤肾气所致，所以温阳益水、补肾培元是治疗原则。肾俞是肾之背俞穴，是肾脏之气输注之处，推肾俞穴可以益肾气、强腰脊、壮元阳，为治疗本病的主穴；命门穴在两肾俞穴之间，为元气之根本，生命之门户，推拿命门穴可以补肾强阳、舒筋活络；次髎穴为八髎之一，具有调下焦、强腰膝、通经络的作用；推摩中脘、关元穴，培元固本，补益中、下焦；太溪为肾之原穴，《灵枢·九针十二原》云："五脏有疾，当取之十二原。"故取太溪穴以治肾虚；按委中穴可以舒筋通络，为治腰痛之常用穴。

（选自《推拿名家朱春霆学术经验集》）

（五）

【医案原文】

余某，男，45岁。

晨起取物，坐挫伤腰，疼痛，行立难支，俯仰转侧均感困难，不耐久坐，坐久起立不便，舌净，脉弦。

治拟疏通络道、调和气血。

取穴：命门、腰阳关、肾俞、志室、天应。

手法：推、摩2法。

疗程：4次，间日而施。

操作：患者俯卧位，在腹部垫一高枕，使患处高起易于施术。医者取坐势，位于患者左侧。先以偏峰推顺着督脉和膀胱经背俞穴，上下不断地往返施行3遍，注意有无压痛点与结节存在。然后在命门、阳关、肾俞、志室及天应穴（即压痛点或硬节处），施以中峰推约20分钟，以命门、肾俞、天应穴为主。双掌叠按患处，以患者自觉温热舒适为度。最后掌摩腰背部数分钟，使气血流畅。

讨论：本案病因为取物时腰部挫伤致使经络气血阻滞不通，瘀血滞留于腰部，症见腰疼痛，行立难支，俯仰转侧均感困难，凡此皆腰肾遭受明显损伤的征象。正如张介宾云："腰脊不可俯仰屈伸者，腰为肾之府也。"治拟疏经通络、调和气血。按摩命门、志室穴以益精补肾，腰阳关穴以宣通阳气，肾俞穴以调肾益气。天应穴为阿是穴，是近取穴法，用推、摩法治之，能有效地缓解肌肉痉挛，达到活血止痛之功效。

（选自《推拿名家朱春霆学术经验集》）

十一、李桂文医案

【医家简介】

李桂文，1936年9月出生，广西贵港市人，广西中医学院骨伤科教授，硕士研究生导师，全国名老中医药专家第二批师带徒导师。曾任广西中医学院骨伤科研究所副所长，骨伤科教研室主任，广西中医学院瑞康医院骨科主任。有 40 多年的教学、医疗、科研经验。擅治陈旧性骨折、关节脱位、腰椎间盘突出症、急性骨髓化肌炎、腰椎间盘突出症术后后遗症等。

【医案原文】

某男，15 岁，学生，1987 年 5 月 23 日就诊。

腰背疼痛已 2 年，近来加重。

1985 年上半年参加游泳跳水训练后，感到腰部疼痛，需蹲位休息后方能站立，疼痛持续 2 周，未加以注意，以后间歇发作，至 1987 年 3 月，自觉久站久坐腰痛症状加重，疼痛时伴头昏、四肢乏力，久坐后不能伸直腰部，手提 5kg 物体感到困难，家长发现有驼背现象，才到我院门诊。

检查：神清，发育营养中等，五官端正，心肺听诊未见异常，肝脾未触及，四肢活动自如，腰部屈伸功能正常，站立端坐有驼背畸形，脊椎自胸 6 至腰 1 向右侧凸，腰 2 至腰 5 向左侧凸，呈"S"形，走路时脊椎侧弯驼背，胸 6 至腰 1 均有叩击痛，胸部对称。X 线脊椎侧位片报告：胸 6 至腰 4 椎体前缘均变楔形，腰 1 至腰 3 前缘骨骺有碎裂状，椎间隙粗糙不光滑，腰椎假生理弧度变直，正位片胸腰椎棘突不呈直线、偏歪。

诊断：脊椎骨骺炎。

治疗方法：俯卧位扳按手法：患者俯卧位，术者站于左侧，以右手掌心从背部至腰部做揉背按摩，反复 3～5 次，然后以右手托住右大腿下段前方，左手按压胸腰部，两手向相反方向用力做斜扳按压，反复 3～5 次。接着术者左手握住患者右肩部，右手按住患者腰背做斜扳，按 3

~5 次，以同样方法做对侧，最后以掌根做背腰部揉按手法数分钟，使肌肉放松。每隔 4 日手法治疗 1 次，共 12 次，配服六味地黄丸。嘱睡眠时仰卧硬板床，加强腰背肌锻炼：患者俯卧位，头部抬起，使胸部离床面，两下肢过伸亦离床面，仅腹部接触床面，头颈胸及两下肢过伸呈飞燕式，每次做 20～30 次不等，每日早中晚坚持不间断，并嘱患者睡眠时仰卧于硬板床上，以矫正后突畸形。读书学习时保持端坐位姿势。经 5 次手法治疗后，腰部疼痛逐渐减轻，经手法治疗 12 次，脊椎驼背侧凸畸形有所改善，腰痛乏力症状明显好转。

经 1 年随访，患者症状与体征基本消失，能参加正常读书学习。

（选自《国家级名老中医颈肩腰腿痛验案良方》）

【按语】

脊椎骨骺炎属中医先天不足肾虚腰背痛范畴。由于骨骺炎引起局部疼痛及活动障碍等，严重地影响到青少年的生长发育与生活学习。李老认为此病除了运用手法治疗之外，还应加强腰背肌锻炼，如飞燕式训练；睡眠时仰卧于硬板床上，以及读书学习时保持端坐位姿势也很重要。

十二、陈省三医案

【医家简介】

陈省三，主任医师，浙江省名老中医。毕业于上海中医学院附属推拿学校，曾任浙江中医学院针灸推拿系副主任，负责推拿专业的教学工作，为"仰卧位拔伸手法"创始人。

（一）

【医案原文】

岣某，女，23岁，银行职员。

在搬物时，突感右腰部疼痛难忍，并向下肢放射，行走困难，CT提示第4～5腰椎间盘向后偏右突出。因恐惧手术前来就诊。

检查：脊柱侧弯，右腿直腿抬高15°，屈颈试验阳性，挺腹试验阳性，右第4～5腰椎脊柱棘突有深压痛并向下放射，临床诊断为腰椎突症。经牵引、放松、复位治疗3次后，症状基本消失，坚持锻炼1年，无复发。

（二）

【医案原文】

张某，男，65岁。

因右腰部酸痛伴腿活动不利两周，前来就诊。就诊随带腰椎X片、腰椎CT片。X片提示：第1～5腰椎椎体唇样增生。CT片提示：第1～5腰椎椎体骨质增生；第3～4腰椎间盘膨出；第4～5腰椎间盘向后偏右突出；腰5骶1椎间盘向四周膨出。检查：患者右侧腰背部肌肉紧张，按之酸痛明显，低颈试验阴性，挺腹试验阳性，右直腿抬高勉强能完成。

临床诊断：①退行性脊柱炎；②腰突症。推拿治疗以退行性脊柱炎为主，经手法治疗5次痊愈，嘱其坚持锻炼半年，随访1年无复发。

体会：陈老师治疗腰突症，有以下几个特点：①推拿讲究以柔克刚，自始至终以患者舒适为前提。②放松关键是抓重点，尤其从臀上皮神经分布区着手，解除肌痉挛，效果显著。③复位注重脊柱小关节的整复及改变突出物与神经根的位置。④锻炼强调动作简单易坚持。⑤对中老年腰突症患者，一般不主张手术，按牵引、放松、复位、锻炼四步治疗，尤其以放松、锻炼为主，大多能解决问题。⑥对腰突症中央型患者，一般按牵引、放松、热敷三步骤处理，也可取得较好疗效。

（选自《按摩与导引》2001 年第 17 卷第 4 期）

十三、范炳华医案

【医案原文】

刘某，男，21 岁，赛艇运动员。

时值全运会结束不久，因腰腿痛经某大医院诊断为腰椎间盘突出症，收住入院手术。因患者第 2 年有国际比赛任务，拒绝住院手术，找范师治疗。X 线片示腰椎侧弯，生理弧度变直，第 4 腰椎至第 5 腰椎椎间隙变窄。患者左下肢疼痛麻木，行走跛行，肌肉有轻度萎缩，腰椎叩痛不明显，左侧第 4 腰椎至第 5 腰椎椎旁压痛明显，并向下肢放射，直腿抬高左侧 60°，右侧 >90°。

腰突症诊断明确。为确保参加国际比赛，与其教练商量，制定出 3 个月的治疗方案。第 1 个月为治疗月，推拿隔日 1 次，卧硬板床；第 2 个月为治疗恢复月，在推拿的同时，配合恢复性的自我锻炼；第 3 个月为适应性训练月，运动量逐渐增加。

推拿方法：腰骶部采用、按、揉、擦手法，常规操作：点按肾俞、大肠俞、腰阳关、环跳、承扶、委中、阳陵泉、足三里等穴位；按揉压痛点，作用力方向向脊柱呈 45°角按压；行腰椎斜扳法、单腿（左）后伸扳法。每次推拿 30 ~ 35 分钟。未采用任何药物治疗。先后共治疗 19 次，症状全部消失。随访 18 年无复发。无独有偶，其姐也患腰椎间盘突出，腰痛向右下肢放射，疼痛难忍。CT 及 MRI 检查，均显示第 4 腰椎至第 5 腰椎椎间盘膨出，第 5 腰椎至骶 1 椎间盘突出，硬脊膜受压。上海 3 家大医院均劝其手术。其姐不从，遂访范师。也采用上述方法治疗，但不用扳法。共推拿 5 次，疼痛消失，行走自如，至今未发。

讨论：刘家姐弟同为腰间盘突出症，治法不同，疗效却相同，何故？范师认为，两人病虽相同，但症因不同，其姐虽有椎间盘突出，但未造成坐骨神经实质性压迫，故有痛无麻，其痛为炎症水肿刺激所致，炎消肿退，其痛即止，故无需用扳法。其弟既痛又麻，为椎间盘突出，炎症水肿与坐骨神经受压并存，故需加扳法，以正其节错。此乃同病异治之法。至于其弟为何要制定 3 个月治疗方案，范师认为，对运动员伤病的治疗，最难处理的是医生与教练员之间的分歧，医生认为要休息，有利于恢复，教练员认为，不训练怎么行。其结果是急性变成慢性，新伤拖成陈伤。制定明确的治疗方案，是医务监督的重要组成部分，其目的是保证治疗顺利有效进行。

（选自《中医药学刊》2006 年第 24 卷第 12 期）

十四、孙六合医案

【医家简介】

孙六合，男，1938 年生，河南中医学院针灸推拿学院教授，医学专家。1965 年毕业于河南中医学院。发表论文

20 余篇，主编针灸专著多部，获省级科研成果二等奖 1 项、三等奖 2 项，厅局级一等奖 1 项、三等奖 3 项。现任河南针灸学会副会长。擅长治疗"痛证"、"甲亢"、"胃痛"、"癫痫"、"乙肝"，对肿瘤的治疗能延长病人生存期，取得了较好的疗效。

【医案原文】

李某，女，38 岁。

患者自诉因外伤导致肥大性脊椎炎 2 年余，腰及下肢疼痛不止，近半年痛甚，渐至卧床不起，屡用药物治疗效果不佳。查腰椎 3～4 椎体压痛明显，不能翻身，X 线片示该处椎体肥大、边缘不清，脉沉弦。

诊断：腰脊痛。

取大肠俞深刺横透腰阳关，麻电感沿督脉和膀胱经脉下行，用泻法，留针 30 分钟，行针 3 次。起针后，患者翻转已觉轻松，又取血海、阳陵泉活血通络。如此针治 15 次，患者疼痛已除，行动如常，并能上班工作，随访年余未见复发。

（选自《中国中医药现代远程教育》2009 年第 7 卷第 5 期）

【按语】

此患者为腰脊及下肢疼痛，用大肠俞透腰阳关，疏通督脉、膀胱经经气，以血海活血化瘀、阳陵泉通络止痛，使气血流通而疼痛自愈。

十五、郑怀贤医案

【医案原文】

文某，男，41 岁，教师，1993 年 1 月 18 日就诊。

主诉：腰部疼痛 3 年有余，曾到重庆某军医院摄 X 线片，诊断为第 1 腰椎至第 4 腰椎椎间盘突出，并住院治疗 1 月余出院，但时有反复。近日因外出旅途劳累，腰痛突然加重，难以忍受，遂慕名下医。症见：腰部胀痛剧烈，第 1 腰椎至第 4 腰椎叩击痛（＋＋＋），按压痛（＋）。抬腿试验（＋），两大腿有麻木感，腰部活动受限。

嘱患者俯卧，外擦舒活酒抚摩，手法以手掌大小鱼际纵横擦腰背及臀部，从上到下反复数次，再用拇指腹推压脊柱两侧夹脊穴和骶棘肌，力达深部，从上到下反复数次，继而捏揉骨盆边缘、臀部筋肉和腘绳肌约 5 分钟左右，再以双拇指压棘突旁痛点，向健侧推压，摇晃脊柱以松解后关节，再弹拨腰背、臀部肌肉痉挛处，重力按压痛点，最后施以按压抖动法，俯卧位扳腿法。

以上手法，每日按摩 1 次，同时内服自拟方（腰痛舒活汤）：柴胡 20g，制川乌、制草乌各 25g，马钱子（去毛）10g，灵仙、细辛各 24g，独活、栀子、黄柏、桑寄生、骨碎补、续断各 20g，鸡血藤 60g，钻骨风、海风藤各 15g，薏苡仁 30g，甘草 3g。水煎温服，日 3 次，7 天治愈，至今未复发。

（选自《成都体育学院学报》1994 年增刊 1 第 20 卷）

【按语】

腰部疼痛剧烈，当为局部瘀血阻滞、不通则痛，故运用手法活血解痉止痛，配以活血益肾舒筋之中药，标本兼治，扶正驱邪。

第七节　痹证

痹证是由风寒湿热等引起的以肢体关节及肌肉酸痛、麻木重着、屈伸不利，甚或关节肿大、灼热等为主症的一类病证。古代痹证的概念比较广泛，包括内脏痹和肢体痹。本节讨论的痹证，包括西医学的风湿热（风湿性关节病）、类风湿性关节炎、骨性关节炎等。

中医认为本病与外感风寒湿热之邪和人体正气不足有关。风寒湿等邪气，在人体卫气虚弱时容易侵入人体而致病。汗出当风、坐卧湿地、涉水冒雨等，均可使风寒湿等邪气侵入机体经络，留于关节，导致经脉气血痹阻不通，不通则痛，正如《素问·痹论》所说："风寒湿三气杂至，合而为痹也。"根据感受邪气的相对轻重，常分为行痹（风痹）、痛痹（寒痹）、着痹（湿痹）。若素体阳盛或阴虚火旺，复感风寒湿邪，邪从热化，或感受热邪，留注关节，则为热痹。总之，风寒湿热之邪侵入机体，痹阻关节肌肉筋络，导致气血闭阻不通，产生本病。

朱春霆医案

（一）

【医案原文】

黄某，女，37岁。

肩背酸痛，上行于颈，下引腰及下肢，时轻时剧，右甚于左。近来又感风邪，酸痛加剧，劳累尤甚，恶寒肢软，肩井、膈俞两穴按之作痛，脉细软，苔薄白腻。

取穴：风池、肩井、膈俞、肾俞、环跳、委中、承山。

手法：推、按、拿、揉。

疗程：6次，每日1次。

操作：

（1）患者正坐位。医者立于其后，先以双手一指禅推法施于两侧风池穴约5分钟。然后沿颈部督脉经下行至两侧肩井穴，指峰推约5分钟，接着双手提拿肩井，使之气血流通。

（2）患者俯卧位。医者坐于其左侧。先以指峰推于膈俞、肾俞穴，先右后左。再用揉法，顺脊柱两侧膀胱经诸俞穴自上而下约2~3次，尤以膈俞、肾俞穴为重点，共约10分钟，然后按揉环跳穴，以得气为度。下肢循膀胱经施以深沉的揉法至承山穴，重点在右腿。

（3）患者仰卧位。拿委中、承山穴，得气为度。

讨论：本例肩背酸痛，上行于颈，下引腰及下肢，时轻时剧，经络痹阻显然可见，复又感受风邪，风性善行数变，旧恙未已，新病复起，更使气血运行不畅，不通则痛。故酸痛加剧，劳累尤甚。恶寒肢软，为表邪外束、正邪交争之候。故先生之手法首取少阳之风池穴，既能使少阳功能加强令卫阳至表；又能将太阳经气激发，以舒通经络、祛邪外出。配肩井穴以加强疏通经络的作用。膈俞系八会穴中之血会，用以活血养血，亦取"血行风自灭"之意，以治行痹，堪称允当。肾俞穴可振奋阳气，以驱散寒邪。环跳穴系足少阳胆经和足太阳膀胱经之会穴，功能通经活络、除湿散寒，为先生治疗下肢、腰背痛常用穴。委中配肾俞、承山穴，能疏筋利节，不失为治疗腰腿痛的基本良方。

（选自《推拿名家朱春霆学术经验集》）

（二）

【医案原文】

沈某，女，60岁。

右肩背素有痹痛宿患，间日以前，又感新邪，项强作痛，顾盼不利，下行背部不适，苔薄而干，脉弦。治宜祛风散寒、疏筋通络。

取穴：风池、新设、肩外俞、肩井。

手法：推、按、拿等法。

疗程：6次，间日而施。

操作：

（1）患者正坐位。医者立于其后，先以双手一指禅推法施于两侧风池穴约5分钟。然后沿颈部督脉旁下行至新设穴，承上法施术约5分钟。接着，指按风池、风府、新设诸穴，揉拿项部数遍，以放松局部之紧张肌肉。

（2）接上势。以指峰推右肩外俞穴约10分钟，候其发热得气，令患者缓缓转动颈部，以疏其筋脉。

（3）接上势。双手揉拿肩井穴，令其俯仰转侧活动颈部，最后搓揉项背数遍而收功。

讨论：本例右肩背痹痛宿患，又感新邪，项强作痛，且下行背部不适，其为寒盛兼风盛可知。故取风池穴以驱风散寒。新设为经外奇穴，具有活络止痛的功效，是治疗颈痛的主穴之一。肩外俞配肩井穴，共奏疏经通络之功。

（选自《推拿名家朱春霆学术经验集》）

第二章　内科病证案例

第一节　中风

　　中风的发生是多种因素所导致的复杂的病理过程，风、火、痰、瘀是其主要的病因，脑府为其病位。肝肾阴虚，水不涵木，肝风妄动；五志过极，肝阳上亢，引动心火，风火相煽，气血上冲；饮食不节，恣食厚味，痰浊内生，气机失调，气滞而血运不畅，或气虚推动无力，日久血瘀。当风火、痰浊、瘀血等病邪上扰清窍，导致"窍闭神匿，神不导气"时，则发生中风。"窍"指脑窍、清窍；"闭"指闭阻、闭塞；"神"指脑神；"匿"指藏而不现；"导"指主导，引申为支配；"气"指脑神所主的功能活动，如语言、肢体运动、吞咽功能等。

一、丁季峰医案

【医案原文】

　　俞某，女，51岁，1992年8月8日初诊。

　　病史：左侧偏瘫1年半。患者原有高血压病史，1990年12月下旬在开会时突然感左上肢乏力，继而走路不便，急送上海徐汇区中心医院抢救。经CT摄片检查，诊为右基底动脉出血，昏迷1天半。经住院抢救后清醒，继续治疗2个月后出院。出院时左侧肢体瘫痪，卧床时不能翻身。出院后在门诊继续服中西药物及进行针灸治疗，症状有所好转。

目前症状为左侧肢体瘫痪，左手不能持物，走路时左足抬不起，且容易跌倒，情绪紧张时左侧肢体有抽筋感。

体格检查：神志清醒，颜面部未见明显异常，血压22/12kPa（165/90mmHg），左上肢抬举不能过头，左手指呈屈曲拘挛状，不能伸直。左下肢肌张力增高，跟腱挛缩，左足呈跖屈内翻状，巴彬斯基征阳性，戈登征阳性。舌下有瘀斑，苔薄，脉弦细。

本病为风中经络，气血瘀滞不通，皮肉筋脉失养。治宜疏通经络、活血化瘀、濡养筋骨。经用上述方法[1]治疗3次，自觉走路比前好些。经10次治疗，左手已能协助右手拧毛巾。经24次治疗，患肢的肌肉痉挛明显缓解，步履亦较前轻快。后在丁教授指导下做患肢下蹲起立的自主性运动，锻炼数天后，下肢肌力增加，走路时已稳健有力且不易绊跌。经35次治疗，在一般情况下，手指已能伸直，但用力及情绪紧张时手指仍有拘挛。经54次治疗，左上肢已能高举过头，皮肉筋脉的拘挛亦有缓解，左足内翻下垂情况有明显改善。至此，患者症情明显好转，治疗暂告一个段落。

（选自《上海中医药大学中医学家专集》）

【注解】

① 操作步骤：

A. 病人取俯卧位。在脊柱（即督脉的胸腰段：自大椎穴至腰俞穴）及两侧膀胱经、向下至患侧臀部、股后侧至小腿跟腱处施以㨰法治疗，以按法和搓法辅助。以督脉及膀胱经的腘窝部为重点治疗部位，在进行手法操作的同时，配合腰部及患侧髋关节后伸及膝关节屈伸的被动运动。踝关节挛缩者，在用㨰法治疗小腿后侧腓肠肌及跟腱的同时，可配合做踝关节背屈的被动运动。

B. 病人取侧卧位。健侧贴床，患肢在上。如上肢肘关节已僵硬，不能伸直，可任其自然，但尽可能使肘关节最大限度地伸展。此时自患侧肩关节起，沿上臂外侧至腕部和手背部用按法治疗，以拿法辅助。肘部作为重点治疗部位。继而，自臀部沿大腿外侧、膝部至小腿部用同样手法治疗，髋关节及膝关节外侧作为重点治疗部位，以按法辅助。在进行手法操作的同时，配合上肢向上抬举及肘关节伸直的被动运动。

C. 病人取仰卧位。第 1 步，自患侧上臂内侧达前臂用㨰法治疗，肘部周围为重点治疗部位。在进行手法操作的同时，配合患肢外展和肘关节屈伸的被动运动。第 2 步，患肢腕部、手掌和手指用㨰法治疗，以捻法辅助。在进行手法的同时，配合腕关节及指间关节的被动运动。第 3 步，患侧下肢自髋关节沿大腿前面降至踝关节及足背部用㨰法治疗，以拿法辅助。大腿中部及膝关节周围为重点治疗部位。在进行手法的同时，配合髋关节、膝关节及踝关节做伸屈的被动运动和整个下肢的内旋动作。第 4 步，患侧颜面部应用拇指外侧揉法，健侧颜面部用按法。

D. 病人取坐势。患者肩胛周围及颈项两侧用㨰法治疗，以拿法辅助。在进行手法操作的同时，配合患肢向背后回转及外展、内收的被动运动。

（选自《上海中医药大学中医学家专集》）

【按语】

丁季峰教授认为对于神经系统疾病的治疗，关键是病变的早期治疗能促进神经功能的恢复，即消除或减轻神经麻痹的程度。中风后遗症越早进行推拿治疗越好。另外，对于中风的患者，应注意指导患者配合做自主性功能锻炼，能促使关节功能早日恢复。

二、严隽陶医案

【医家简介】

严隽陶，1942 年出生，江苏省苏州人。主任医师，博士生导师。全国第三批老中医药专家学术经验继承班导师之一。先后师从一指禅推拿代表人物王纪松先生和滚法推拿创始人丁季峰先生，完整继承了一指禅推拿学术流派和滚法推拿学术流派的精华，在推拿临床上，以推拿治疗肩关节周围炎、中风后遗症、颈椎病等为主要特色。

【医案原文】

张某，女，59 岁，2005 年 2 月 28 日初诊。

因"突发右侧肢体活动障碍"在外院就诊，予以头颅CT 检查，确诊为脑梗塞、高血压病Ⅲ期，给予脱水、降颅压、扩血管等方法治疗半月后，病情稳定，来我院就诊。

检查患者右侧上、下肢肌力为Ⅰ级，患者伴有头昏、头胀、健忘、腰酸，舌红苔少，脉弦，辨证为肝肾阴虚之中风中经络。

治疗方法：

（1）取穴及部位：大椎、肩井、臂臑、曲池、手三里、合谷、居髎、环跳、殷门、承扶、委中、承山、昆仑、血海、足三里、阳陵泉、风市、梁丘、肾俞、大肠俞、命门等穴。

（2）手法：滚法、一指禅推法、按法、揉法、拿法、摇法、捻法，配合患肢关节的被动运动。

（3）操作：①患者取俯卧位。医者先施滚法于背部脊柱两侧约 5～8 分钟，在滚腰骶部的同时，配合腰后伸被动运动，接着滚臀部及下肢后侧及跟腱，为时 3 分钟，在滚臀部的同时，配合髋外展被动运动，然后滚大椎、肾俞、大肠俞、命门、环跳、殷门、承扶、委中、承山，诸穴以酸胀为度。②患者取侧卧位。医者施滚法于居髎、风市、阳陵泉 3 分钟，并按揉上述穴位，以酸胀为度。③患者取仰卧位。医者施滚法于大腿前侧、小腿前外侧至足背，并对患侧膝关节做极度屈曲，足掌踏床姿势下滚足背部，然后按揉伏兔、梁丘、膝眼、足三里、丘墟、解溪、太冲诸穴，以酸胀为度；拿委中、承山、昆仑、太溪，以酸胀为度。④患者取坐位。医者施滚法于肩井和肩关节周围到上肢掌指部 5 分钟，在滚肩前缘时结合肩关节上举、外展的被动运动，按揉肩内陵以酸胀为度，拿曲池、合谷穴以酸胀为度，摇掌指关节，捻指关节，最后搓肩部及上肢。⑤患者取坐位或仰卧位。医者施一指禅法于下关、颊车、地仓、人中、承浆穴 5～8 分钟。

推拿治疗隔日 1 次，10 次为 1 个疗程。在治疗的同时，嘱患者进行坐位平衡、从坐到站、站立平衡以及步态训练等运动训练。

经过两个疗程的推拿治疗以及嘱患者基本的运动训练以后，患者上、下肢肌力恢复到Ⅳ级，基本能独立生活，临床治愈。

第二节　眩晕

眩晕多起因于忧郁恼怒、恣食肥甘厚味、劳伤过度等。情志不舒，气郁化火，风阳升动，或急躁恼怒，肝阳暴亢，而至清窍被扰；恣食肥甘厚味，食滞脾胃而痰湿中阻，清阳不升，浊阴上蒙清窍；素体薄弱，或病后体虚，气血不足，清窍失养；过度劳伤，肾精亏耗，脑髓不充；上述因素均可导致眩晕。总之，眩晕的发生不越清窍被扰、被蒙和失养三条。

一、华佗医案

【医家简介】

华佗（约公元 2 世纪～3 世纪初），字元化，沛国谯（即今安徽省亳县）人。他行医四方，足迹与声誉遍及安徽、江苏、山东、河南等省。曹操闻听华佗医术精湛，征召他到许昌做自己的侍医。曹操常犯头风眩晕病，经华佗针刺治疗而痊愈。但华佗为人耿直，不愿侍奉在曹操身边，而被曹操杀害。历代托华佗之名而出的医书有数种，旧题华佗所著的《中藏经》中，相传记载有华佗的一些学术经验与方术及药剂。

华佗医术高明，涉及内、外、妇、产、儿、五官、针灸等科。他因病制宜，采用各种不同的疗法。另外，华佗对养生和预防保健尤为注重，并身体力行，在理论和实践方面有其独到之处。华佗总结并创造"五禽之戏"，仿鹿、熊、虎、猿、鸟的动作，时常操练，可强身除病。身体若有不适，做一禽之戏，汗出，即感轻松。

【医案原文】

有人苦头眩，头不得举，目不得视，积年。佗使悉解衣倒悬，令头去地一二寸，濡布拭身体，令周匝①，候视诸脉，尽出五色。佗令弟子数人以铍刀②决③脉五色血尽，视赤血，乃下，以膏摩④被覆⑤，汗自出周匝，饮以亭历犬血散，立愈。

（选自《三国志·魏书·方技传》）

【注解】

① 周匝：周身。② 铍刀：即铁针，是一种切开疮疡排脓放血的针具。③ 决：排除阻塞物谓之决。④ 膏摩：以药膏按摩。⑤ 被覆：用棉被覆盖。

【按语】

此案言治疗头眩之刺血疗法。古代称为刺血络，源于《内经》。刺血疗法开窍泄热、活血消肿作用甚为显著。案中解衣倒悬，濡布拭身等做法意在使静脉怒张。《灵枢·血脉论》曾论及"如血脉盛坚横以赤，小者如针，大者如筋"等有明显瘀血现象的才能使用刺血疗法。膏摩即施以药膏按摩局部，以活血清热明目。

二、范炳华医案

（一）

【医案原文】

施某，男，有颈椎病史多年，经常有头晕发作，伴有耳鸣、心慌、视物不清、走路不稳等症状，曾经住院治疗1月余，经扩血管、营养脑组织治疗，症状改善不明显。经 3D－CTA 检查，椎动脉硬化呈断续不显影改变，属颈椎病伴椎动脉硬化供血不足性眩晕。范师采用颈部 5 线 5 区加特定穴定向定点推拿，治疗 10 次，症状完全消失。随访 2 年无复发。

讨论：范师认为，像施先生这种情况，经 3D－CTA 检查，椎动脉硬化呈断续不显影改变，属颈椎病伴随椎动脉硬化供血不足性眩晕，多见于中老年人，尤其是患有颈椎病的同时有高血压、高脂血症和糖尿病的病人，发病率相对较高。推拿治疗的重点是沿颈动脉通行的线路和特定穴位定向推拿，例如采用颈部 5 线 5 区加特定穴推拿，以活血化瘀，改善血管壁弹性，挖掘血管本身潜能，使血流加快，小脑血供增加，达到治疗眩晕的目的。

（选自《中医药学刊》2006 年第 24 卷第 9 期）

（二）

【医案原文】

胡某，女，31 岁。患头晕已 3 年，经检查颈椎排列不整齐，起初发作时症状不太重，每次发作时服用扩张血管缓解药，到最近 1 次发作时差点晕倒，才引起重视，多普勒检查显示，椎动脉供血不足，输液药物治疗，症状不见好转。3D－CTA 示血管痉挛，呈串珠样改变。经过推拿治疗 5 次，症状明显好转，10 次后症状完全消失，至今已经 2 年，一直未复发。

讨论：对于由颈椎紊乱所引起的眩晕，范师认为多发于年轻人，除眩晕症状外，还常伴有颈部酸痛不适，有时会牵涉到肩背部及上肢，常伴有头痛、恶心、视力模糊、耳鸣等症状，且心理压力很大。X光片常会看到有颈椎曲度变直、消失或反弓，曲度过大，后关节紊乱，排列不整齐，颈椎侧弯或呈"S"型等改变。针对这种情况引起的眩晕，推拿主要是通过手法或牵引配合推拿，矫正颈椎紊乱，有效降低交感神经对椎动脉刺激造成的缩血管作用，缓解血管痉挛、恢复血供，使眩晕症状消失。

（选自《中医药学刊》2006年第24卷第9期）

（三）

【医案原文】

诸某，眩晕3年，症状严重，有时晕厥。

经范师诊断分析，颈椎骨质增生并不明显，椎体排列也很正常，判断其有可能是椎动脉起始段的问题，3D – CTA显示验证了范教授椎动脉起始段痉挛的诊断，并且是双侧性。

针对这一原因，范师就在位于起始段的"缺盆穴"的位置做向内侧方向的推拿，再配合一些辅助手法治疗5次，症状消失了，至今并无复发。

讨论：通过3D – CTA的检查手段，如果明确眩晕是由于椎动脉起始段痉挛变细的缘故所引起的，范师形象地比喻这种情况就好比自来水管进水量减少了，后面的管子再怎么正常其流量也不会增大，血管的供血也是如此。起始段异常的类型，一种是椎动脉入横突孔位置异常，正常情况下，椎动脉应该从第6横突孔进入上行，但也有先天变异的情况，椎动脉从第5、第4甚或第3横突孔进入，有单侧变异、也有双侧同时变异的情况，这种变异，使椎动脉失去了椎体横突孔的保护，游离段过长，极易受到周围软组织的牵拉、挤压和刺激，引起供血不足。另一种情况是起始段椎动脉瘤，成角、扭曲、位置前移等畸形改变。像这种类型眩晕的推拿，定点、定位、定方向手法治疗是十分有效的。例如就位于起始段的"缺盆穴"的位置做向内侧方向的推拿，再配合其他辅助手法会起到很好的效果。这主要是通过缓解或解除周围软组织对血管的刺激、牵拉或挤压，即可控制眩晕。

（选自《中医药学刊》2006 年第 24 卷第 9 期）

（四）

【医案原文】

王某，49 岁。有颈椎病史，体质较好，但近年来自觉容易疲劳，经常头晕脑胀，记忆力减退，起初做做推拿保健按摩就能缓解症状，可最近连做了 20 多次仍然不见好转，TCD 检查一侧椎动脉供血不足，打针吃药治疗无济于事，心理压力很大。后经 3D－CTA 检查发现左侧椎动脉先天纤细，并且这一支到了颅内不与右侧血管吻合，明确诊断后，采取双侧同治加寰枕区的横向手法推拿 10 次，症状缓解，经随访无复发。

讨论：范师认为，有一类病人是由于血管发育的问题造成的先天纤细，或椎动脉入颅段不与对侧血管吻合，从而失去对侧血供补偿所导致的眩晕。这类病人在年轻时，由于代偿机制健全，可能不会出现眩晕，而到了中年以后，或劳累之后，其补偿机制失去作用，血供不平衡现象越来越明显，症状也就逐渐显露出来了，一旦发作就较难控制。这种类型的推拿，应双侧同治，重点放在健侧，充分发挥健侧血管的补偿功能，而患侧推拿主要是尽最大可能挖掘其潜在血供能力，以维持血供相对平衡。

（五）

【医案原文】

张某，男，67 岁。有颈椎病史 10 年，平时颈部经常酸痛，起初用扩血管药症状可以缓解，可是最近眩晕症状加重，经 3D－CTA 检查发现，颈椎 5、6 椎体左侧关节突关节骨质增生，压迫椎动脉成角畸形，导致椎动脉供血不足发生眩晕。采用颈部 5 线 5 区 13 穴，加枕下三角区、锁骨上区定位定向推拿法治疗 15 次，症状基本消失，未见明显发作。

讨论：针对由于颈椎骨质增生压迫椎动脉而引起的供血不足导致的眩晕，此类情况属于典型的椎动脉性颈椎病。临床上约占 10% 左右，椎动脉实质性受压迫造成血流不畅是主要原因。临床处理比较困难，手术切除增生物是彻底消除眩晕的唯一有效方法。但患者一般多愿意首先选择保守治疗，在保守治疗无效的情况下才考虑手术。推拿时可采用"亚"字形推拿法，具体操作采用颈部 5 线 5 区 13 穴，加枕下三角区、锁骨上区定位定向推拿，根据椎动脉起始、上行、拐弯入颅等"必经之路"进行整体治疗，松解痉挛，消除炎症水肿，减轻压迫程度，缓解增生、炎症对交感神经的刺激，最大限度发挥血管潜能，促进健侧椎动脉血流量增加，达到止晕的目的。

第三节 面瘫

面瘫相当于西医学的周围性面神经麻痹，最常见于贝尔麻痹，多因风寒导致面部血管痉挛，局部缺血、水肿，使面神经受压，神经营养缺乏，甚至引起神经变性而发病。另外，亦有因疱疹病毒等引起非化脓性炎症所致，如亨特面瘫。本病应与中枢性面瘫相鉴别。

中医学认为，劳作过度，机体正气不足，脉络空虚，卫外不固，风寒或风热乘虚入中面部经络，致气血痹阻，经筋功能失调，筋肉失于约束，出现㖞僻。正如《灵枢·经筋》云："足之阳明，手之太阴筋急，则口目为僻……"周围性面瘫包括眼部和口颊部筋肉的症状，由于足太阳经筋为"目上冈"，足阳明经筋为"目下冈"，故眼睑不能闭合为足太阳和足阳明经筋功能失调所致；口颊部主要为手太阳和手、足阳明经筋所主，因此，口歪主要系此3条经筋功能失调所致。病变日久，筋络失养，可出现筋肉挛缩拘急，发生"倒错"现象。

一、丁季峰医案

【医案原文】

徐某，女，43岁，1991年4月24日初诊。

主诉：右侧面瘫2月余。患者在2月前因夜间打麻将劳累过度，次日晨起感嘴歪向左侧，吃饭时食物积滞在右侧口腔内，流涎，右眼闭不拢，即行针灸及药物治疗，症状略有好转。现感右眼闭不拢，流泪，嘴歪向左侧。

检查：神清，血压 16.5/11.5kPa（124/86mmHg），右眼闭不拢，额纹消失，嘴向左歪，右鼻唇沟变浅，吹口哨时右侧漏风。苔腻，脉滑数。

辨证分析：肝主筋属木。本患者因劳累过度，肝木生火，导致肝风内动，营卫失调，血不养筋，筋缓不用。治宜平肝熄风，疏经通络，活血养筋。

治疗手法：揉法、按法、拿法。

治疗部位：颜面及颈项部诸穴，以患侧为主。

操作：患者取坐势，医者用拇指外侧揉法操作于右侧颜面部，以眼眶周围及口裂周围为重点，压力宜稍大；左侧颜面部亦施揉法，但压力宜轻柔。按百会。拿风池。按揉太阳、鱼腰、地仓、颊车、人中、迎香、翳风等穴。拿曲池、合谷穴，结束治疗。

治疗同时嘱患者注意休息，患部保暖、避风寒，不吃刺激性食物。该患者经 5 次治疗，右眼已稍能闭拢，口角歪斜略有好转。经 15 次治疗，在手按揉下右眼已能闭拢，但闭不紧，流泪已消失。嘴吹口哨时漏风亦有好转。共经 50 次治疗，症状完全消失而愈。

（选自《上海中医药大学中医学家专集》）

【按语】

面瘫属于中医的"痿证"范畴，此患者得之于劳累过度，正虚邪侵，导致面部经筋失养，痿软不用。运用推拿手法可以养筋通络。除了颜面部的重点穴位之外，因阳明主面，故配手阳明大肠经之曲池、合谷以疏通颜面部的经气；面瘫之病机与风邪相关，故配翳风以祛风通络。

二、曹锡珍医案

【医案原文】

苏某，男，33 岁，1962 年 6 月 20 日初诊。

主诉：几天前因过度劳累又与人口角生气，在夜间突然发生抽搐，右侧头部剧烈疼痛，同时发生左侧口眼歪斜，颜面神经麻痹。

检查：口眼歪斜，舌苔黄厚，颜面潮红，情绪不安，语言謇涩不利，哭泣悲观。神志尚清，主诉病史清楚，脉象弦，右半身麻木，反应迟钝。

印象：颜面神经麻痹症。

治疗：

（1）让患者赤背俯卧，先施内科基础疗法，重泻脊背经络，刮擦肌肉皮表，至出现红紫色而止。

（2）患者仰卧，术者两手从患者两眼下向上颊部用力推、摩 3~5 下，点、擦十数下。

（3）在地仓穴掐点 3~5 下。

（4）用拇、食二指揪提地仓穴，见有红紫，其色不退。

（5）在颊车穴掐点 3~5 下，揪提十数下。

（6）在承浆穴掐点 3~5 下。

（7）让患者坐起取百会、风池、太阳等穴掐擦。

每日 1~2 次，共治疗 20 次，逐渐痊愈。

（选自《中医按摩疗法》）

【按语】

此案患者的面瘫得之于生气之后，此为肝气郁滞，因足厥阴肝经下颊里，环唇内；肝气不利，导致颜面经络闭阻，发为口眼㖞斜。因此除了颜面部的掐擦等手法推拿之外，还在脊背经络施以内科基础疗法，作用于背俞穴，调理五脏六腑的气机。另外，对于此类患者应注意情绪的疏导，使其尽快痊愈。

三、严隽陶医案

【医案原文】

马某，男，22岁，2004年8月3日初诊。

患者前夜与同学聚会晚上很晚回家，昨晨漱洗时觉嘴角歪向左上方、面部有板滞感、流泪、口角流涎，示齿试验均为阳性，右额纹、鼻唇沟均变浅，血压130/75mmHg，脉弦紧，舌淡红，苔薄白。

予推拿治疗7次后面部板滞、麻木、流泪、口角流涎均明显好转，但鼓腮、露齿、闭眼仍无明显好转。继续治疗5次后诸症消失，体征呈阴性。

推拿治疗手法：①患者取仰卧位，医者坐在一旁，先施一指禅推于印堂、攒竹、鱼腰、丝竹空、迎香、地仓、下关、颊车等穴，往返治疗，并可再以鱼际揉法施于以上部分，在患侧，由眉上向外下方至耳前，再由地仓向外上方至耳前3~5次。②用拇指指腹抹揉患者前额部，由下而上往返治疗，使局部产生温热感。③在患部均匀擦少许滑石粉，医者用小鱼际部着力，在患侧面部施搓揉法，以透热为度。④医者站其身后，以一指禅推法或揉法施于风池及项部，随后拿风池、合谷，结束治疗。

（选自《按摩与导引》2005年第21卷第4期）

第四节 痿证

痿证是指肢体痿软无力，筋脉弛缓，或伴有肢体麻木、肌肉萎缩的病证。其病机主要为经络阻滞，筋脉功能失调，筋肉失养而出现痿证。

一、曹锡珍医案

（一）桡神经损伤腕无力下垂医案

【医案原文】

许某，男，27 岁，工人，1964 年 1 月 24 日初诊。

主诉：1963 年 9 月 9 日，被机器碰撞伤右上臂背侧、肱三头肌下近桡侧骨处，当时肿起凸包，治疗 10 日消肿。在此期间，右上肢由肘腕到手指失去知觉，麻木无力，肘腕及手指均下垂，不能写字持物。经我院神经外科检查，诊断为桡神经损伤，转按摩科治疗。

对此症除施以外科基础手法外，还掐、点、捻、揉复溜、承山、腕骨、阳骨、阳池、阳谷、阳溪、大陵、外关、支正、手三里、曲池、曲泽、尺泽等穴。再在肱三头肌、肘肌、肱桡肌、桡侧伸腕长肌、桡侧伸腕短肌、伸指总肌等肌腱处，加施或轻或重的按摩。在手三阴经部的上肢内侧从上向下推拿，在手三阳经部的上肢外侧从下向上推拿。

这样前后共按摩 25 次，肘腕和手指功能完全恢复正常。

（选自《中医按摩疗法》）

（二）尺神经损伤手指挛缩医案

【医案原文】

郭某，女，37 岁，工人，1965 年 1 月 3 日初诊。

主诉：1 月前因久患神经官能症习惯性昏迷发作时，在某医院打急救针，因血管收缩，针头误伤右上臂内侧的肌肉，后遗尺神经麻痹。

检查：右前臂肌肉稍见萎缩，手指挛缩弯曲不能伸展，不能持物。

治疗时除施以外科基础手法，掐、点、捏、揉申脉、复溜、承山、承筋、腕骨、阳池、阳谷、阳溪、大陵、外关、支正、手三里、曲池、曲泽、尺泽、高骨等穴，再在上肢内侧面的屈肌和肌肉萎缩处加施或轻或重的补法按摩。

与此同时，教患者经常运动臂、肘、腕、手指，按摩 10 次痊愈。

（选自《中医按摩疗法》）

【按语】

曹氏在操作中常以"推经络、点穴位"为法。以上两个医案除施以外科基础手法外，还循经选取一些腧穴及肌肉萎缩之处施以手法，可以收到疏通经络、荣养筋肉的功用。

二、杨清山医案

【医案原文】

赵某，男性，9 岁，学生。

病史：1973 年 1 月因踢足球击伤鼻部，当时鼻出血量多，头部用冷水浇洗止血，病人昏迷不醒，数日后出现头、背、胸左下肢痛、无力，不能站立和行走，无呕吐，经服药效果不著。

检查：痛区从前头部入发际痛至后头部出发际，呈敏感性头痛，背部从第 7 颈椎以下至尾骨均痛，左下肢、足趾也呈敏感性疼痛，不能站立须人扶搀走路。外形无异常变化。神志清醒，瞳孔等大，无呕吐，心率快，有早搏，肺（－），腹软，肝脾未触及，血压 12.5/8.5kPa，经拍颅片，未见异常。

印象：脑震荡后遗症。

治疗：从左下肢开始，逐渐增至腰背部，轻手法，时间 15～20 分钟，主要以指揉、指掌揉、掌摩于下肢；腰背部多用指掌揉，均为缓解疼痛，改善局部血循环。

1973 年 3 月 20 日第 1 次治疗，以指揉、掌摩为主，连续 3 次治疗后，患肢疼痛敏感度降低。3 月 29 日第 5 次治疗，疼痛减轻，加中级手法与轻手法交叉治疗。7 次后改中级手法，治疗后可站立不需别人搀扶。9 次治疗后能自己走路，左下肢有力，疼痛消失，背部和头部疼痛也明显减轻。

共治疗 14 次，以上症状基本消失，左下肢可单独站立十几分钟，活动功能恢复正常，其他无不良反应。

1975 年 12 月 8 日随访：自按摩治愈后，精神、食欲都好，四肢活动正常，学习和体育成绩优良，被评为三好学生。

（选自《杨清山按摩经验集》）

【按语】

此病例为外伤后所致之痿证，故以疏通经络为第一要务。具体采用指揉、指掌揉、掌摩等手法，缓解疼痛，改善局部血循环。因患者为 9 岁学生，手法不宜过重，宜采用轻、中级手法施治。

第五节　感冒

感冒的发生主要由于体虚，抗病能力减弱，当气候剧变时，人体卫外功能不能适应，邪气乘虚由皮毛、口鼻而入，引起一系列肺卫症状。偏寒者，则致寒邪束表，肺气不宣，阳气郁阻，毛窍闭塞；偏热者，则热邪灼肺，腠理疏泄，肺失清肃。感冒虽以风邪多见，但随季节不同，多夹时气或非时之气，如夹湿、夹暑等。

李东垣医案

【医家简介】

李杲（1180～1251），字明之，号称东垣老人，河北省正定人，金元四大家之一。曾师从张洁古学医。其医论以为饮食不节、劳役所伤及情绪失常，易致脾胃受伤、正气衰弱，从而引发多种病变。对于发热的疾病，应分辨"外感"或"内伤"，对邪正的辨证施治应有明确的区别。治法上重视调理脾胃和培补元气，扶正以驱邪。于内伤脾胃的理论和治法均有贡献。著有《脾胃论》、《内外伤辨惑论》、《兰室秘藏》等，流传较广。

【医案原文】

灵寿县董监军，癸卯冬大雪时，因事到真定，忽觉有风暴至。诊候得六脉俱弦者，按之洪实有力。其证手挛[①]急，大便秘涩，面赤热，此风寒始至，加于身也。四肢者，脾也，以风寒之邪伤之，则搐急[②]挛痹，乃风淫末疾，乃寒在外也。《内经》曰，寒则筋挛，正谓此也。本人素饮酒，内有实热，乘于肠胃之间，故大便秘涩，而面赤热。内则手、足阳明受邪，外则足太阴脾经受风寒之邪。用桂枝、甘草以却寒邪，而缓其急搐。又以黄柏之苦寒滑，以泻实而润燥，急救肾水。用升麻、葛根以升阳气，升手、足阳明之经，不令遏绝。更以桂枝辛热，入手阳明之经为引用，润燥。复以芍药、甘草，专补脾气，使之不受风寒之邪，而退木邪专益肺金也。加人参以补元气，为之辅佐；加当归身去里急，而和血润燥。此药主之。

芍药五分。升麻、葛根、人参、当归身、炙甘草，以上各一钱。酒黄柏、桂枝，以上各二钱。

上剉如麻豆大，都作一服，水二大盏，煎至一盏，热服，不拘时。令暖房中近火，摩搓其手。

（选自《兰室秘藏·自汗门·活血通经汤》）

【注解】

① 挛：手足拘急。② 搐急：搐，抽搐。急，拘急。

【按语】

本案的病机为外感风寒、内有伏热，此医案中除了运用中药解表散寒、清解里热之外，还"令暖房中近火，摩搓其手"，于暖房中近火摩搓双手可有温阳散寒的功效。

第六节 哮喘

哮喘之基本病因为痰饮内伏。小儿每因反复感受时邪而引起，成年者多由久病咳嗽而形成。亦有脾失健运，聚湿生痰，或偏嗜咸味、肥腻或进食虾蟹鱼腥，以及情志、劳倦等，均可引动肺经蕴伏之痰。痰饮阻塞气道，肺气升降失常，而发为痰鸣哮喘。发作期可气阻痰壅，阻塞气道，表现为邪实证；如反复发作，必致肺气耗损，久则累及脾肾，故在缓解期多见虚象。

朱春霆医案

【医案原文】

梁某，男，66 岁。

宿哮 16 载，时发时止，入秋以来，旧病又作，腹胀，入暮尤甚，便溏，脉滑苔白腻。久发中虚，治拟宣肺补中。

取穴：肺俞、肾俞、气海、关元、神阙、足三里。

手法：推、按、摩 3 法。

操作：

（1）患者俯卧位。医者取坐势，位于患者左侧。用一指禅偏峰推法施于背部肺俞与肾俞，先左后右，共约 10 分钟。要求柔和深透，患者有酸胀之得气感。

（2）患者仰卧位。医者仍踞前势。指摩气海、关元穴约 10 分钟。顺时针方向环摩之，使患者有腹部温暖、气血流通之感。一指禅偏峰推神阙穴 1 分钟。指按足三里穴，先左后右，共约3分钟，以患者自觉酸胀自足三里穴顺经放射至足背为度。因患者久病中虚，按足三里穴时应由轻而重，并微微揉动，切忌施用暴力，使患者不堪忍受。

讨论：本案宿哮16载，淹缠岁月，中气虚也；便溏，脉滑，苔白腻，寒也，故辨为寒喘兼阳虚。喘证之因，在肺为实，在肾为虚。肺为伏邪留止之地，故推肺俞穴以宣肺达邪。肾虚气逆，按肾俞穴壮元阳、益肾气。摩气海、关元穴，推神阙穴以培元固本，调肠胃，治肾虚之腹胀、便溏。本案脾胃虚弱，土不生金，《圣济总录》云："足三里，土也。"故按足三里穴以培土生金，共奏宣肺温肾补中之功。据报道，针刺足三里穴，可使支气管哮喘缓解，增加肺通气量，有缓解支气管痉挛的功效。

（选自《推拿名家朱春霆学术经验集》）

第七节　呕吐

胃主受纳、腐熟水谷，以和降为顺，若气逆于上则发为呕吐。导致胃气上逆的原因有很多，如风寒暑湿之邪或秽浊之气侵犯胃腑，致胃失和降，气逆于上则发为呕吐；或饮食不节，过食生冷肥甘，误食腐败不洁之物，损伤脾胃，导致食滞不化，胃气上逆而呕吐；或因恼怒伤肝，肝气横逆犯胃，胃气上逆，或忧思伤脾，脾失健运，使胃失和降而呕吐；或因劳倦内伤，中气被耗，中阳不振，津液不能四布，酿生痰饮，积于胃中，饮邪上逆，也可发生呕吐。

朱春霆医案

【医案原文】

张某，男，74岁。

肠镜检查后，泛泛欲吐，纳呆，腹胀，神疲，大便时溏时秘，脉濡，苔厚腻。胃阴受伤，升降失调，阴阳反作。腑病以通为补，拟调和阴阳、宣通腑阳，使胃气下行。

取穴：中脘、天枢、气海、关元、足三里、脾俞、胃俞。

手法：推、摩、按3法。

操作：

（1）患者仰卧位。宽衣解带，暴露患部，覆治疗巾于其上。医者取坐势，位于患者右侧，先以偏峰推中脘穴约5分钟，然后以推摩法自中脘经气海至关元穴，施术约10分钟。以脐为中心做顺时针方向掌摩约5分钟，以通利腑气。指按左右天枢及气海、关元穴。按足三里穴，以患者自觉气行而下为度。

（2）患者俯卧位。医者位置不变。先用推摩在脾俞、胃俞穴施术，先左后右，约10分钟，然后掌摩脾、肾两俞穴约5分钟，以柔和为贵。

讨论：本例患者年高，根据脉证辨析，属胃阴受伤，升降失调，阴阳反作。症见泛泛欲吐，纳呆，胃脘虚痞，神疲，大便溏薄，脉濡等。治宜宣通腑阳、健脾化湿、和胃降逆。取中脘、胃俞，以俞募配穴，加足三里穴，可奏滋阴养胃、降逆止呕之功。天枢为大肠之募穴，可调整肠胃之气。推脾俞穴能调补脾阳，使中气得振，运化有权，水谷得以消磨，升降恢复正常。气海、关元为保健要穴，指按两穴具有止泻、补虚和强壮的作用。

（选自《推拿名家朱春霆学术经验集》）

第八节　胃痛

胃痛，又称胃脘痛，是指胃脘部经常发生疼痛为主的症状。胃脘部一般指上、中、下三脘部位，或指两侧肋骨下缘连线以上至鸠尾的梯形部位。

胃痛疼痛的部位临近心窝部，因此，临床上应把胃痛与心痛进行区分。

心痛又称"真心痛"，早在《黄帝内经》中就有记载："手足青至节，心痛甚，旦发夕死，夕发旦死。"真心痛病位在心，病势较急，常当胸而痛，疼痛剧烈，痛及肩背。而胃痛的部位在胃脘，病势不急，常有反复发作的病史。临床上可以通过 X 线、胃镜、心电图鉴别诊断。

胃痛常见于西医学的急慢性胃炎、消化性溃疡、胃痉挛、胃下垂、胃神经官能症等疾病，各种因素导致的胃黏膜受损，或者胃的平滑肌痉挛后出现胃痛的症状，可以参考本病辨证论治。

胃痛的病机分虚实，实证为胃之气机壅滞，不通则痛；虚证为胃失温煦或濡养，不荣则痛。

一、杨清山医案

（一）

【医案原文】

王某，男性，46岁，干部。

病史：胃痛、不能多进食、大便干近半年，曾对症治疗，效果不佳。

检查：身体虚弱，精神欠佳，面色苍白。腹部肌肉紧张，胃区压痛明显。

印象：慢性胃炎。

治疗：1973年10月16日行按摩治疗，轻手法，隔日1次，每次15分钟。手法用掌摩、指掌摩、指揉、指横压、掌横揉。以指揉胃区三点为缓解胃区疼痛的重点手法。调整肠蠕动功能主要靠掌压脐周四点和掌横揉法时加大揉力。

10月18日第2次治疗后，胃痛明显好转，腹部肌紧张缓解。

10月25日第5次治疗后，改为中级手法，具体手法不变，患者饮食增加，大便近正常，呈软便。

共治疗9次，进食量倍增，大便恢复正常，胃痛基本消失。

1975年11月16日随访：自治疗后一直到现在食欲很好，无上腹部疼痛发作。

（选自《杨清山按摩经验集》）

（二）

【医案原文】

刘某，男性，41岁，干部。

病史：饭后胃痛、恶心呕吐 4~5 年，胃痛呈下坠感，吃饭量少，食欲不振，腹胀腹痛，便稀。

检查：胃区压痛明显，腹肌紧张，左腹部也有压痛。

印象：慢性胃肠炎。

治疗：1975 年 10 月 18 日行腹部按摩治疗，因体质中等用中级手法，每次 15 分钟，隔日治疗，重点手法掌摩、掌揉全腹部，指揉胃区三点，着重多揉第一点，可减轻恶心呕吐症状，指揉至第三点后，放松手法要缓慢。

10 月 23 日 3 次治疗后，饮食增加，腹胀明显减轻，稀便变成成形便，而且较规则。

10 月 29 日第 5 次治疗后，饭后无呕吐，有时只感恶心，胃部下坠感消失，大便基本正常，胃痛基本消失。停止治疗。

1975 年 11 月 16 日随访：按摩治疗 5 次，症状明显好转，停止治疗后，症状渐消失。目前吃饭好，不恶心呕吐，有时胃稍痛。

（选自《杨清山按摩经验集》）

【按语】

杨清山医师的治疗手法以揉、压手法为主。以上两则医案俱为虚性胃痛。素体脾胃虚弱，或后天因素导致的脾胃不足均可出现胃痛。劳倦内伤，久病及脾，或误治伤脾；先天、后天等因素导致的脾胃中阳不足，阴寒内生，使胃络失于温养，拘急而疼痛。运用揉压法治疗胃痛，可以健脾助运、和胃止痛。

实验证明，推拿手法直接刺激穴位，可增强胃壁的收缩能力。推拿对胃蠕动有双向调节作用，即原来表现胃蠕动次数多的可以减少，使排空延长；而当胃肠蠕动处于缓慢抑制状态时，推拿又可使其蠕动增强。

二、朱春霆医案

（一）

【医案原文】

王某，男，66 岁。

胃脘痛，数年不已，情志不节或寒暖不时则痛甚，苔腻，脉弦细。治拟疏肝理气、和营通络。

取穴：中脘、章门、期门、脾俞、胃俞、肝俞、足三里、太冲。

手法：推、摩、按 3 法。

操作：

（1）患者仰卧位。医者坐于其右侧。用深沉的推摩法在中脘穴刺激 5 分钟，要求患者有胀与重着的感觉。然后取足厥阴肝经之期门、章门两穴，仍踵前法，逆厥阴经而行，以疏泄肝气，约 5 分钟。

（2）患者俯卧位。医者保持原来位置。用一指禅指峰推法，沿膀胱经第一侧线，先左后右，循经而行，要求紧推慢移，在脾、胃、肝俞穴各施术 2 分钟。

（3）患者仰卧位。医者以拇指按法取足三里与太冲穴，足三里穴用补法，太冲穴用泻法，先左后右，共约 5 分钟。

（选自《推拿名家朱春霆学术经验集》）

【按语】

本医案伴情志不适，脉弦，证属肝气犯胃。情志不和，肝失条达，足厥阴肝经挟胃，肝气横逆，循经侵犯胃腑，此为木旺克土。胃失和降，出现脘腹胀满疼痛。取肝之原穴太冲，肝之俞穴肝俞，及肝之募穴期门，以舒肝理气、和胃降逆止痛。肝失条达，肝气犯脾，可使脾的升清功能受阻，症见脘腹胀满疼痛，故取脾之俞穴脾俞，配脾之募穴章门，以温补脾阳、健脾益气。

（二）

【医案原文】

石某，女，33岁。

脘腹膜胀，晨起安，入暮甚，胸宇痞闷，嗳气，不思饮食，大便通而不爽，腑阳不行，脉软，苔薄腻，病起匝月。

取穴：上脘、中脘、气海、关元、三焦俞、脾俞、足三里。

手法：推、摩2法。

疗程：12次，每日1次。

操作：

（1）患者仰卧位，暴露腹部，覆以治疗巾。医者坐于其右侧。以轻推缓摩法自上、中、下三脘沿任脉而下，接着推运中脘、气海、关元穴。手法先缓后急，功力由浅入深，往返3遍。治疗时间约10分钟为宜。然后用食、中、无名3指端摩中脘穴约5分钟。用推法急下足三里穴，以生元气。

（2）患者俯卧位。医者坐于其左侧。先以推法顺脊柱两侧膀胱经诸俞，自上而下往返3遍。然后，按揉脾俞、胃俞、三焦俞各3分钟，以利三焦及脾胃之气。

讨论:《临证指南医案》云:"脾宜升则健,胃宜降则和。"本例属于脾阳不升,胃失和降。脾胃升降失调,则症见脘腹膜胀,胸宇痞闷,嗳气,不思饮食,大便通而不爽,故推摩胃俞、中脘配足三里穴,以降和胃气;推脾俞、三焦俞穴,以健脾利湿,和三焦之气;取上脘、气海、关元穴,以通调肠胃之气。且本例病程已有1月,久病必虚,而推气海、关元和足三里穴,具有补虚强壮的功效。

(选自《推拿名家朱春霆学术经验集》)

第九节 胁痛

胁痛主要责之于肝胆且与脾胃肾相关。本病以气滞、血瘀、湿热引起"不通则痛"者为实证,以经血不足所致"不荣则痛"者为虚证。若情志不遂,肝气郁结,失于调达;或跌仆闪挫,损伤胁络,瘀血停留;或外感湿热郁于少阳,枢机不利;或饮食所伤,脾失健运,积湿生热,肝胆失其疏泄条达,经脉气机阻滞而发为胁痛。若久病体虚,劳欲过度,阴血亏损,脉络失养,亦可发为胁痛。

一、陈元膏医案

【医籍简介】

《千金翼方》为唐代孙思邈撰,约成书于永淳2年(682年)。作于作者晚年,集近30年之经验,以补早年巨著《千金要方》之不足,故名"翼方"。

《千金翼方》全书30卷,计189门。合方、论、法共

2900 余首。卷 1～4 论药物，引录《唐本草》的大部分内容，卷 5～6 系妇人疾病；卷 9～10 论述伤寒；卷 11 为小儿病；卷 12～15 阐述养生长寿，集中体现了古代延年益寿学说同防病、治病相结合之特色；卷 16～25 论述中风、杂病、疮痈等；卷 26～28 系针灸；卷 29～30 为禁经，其中虽有禁咒之术，但亦不乏心理疗法内容。

【医案原文】

苍梧道士陈元膏①，主风百病方：

当归、丹砂各三两（研），细辛、芎䓖各二两，附子（去皮）二十二铢，桂心一两二铢，天雄（去皮）三两二铢，乌头（去皮）三两七铢，干姜三两七铢，雄黄三两二铢（研），松脂半斤，大醋二升，白芷一两，猪脂肪十斤，生地黄二斤（取汁）。

右十五味，切，以地黄汁、大醋渍药一宿，猪脂中合煎之十五沸，膏成去渣，内丹砂等末熟搅。无令小儿、妇人以及六畜见之，合药切须禁之。

有人苦胸胁背痛，服之七日，所出如鸡子汁者二升即愈；有人胁下积气如杯，摩药十五日愈；有人苦脐旁气如手②，摩之，去③如瓜中黄瓤一升许，愈；有人苦月经内塞无子数年，膏摩少腹，并服如杏子大一枚，十日下崩血二升，愈，其年有子；有患风瘙④肿起，累累如大豆，摩之五日愈；有患膝冷痛，摩之五日亦愈；有患头项寒热瘰病，摩之皆愈；有患面目黧黑消瘦，是心腹中疾，服药下如酒糟者二升，愈。

（选自《千金翼方·中风上·诸膏第三》）

【注解】

① 苍梧道士陈元膏：主一切风湿骨肉疼痛痹方。使用方法：先将摩膏化开，涂于四肢、胸腹等治疗部位，再施以掌摩或指摩等手法。摩时须用力，令作热，乃速效。胸腹部一般要求对火摩之。次数约300次左右。每天2～3次，10～20天为1疗程，或以病愈为度。多数摩膏都可内外兼用。"内则服之，外则摩之"，摩后还可配合外敷。② 脐旁气如手：脐旁有积气块如拳头般大小。③ 去：下，拉。这里省略了代词"之"，"之"代"大便"。④ 风瘙：风邪所致之瘙痒。

【按语】

此医案介绍了苍梧道士陈元膏的适应证、药物组成、制作方法及使用方法等。对于苍梧道士陈元膏，早在《肘后救卒方》中就已经出现，在《千金方》中略作调整。苍梧道士陈元膏擅治风湿骨肉疼痛痹，此药膏可以内服或者外用按摩，治疗多种病证，如胸胁背痛、胁下积聚、腹痛、闭经不孕、关节冷痛等。

二、丁季峰医案

【医案原文】

刘某，女性，40岁。1992年9月3日初诊。

主诉：左胸胁痛4天。

患者4天前骑自行车下桥时不慎跌倒，左胸部撞在车把上，当即感到呼吸时胸部疼痛较剧，经服云南白药及贴伤膏治疗，症状未见减轻。现感左胁肋部疼痛，呼吸时尤甚，不能翻身而影响睡眠。

检查：左6~8肋与软骨交界处压痛明显，局部肿胀，无明显骨擦音。舌有瘀斑，苔薄，脉弦紧。X线摄片：肋骨未见骨折。

本证因胸胁外伤、气血瘀滞导致经络不通，治宜活血化瘀、理气止痛。

患者取仰卧位，术者施大鱼际揉法于左胸胁部以活血化瘀、消肿止痛；按章门、期门，按揉膻中以理气止痛；揉胸胁部以调和气血。经首次治疗，胸痛见减，呼吸即见调畅。第3次治疗时行胸6、胸8椎旋转复位后，胸痛显著减轻。共经5次治疗，左胸胁部疼痛肿胀消失而愈。

（选自《上海中医药大学中医学家专集》）

【按语】

此案得之于外伤，气血瘀滞，不通则痛。在局部采用按揉法以活血化瘀止痛，辅以胸椎旋转复位法。

三、朱春霆医案

【医案原文】

孙某，女，40岁。

数月来，胸胁胀痛，纳谷不馨，腹泻日行2~3次，泄时腹痛而胀，偶有大便干燥而难下，夜寐不安，病起3年有余，脉弦，苔腻。

取穴：中脘、天枢、气海、关元、肾俞、期门、脾俞、胃俞、足三里、太冲。

手法：推、摩、按、搓等法。

疗程：24 次，间日而施。

操作：

（1）患者仰卧位，暴露腹部，覆以治疗巾。医者取坐势，位于右侧。首先以推摩法施于期门、中脘穴各约 5 分钟，然后缓缓沿腹部任脉下移，在气海、关元穴各治疗 3 分钟左右，使温热之气透入脘腹。接着按揉中脘、天枢、气海和关元诸穴。

（2）患者俯卧位。医者位于患者左侧。先以一指禅指峰推于两侧膀胱经诸穴，自上而下反复 3 次。然后在肾俞、肝俞、脾俞、胃俞各穴推 2 分钟，使功力透经穴。双手搓两胁以疏肝气。

（3）患者仰卧位。医者推按足三里及太冲穴，先右后左，以得气为宜。

讨论：本例病起 3 年有余，近数月来，胸胁胀痛，纳谷不馨，腹泻脘痛，脉弦，苔腻，证属肝失疏泄，肝木乘脾，脾胃虚寒，失其健运。夜寐不安者，胃不和则卧不安，故以推摩法施于中脘及气海、关元穴，使温热之气透入脘腹，可起到和胃温中健脾的作用，再取肝俞、期门为肝经的俞募配穴；肾俞为肾之背俞穴，再加太冲穴等，以调理肝肾，疏泄肝胆经气，使气血通畅，共奏理气止痛之功；取脾俞、胃俞、足三里穴扶助脾胃，以资生化之源。又取天枢为大肠之募穴，以加强肠胃的运化功能。

（选自《推拿名家朱春霆学术经验集》）

第十节　腹胀

张景芳遇仙医案

【医籍简介】

《续医说》作者俞弁，明代医家，字子谷，号守约居士，履贯未详。尝谓：不明医术者，不得称为孝子，事亲者不可不知医。故癖于论医，闻师友讲谈，或披阅诸史百家之文，辄手抄以备忘，积久成《续医说》10卷（1522年）。另著《脉证方要》12卷，已佚。

【医案原文】

成化丁酉年七月间，钦天监张台官景芳领朝命往陕西秦邸，与平王治墓。张至半途，偶获腹胀之症，医莫能疗，寓居卧龙寺，待尽而已。抵夜，见庞眉[①]一叟忽过访，自云能治此疾。张延诊，视两手脉，即口授一方："以杏仁、陈皮、海螵蛸等份，为细末，佐以谷树叶、槐树叶、桃树枝各七件。翌日正午时，汲水五桶，煎三四沸，至星上时，再煎一沸，患者就浴。令壮人以手汤中按摩脐之上下百数。少时，转矢气，病即退矣。"张领教，一如其法。黎明，此老复至，病去十之七八矣。酬以礼物，纤毫不受。是夕，肿胀平复，此老更不复见矣！或谓张景芳遇仙云。

（选自《续医说·张景芳遇仙》）

【注解】

① 庞眉：眉毛花白。

【按语】

本段介绍了一种治疗腹胀的方法：杏仁、陈皮、海螵蛸各等份，研成细末，再佐以谷树叶、槐树叶、桃树枝，正午时分，加水5桶，加上药煎3~4次，到晚上再煎1次，用来洗浴，并按摩肚脐周围约100次。很快就能转矢气，腹胀消失。肚脐为神阙穴所在，穴属任脉，因胎生之时连系脐带，故又名为命蒂，为生命之根蒂。该穴位于腹之正中，内应小肠，邻近脾胃，所以该穴还能健运脾胃、调理肠腑，治疗腹胀肠鸣等病。

第十一节　腹痛

腹痛是指胃脘以下、耻骨联合以上部位发生的以疼痛为主要表现的病证。因腹内有许多脏腑，且为诸多经脉所过之处，各种原因如外邪、饮食、情志等，导致有关脏腑气机不利或经脉气血不通时，均可引起腹痛。

腹痛是临床上的常见症状，可见于内科、妇科、外科等多种疾病中，以肠道疾病和妇科疾病引起的腹痛较为多见。

杨清山医案

（一）

【医案原文】

杨某，男性，39岁，工人。

病史：1971年4月行阑尾切除术，1972年3月16日行回盲部粘连梗阻手术，术后经常腹痛、腹胀、恶心呕吐、食欲不振，大便呈线条状。钡餐造影见回盲部粘连，曾对症治疗，效果不著。

检查：患者痛苦病容，双手抱腹行走而缓慢，腹胀膨隆，切口周围压痛明显（＋＋＋），疤痕呈索条状，腹围 70cm。

印象：腹部术后肠粘连。

治疗：1973 年 3 月 27 日行按摩治疗，中级手法，以掌摩、掌揉为主，解决肠蠕动功能，治疗时间 15 分钟。

3 月 29 日第 2 次治疗时，病人主诉第 1 次治疗后，腹痛减轻，进食后 30 分钟左右仍呕吐，恶心持续存在，时轻时重，大便通畅，有通气。继用上述手法。

3 月 31 日第 3 次治疗手法，除摩揉外，增加指揉胃区 3 点，减轻恶心呕吐症状的手法；又增加指腹在切口疤痕左右两侧的揉法，起剥离粘连的作用。

4 月 3 日第 4 次至第 9 次治疗止，均用以上手法，适当增加掌横揉法，以使大便和排气通畅，治疗至第 7 次时，呕吐停止，仍恶心，腹痛已减半，食欲增加，大便量增加，腹胀锐减，腹围 66cm。

结束治疗时，症状基本消失，仅饭后恶心感，疤痕周围压痛稍存在，腹围 64cm；全身情况很好，返单位参加工作。

1975 年 11 月 7 日随访：自按摩后，治疗前症状一直未复发，坚持工作至今。有时阴雨天腹部稍不适，但气候转变后，症状消失。

（选自《杨清山按摩经验集》）

（二）

【医案原文】

秦某，女性，39 岁，街道干部。

病史：原系十二指肠球部溃疡、慢性胃炎，于 1973 年 1 月行胃修补术，术后胃与腹壁粘连，经常呕吐，吐出物为胃内容物、胃液、胆汁、血液等；又于 1974 年 6 月 14 日行胃次全切除，术后腹痛，食欲差，恶心，呕吐，大便 4～5 次/日，质稀，睡眠不好。既往有泌尿系感染史，经常复发尿频、尿急。

检查：病人体质虚弱，腹部肌肉轻度萎缩，上腹部切口 2 个，切口周围的压痛（＋＋＋），以脐上切口下段及左右两侧压痛最重。听诊：肠蠕动弱。造影所见：1974 年 8 月 21 日报告，胃及空肠吻合处钡剂通过良好，未见龛影及狭窄，输出、输入端无特殊所见。

印象：腹部术后粘连。

治疗：1974 年 8 月 23 日行按摩治疗，轻手法，除常规手法外，重点手法为掌揉，调整胃肠功能，缓解疼痛。隔日 1 次，每次 20 分钟。

8 月 26 日行第 2 次治疗，增加指揉（中指侧峰）进行操作，可软化疤痕，其他手法同前。再次治疗后，腹痛减轻，食欲稍好转，大便减至 2～3 次/日。

9 月 2 日行第 4 次治疗时，增加掌横揉法，因有泌尿系炎症，脐上和脐周轻揉，力量向上托揉，禁止往下推揉，防止炎症扩散。

9 月 9 日为第 7 次治疗，亦是最后 1 次，治疗后，呕吐停止，恶心次数减少，食欲增加，大便次数维持在 2～3

次/日。

1975 年 12 月 3 日随访：经按摩后，无呕吐、腹胀，食欲增加，每餐进食 3~4 两，大便维持在 2~3 次/日。一般 2 次/日较多。检查：腹软，肝脾未及，肠蠕动正常，切口右侧压痛不明显。

（选自《杨清山按摩经验集》）

（三）

【医案原文】

张某，男性，42 岁，工人。

病史：肠梗阻术后 4 年，于 1970 年 5 月行手术，开腹后发现合并肠结核，术后 40 天，又梗阻再次住院，经非手术治疗后出院。术后经常腹痛腹胀，恶心呕吐频繁，致使不能久走和骑自行车。痛剧时呈绞窄样，大便干燥。

检查：腹肌紧张，下腹部压痛（＋＋＋），切口于腹中线右侧，切口大小约 8~9cm。1974 年 3 月 14 日钡餐造影报告：胃黏膜不整齐，粗糙，张力低，排空慢，5、6 组部分通过差，移动受限。1974 年 6 月 24 日查血沉为 8mm/h。

印象：腹部术后粘连，并有肠结核。

治疗：于 1974 年 6 月 24 日第 1 次按摩。轻手法，以摩、揉法为重点，先解决胃肠蠕动功能，观察治疗反应。（因医生有事停疗 1 月余）。

1974 年 8 月 5 日第 2 次治疗，除上述手法外，增加胃区三点指揉，可减轻恶心呕吐；同时加横揉法和颤抖法，调整大便干燥；因切口疤痕周围粘连轻微，指揉法少用。

至第 10 次，手法基本不变，力量稍有增加。

11 月 18 日至 29 日止，共治疗 10 次，食欲增加，腹痛、腹胀、恶心呕吐基本消失，大便正常；可久走和骑自行车。钡餐造影，粘连不明显，排空大为加快。血沉 5mm/h，停止治疗。

1975 年 12 月 2 日随访：经按摩后，再未经其他治疗，只呕吐过 1 次，每日进餐 4～5 次，进食量 3 两左右，大便正常，阴雨天下腹有坠感，坚持工作。

（选自《杨清山按摩经验集》）

（四）

【医案原文】

史某，女性，26 岁，工人。

病史：阑尾术后半年余，右下腹经常腹痛，不规则腹胀，食欲欠佳，近 10 天右下腹剧痛，大便不规则，行走不便，恶心，有时呕吐。

检查：腹肌紧张，右下腹切口周围压痛明显，胃区也有压痛。

治疗：1974 年 5 月 24 日行按摩，中级手法，腹部常规手法，重点手法为掌摩、掌揉和胃区三点指揉法。每次治疗时间为 15～20 分钟。

治疗 6 次后，腹痛、腹胀明显减轻，食欲增加，行走自如，大便近正常。增加指揉法于切口疤痕周围，起到剥离粘连的作用。

至 1974 年 9 月 6 日止，共治疗 16 次，临床症状基本消失，食欲增加，大便正常，行走和骑车无腹痛出现，停止治疗。

1975 年 12 月 3 日随访：经按摩治愈后，食欲增加，大便每日 1 次，腹痛未复发，阴雨天无自觉症状，全身情况佳。检查：腹平软，切口周围无压痛，肠蠕动正常。

（选自《杨清山按摩经验集》）

（五）

【医案原文】

买某，女性，21 岁，学生。

病史：阑尾术后 2 月余，从术后 1 月始，出现腹痛、腹胀、食欲不振、恶心，经对症治疗效果不著。

检查：腹胀明显，右下腹压痛（＋＋）。

治疗：1974 年 6 月 1 日行按摩治疗，中级手法，15～20 分钟，具体治疗手法同前，在第 2 次治疗时，按摩 10 分钟时突然腹痛数秒钟，治疗后数日食欲稍好转。6 月 8 日第 3 次治疗时，腹痛减轻，腹胀明显好转，恶心次数减少。至第 6 次按摩后，临床症状基本消失，仅留切口周围有轻度压痛。停止治疗。

1975 年 12 月 3 日随访：自按摩后，症状未复发。

（选自《杨清山按摩经验集》）

【按语】

以上腹痛医案的病因均是手术损伤，局部瘀血阻滞，气机不通，出现疼痛。

杨清山医师治疗腹痛以揉法为基本手法。揉法是以指腹、指的掌面、手掌或前臂，沿着病区或病区周围进行反复揉动的一种方法。揉动时强调操作部位要紧贴病区，做弧形不间断的往返移动，用力要达到深部。

第十二节　鼓胀

鼓胀系指肝病日久，肝脾肾功能失调，气滞、血瘀，水停于腹中所导致的以腹胀大如鼓，皮色苍黄，脉络暴露为主要临床表现的一种病证。本病在古医籍中又称单腹胀、臌、蜘蛛蛊等。鼓胀为临床重证，治疗较为困难。

曹锡珍医案

【医案原文】

陈某，女，39 岁，工人，1975 年 4 月 3 日初诊。

主诉：4 年来，腹部一直鼓胀，各种化验无阳性反应，多方检查诊断不明。每天饮水达 20 磅左右仍觉口渴、腹胀和憋气。

检查：腹部臌胀，腹围 86.7cm。

诊断：腹部单鼓症。

治疗：先施外科基础手法，再点按背部督脉及膀胱经诸穴，按揉任脉上、中、下脘及天枢穴，结合用拨、摩、捏、拍等手法。治疗 12 次后，患者饮水量正常，无口渴、憋气感，腹围由原来 86.7cm 缩小至 81cm。

（选自《中医按摩疗法》）

【按语】

曹氏治疗腹部鼓胀医案，点按背部督脉及膀胱经诸穴结合按揉腹部任脉及天枢穴；背为阳，腹为阴；阴阳同调，脏腑之气协调则邪气自去。

第十三节　便秘

便秘是指大便秘结，排便周期或时间延长，或虽有便意但排便困难的病证。可见于多种急、慢性疾病中。

本病病位在肠，但与脾、胃、肺、肝、肾等功能失调均有关联。外感寒热之邪、内伤饮食情志、阴阳气血不足等均可使肠腑壅塞或肠失温润，大肠传导不利而产生便秘。

骆俊昌医案

【医家简介】

骆俊昌（1881～1965），河北武邑人。早年随父骆化南习摄生之道及推拿治病法。骆氏继承了几近失传的古代腹诊法，结合独特的手法，创立了腹诊推拿流派，在重庆和西南地区颇有影响。骆氏腹诊推拿术，是运用中医腹诊理论判断病之阴阳、表里、寒热、虚实，根据不同的证型以辨病论治来指导推拿手法的一种程序推拿方法。诊法上重视腹诊，常用手法有推、拿、按、摩、捏、揉、搓、摇、引、重等，治法上突出补、温、和、通、消、汗、吐、下八法。其独特的诊疗方法已经成为中国推拿医学的一个主要流派，并在理论和实践方面建立起了一个完整的体系。

【医案原文】

孙某，男，58岁，会计。

便秘病史5年，时轻时重，近日由于气候干燥，又频繁饮酒诱发旧症复发，超过 36 小时不解大便，伴腹痛、纳差、头胀、心烦等症。检查可见腹部轻度隆起，左下腹触压痛，触及粪块。舌质偏红，苔黄腻，脉弦数。

诊断：习惯性便秘（属肠胃燥热，气机郁滞型）。

治则：清热降浊，疏肝解郁。

推拿手法治疗步骤：

（1）旋摩法：患者取仰卧位，两下肢屈曲，术者站于床边，用右手掌掌面附着于腹壁，以腕关节连同前臂施环形而有秩序的旋摩，按右下腹→右上腹→左上腹→左下腹的结肠走行路线进行，务求热量深透，以患者自感腹部发热为度。同时再在脐周部位环形摩动 3 分钟。

（2）按揉法：患者俯卧位，术者在其脊椎两旁至腰骶部从上而下回旋按揉。然后患者取仰卧位，分别按揉水分、下脘、建里、中脘、上脘穴各 1 分钟。

（3）掌推法：患者仰卧位，术者先左后右，再由右向左在腹部平行掌推数十遍。然后由鸠尾穴至曲骨穴掌推数十遍。

（4）指压法：患者俯卧，术者用拇指按压长强穴，由轻至重 10 遍。

（5）患者仰卧，拇指点按足三里、上巨虚、下巨虚穴各 1 分钟。

以上手法操作每日 1 次，每次 30 分钟，10 次 1 个疗程。患者行第 1 次治疗后即可排出少量粪便，经过两个疗程治疗后痊愈。同时嘱其每晚睡觉之前在腹部自我按摩，并注意饮食得当，养成定时排便习惯。1 年后随访未再复发。

【按语】

便秘的治则为通调腑气，除了运用手法调大肠腑气外，患者的自我按摩及饮食生活习惯对于患者的康复同样有着重要的意义。

第十四节　泄泻

泄泻是以大便次数增多，便质清稀甚至如水样为主要特征的病证。常见于西医学的急慢性肠炎、肠结核、肠道激惹综合征、慢性非特异性溃疡性结肠炎等疾病中。

泄泻的病位在肠，但关键病变脏腑在脾胃，此外尚与肝、肾有密切关系。不论是肠腑本身的原因还是由于其他脏腑的病变影响到肠腑，均可导致大肠的传导功能和小肠的泌别清浊功能失常而发生泄泻。由于"大肠、小肠皆属于胃"，所以，泄泻的病机主要在于脾胃的功能障碍，脾虚湿盛是其关键。正如《素问·阴阳应象大论》所说："湿盛则濡泻。"常因外邪、饮食、情志等因素诱发，多反复发作。

朱春霆医案

（一）

【医案原文】

杨某，男，40 岁。

肠鸣泄泻已 2～3 年，每日行便 7～8 次，大便不成形，状如鸭粪。腹部隐痛，喜热喜按，纳谷不馨，食后作胀，脉沉细。

取穴：中脘、天枢、神阙、脾俞、胃俞、大肠俞、小肠俞、足三里。

手法：推、摩、按3法。

疗程：12次，间日而施。

操作：

（1）患者仰卧位。医者取坐势，位于其右侧。先以一指推中脘穴约5分钟，继而用推摩法慢慢下移至神阙穴共约3分钟，然后推摩天枢穴，由左至右各2分钟，接着以脐为中心，顺时针掌摩约10分钟以健脾助阳。最后按揉足三里穴，以得气为度。

（2）患者俯卧位。医者坐于其左侧。先用推摩法自脾俞至小肠俞穴，由左至右反复3遍，然后用按揉法在脾俞、胃俞、大肠俞、小肠俞诸穴施术，使之得气。最后掌摩上述诸穴数遍，通调血气。

讨论：本案证属脾阳运化失司，清阳不升，浊阴不降，津液糟粕并趋大肠。故见每日行便7~8次，大便不成形。《素问·藏气法时论》云：脾病者"虚则腹满、肠鸣、飧泄、食不化"。又久泻无火，故腹痛喜热喜按。治宜健脾和胃、温中散寒。《沈氏尊生书》云："脾泄者，腹胀满，肢体重著，中脘有妨。"中脘为八会穴之一的腑会，又是胃之募穴，先生治脾胃病常以此穴为主。以一指禅偏峰推中脘穴，能健脾胃、助运化、补中气。常有法施中途，患者已觉手到痛减的效果。神阙穴即脐中，有元神之阙门的说法，本穴禁刺，可灸，具有益下元、调肠胃的作用。先生取该穴以手指替代刺灸，为治肠鸣泄泻之经验穴。推摩天枢穴可以健脾利气、和胃通肠、消除肠鸣音。掌摩脐周可以温阳散寒，通调气机。本案为脾阳虚所致，故取脾、胃之气输注的背俞穴，推按并施以鼓舞脾胃之气，健脾渗湿为固本之举。兼治大、小肠俞穴可以通调肠腑、分清别浊，再配以足三里穴共奏健脾和胃、渗湿止泻的作用。

（选自《推拿名家朱春霆学术经验集》）

（二）

【医案原文】

王某，男，76岁。

泄泻有年，便溏，日行3～4次，肠鸣腹胀，神疲，食减，下肢少力，苔薄，脉濡。此乃脾肾阳衰，治拟温补脾肾。

取穴：中脘、天枢、章门、气海、关元、神阙、足三里、龟尾①、脾俞、胃俞、肾俞。

手法：推、摩、揉、按诸法。

操作：

（1）患者仰卧位。医者坐于其右侧。用推摩法沿腹部之任脉顺经而行，取中脘、神阙、气海、关元4穴，约10分钟，应使患者有重、胀等得气感。然后取天枢、章门2穴，踵前法，使腑气通利，两胁气顺为度，约5分钟。按揉足三里穴约2分钟，先左后右。

（2）患者俯卧位。医者保持原来位置。先以拇指揉龟尾约2分钟。接着以一指禅指峰推于背膀胱经第1侧线，先左后右，力求患者有酸、胀、重等得气感，共约10分钟。

讨论：本例泄泻多年，大便溏薄，食减，脘腹胀满不舒，神疲肢软，此乃脾肾阳气不足，治以调补脾胃与温补肾阳为主。取胃之募穴中脘与胃经合穴足三里，更配大肠之募穴天枢并用，以补法施之，可振奋脾阳而止泻。取脾俞与章门，分别是脾经的俞穴和募穴，俞募相配，共奏健脾益气之功。推揉肾俞、气海、关元、神阙和龟尾穴，可益命火、壮肾阳、温脾养肾，加强腐熟水谷之功效，为慢性泄泻治本之法。

（选自《推拿名家朱春霆学术经验集》）

【注解】

① 龟尾穴：即督脉经之长强穴，揉之能通调督脉之经气，调理大肠的功能。能止泻，也能通便。可治疗腹泻、便秘等症。

（三）

【医案原文】

石某，男，52岁。

脘腹隐隐作痛，病起数月，时轻时甚。1月以前，曾患泄泻，以后痛剧，位在脘部、脐周，纳呆，大便时溏时软，日行2～3次，苔薄腻夹绛，脉濡。

治拟健脾和胃、温补肾阳。

取穴：上脘、中脘、天枢、气海、脾俞、胃俞、肾俞、足三里。

手法：轻推缓摩2法。

疗程：10次，每日1次。

操作：

（1）患者仰卧位，暴露腹部，覆以治疗巾。医者坐于其右侧。先以轻柔缓慢的推摩法施于上脘约 5 分钟，继而沿任脉下行至气海穴，在中脘、气海穴各施术 3 分钟。在左右天枢穴推摩 5 分钟。然后掌摩脘部、脐周，以热气深透为宜。

（2）患者俯卧位。医者坐于其左侧。偏峰轻推脾、胃、肾俞穴，先左后右，各 3 分钟。最后用指峰推左右足三里穴，以得气为度。

讨论：本例泄泻系脾肾阳虚所致。脾主运化，全赖阳气之推动，若脾阳不振，则运化功能减退，不能腐熟水谷及运化精微，以至水谷停滞，并入大肠，而成泄泻。泄泻日久不愈，损伤肾阳，即所谓"出脾及肾"。肾阳受损又可影响脾阳不足，致成脾肾阳虚，则泄泻缠绵不止。推摩上脘穴可和胃解痉止痛。中脘为胃之募穴，天枢穴为大肠之募穴，募穴为人体脏腑之气所汇聚之处，故取两穴以调整肠胃之气，使运化和传导的功能得以恢复正常。背俞穴中的胃俞、脾俞穴配胃经合穴足三里并用，共奏温补脾阳止泻之功。推气海、肾俞穴，可壮肾阳以助脾阳，脾阳一旺，则水谷腐熟，水谷腐熟则泄泻止。

（选自《推拿名家朱春霆学术经验集》）

第十五节　尿频

尿频多由禀赋不足，病后体弱，导致肾气不足，下元虚冷，膀胱约束无力；或病后脾肺气弱，水道制约无权，因而发生遗尿。病变部位主要在肾，病变性质以虚为主。

预防尿频医案

【医案原文】

张成之为司农丞，盖支同坐。时冬严寒，余一二刻间，两起便溺。问曰："何频数若此？"答曰："天寒应如是。"张云："某不问冬夏，只早晚两次。"余谂①之曰："有导引之术乎？"曰："然。"余曰："旦夕当北面②。"因暇专往叩请，荷③其口授。曰："某先为家婿，妾弟少年遇人有所得，遂教小诀：临卧时坐于床，垂足解衣，闭气，舌拄上腭，目视顶，仍提缩谷道④，以手摩擦两肾俞穴，各120次，以多为妙。毕，即卧。如是30年，仍得力。归禀老人，老人行之旬日，云：'真是奇妙。'亦与亲旧中笃信者数人言之，皆得效验。"

（选自《遵生八笺·卷九·延年却病笺上》）

【注解】

① 谂：音 shěn。仔细询问。② 北面：古代尊长见卑幼，都是面南而坐，故以"北面"指拜人为师。③ 荷：蒙，受。④ 谷道：后窍，即直肠到肛门的一部分。

【按语】

这是一个坚持按摩肾俞穴预防尿频的案例。肾俞位于腰部，为肾脏之背俞穴，是肾脏之气直接输注之处，可以温肾助阳，为强壮保健要穴。按摩肾俞可以防治由于肾气虚弱引起的各种病证。

第十六节　积聚

积聚是以腹内结块、伴有胀痛为主要特征的病证，又称癖块、痃癖、痞块。一般积为脏病，属血分，病程长，病情重，且腹块有形，痛有定处。聚为腑病，属气分，病程短，病情轻，腹中结块无形，时聚时散，痛无定处。

积聚的成因多由情志不舒，饮食不节，起居失宜，导致肝气郁结，气滞血瘀；或脾失健运，食滞痰阻而引起。积聚初期以实为主，治以攻邪为主，兼以扶正；后期多为虚中夹实，治当以扶正为主，兼以攻邪。

张子和医案

【医籍简介】

《儒门事亲》，张从正撰。全书各卷由诸篇论文汇编而成，每卷含数篇论述，有说、辨、记、解、诫、笺、诠、式、断、论、疏、述、衍、诀等体裁。该书注重阐发邪实为病的理论，倡导攻下三法（汗、吐、下）治疗诸病。书中以六邪归纳诸病之因，以三法治之，名之为"六门三法"，此即为该书创立的"攻邪论"的主要思想。

在具体应用汗、吐、下三法时，作者从治法范围、适应证、禁忌证等方面做了系统阐述，较前人认识有了较大的扩充。三法均有具体用法、注意事项、禁忌证，应用范围广泛，内容丰富，所用药物尊崇完素，偏于寒凉，颇有心得。同时书中对应用补法有独到见解，认为邪去后才可言补，重在以五谷、五菜、五果、五畜、五菜充养之，并批评世风好补之偏。

【医案原文】

王亭村一童子，入门状如鞠躬而行。戴人曰：痃气^①也。令解衣揣之，二道如臂。其家求疗于戴人，先刺其左，如刺重纸，剥然有声而断，令按摩之，立软。其右亦然。观者感嗟异之。或问，曰：石关穴也。

（选自《儒门事亲·痃气》）

【注释】

① 痃气：古病名。症见脐周两旁有条状物，状如弓弦，大小不一，或痛或不痛。

【按语】

此病得之饮食不洁，脾胃伤寒，寒痰结聚，气血凝滞而成。故张氏以针刺活血消瘀，以按摩散寒理气。

第三章　妇儿男科病证案例

第一节　滞产

滞产，又称"难产"，是指妊娠足月临产时胎儿不能顺利娩出，总产程超过 24 小时。西医学称为"异常分娩"。常见于子宫收缩异常（即产力异常），骨盆、子宫下段、子宫颈、阴道发育异常（即产道异常），胎位异常或胎儿发育异常等情况。

产妇气血充沛、气机通畅则分娩顺利。若产妇素体虚弱，产时用力不当，耗气伤力则可导致气血虚弱，使分娩时久产不下；若产妇精神过度紧张，或产前安逸少动，使气机不展，气血运行不畅，分娩时虽然宫缩较强，但间歇不匀，也可造成久产不下，而延长产程。由此可见，此病有虚有实。

一、庞安常医案

【医籍简介】

《医说》为南宋张杲（1149～1227）所撰。张杲，字季明，新安（今安徽歙县）人。为南宋著名医史专家。张杲出生于名医世家，伯祖张扩是北宋享誉全国的杏林高手，祖父张挥和父亲张彦仁的医术也相当高超。张杲少承家学，文化水平和理论素养也比较高，因此他一方面从事临床诊治工作，另一方面又发挥了以儒业医的特长，从事医学史料和禁方、秘方的搜集整理。于 1224 年定稿并刊刻，取名为《医说》。

本书广泛收集了南宋以前的各种文史著作中有关医学的典故传说等资料。共 10 卷，分 47 门，前 7 门总叙历代名医、医书、针灸及治疗奇疾的医案等。其中针灸门收录针法、灸法以及验案共 37 则。这是我国现存最早、载有大量医史人物传记和医学史料的书籍，也是第一部较完整的新安医学著作。

【医案原文】

宋新仲祖居桐城时，亲戚间有一妇人妊孕将产，七日而子不下，药饵符水①无不用，待死而已。名医李几道偶在朱公舍，引至妇人家视之。李曰："此百药无所施，惟有针法，吾艺未至，此不敢措手尔。"遂还。而几道之师庞安常适②过门，遂同谒朱，朱告之故，曰："其家不敢屈公，然人命至重，公能不惜一行救之否？"安常许诺，相与同往。才见孕者，即连呼曰："不死。"令其家人以汤③温其腰腹间，安常以手上下拊摩④之。孕者觉肠胃微痛，呻吟间生一男子，母子皆无恙。其家惊喜拜谢，敬之如神，而不知其所以然。安常曰："儿已出胞而一手误执母肠胃不复能脱，故虽投药而无益，适吾隔肠扪⑤儿手所在，针其虎口，儿既痛，即缩手，所以遽生，无他术也。"试令取儿视之，右手虎口有针痕，其妙如此。

（选自《医说·针灸·扪腹针儿》）

【注解】

① 符水：巫师道士以符箓焚化于水中，或直接向水画符诵咒，迷信者以为可以辟邪治病。② 适：恰好。③ 汤：热水。④ 拊摩：按摩。⑤ 扪：摸。

【按语】

这则医案记载了运用推拿和针刺疗法治疗难产。一孕妇即将生产，过了7日还没有生下来，诸法治疗无效，只有等死了。后请来名医庞安常。他令人用热水温暖产妇的腰腹部，用手上下抚摸孕妇腰腹间，并施以针刺，便顺利产下婴儿。运用抚摩法在孕妇腹部操作，可以矫正异常胎位并促使胎儿尽快娩出。

二、刘复真医案

【医籍简介】

《古今医案按》，由清代医家俞震纂辑，共10卷，系选辑历代名医之医案成书。其选案精当，取材严谨，上自仓公，下至叶桂，凡医家60余位，载案1060余则。该书按证列目，后附俞氏精心评语，论析切当，每多点睛之笔，对后世颇多启发。故本书深得后人推崇，是一部很有影响之医案著作。

【医案原文】

刘复真遇府判女，产不利，已死。刘以红花浓煎，扶女于凳上，以绵帛蘸汤遏①之，连以浇帛上，以器盛水，又暖又淋。久而苏醒，遂生男子。盖遇严冬，血冷凝滞不行，温则产，见亦神矣。

（选自《古今医案按》）

【注解】

① 遏：遮拦，遮蔽。

【按语】

血冷凝滞不行，胎儿不能顺利产出，以红花浓煎热汤暖淋之，有温阳散寒活血之意，孕妇气血通畅，遂生。

第二节　阴挺

阴挺又称之为"阴脱"、"阴菌"、"阴痔"、"阴疝"等。相当于现代医学的子宫脱垂，是指子宫从正常位置沿阴道下垂，子宫颈外口达坐骨棘水平以下，甚至子宫全部脱出于阴道口外。常由于产伤处理不当、产后过早参加体力劳动而腹压增加所致，或能导致肌肉、筋膜、韧带张力降低的各种因素而诱发。

《医宗金鉴·妇科心法要诀》曰："妇人阴挺，或因胞络伤损，或因分娩用力太过，或因气虚下陷、湿热下注。阴中突出一物如蛇，或如菌，如鸡冠者，即古之'癫疝'类也。"本病初发主因以虚（脾肾气虚），病久则生湿化热，湿热下注，形成虚实夹杂（本虚标实）之候。

一、薛立斋医案

【医籍简介】

《续名医类案》是清代名医魏之琇所著的中医医案巨著。魏氏字玉横，别号柳州，少孤贫力学，后以医名于世，晚年著成是书。本书集录了清初以前历代名医临证的验案。原书60卷，是魏氏草创初稿，后经王孟英删定为

36卷，计345类病证。其主要内容，涉及伤寒、温病、内科杂病及妇、儿、外伤、五官、针灸等科疾病。

【医案原文】

薛立斋治一妇，胞衣不下，努力太过，致子宫脱出如猪肚状，令用温汤治之，即以手捺①子宫，去其恶露，仰卧徐徐推入而安。

（选自《续名医类案》）

【注解】

①　捺：用手按。

【按语】

此阴挺案得之分娩用力太过，用温汤外用，复以推拿手法按入，治疗及时而得痊愈。

二、孙文垣医案

【医家简介】

孙一奎（1522～1619年），字文垣，号东宿，别号生生子，安徽休宁人，生卒于明嘉靖至万历年间，著有《赤水玄珠》、《医旨绪余》、《孙氏医案》等书。孙一奎为汪石山的再传弟子。汪石山虽然遥承朱丹溪之学，然又受到东垣学说的影响，而善用参、芪，注重营卫。孙氏在学术上擅长温补。

【医案原文】

孙文垣治一仆妇，因产难，子宫坠出户外，半月不收，艰于坐卧。有医令服补中益气百帖，需参二斤可愈，乃听之。孙谓此必产时受寒，血凝滞不能收敛，虽名阴脱，未必尽由气虚下陷也。观其善饭、大小便如常，可知矣。授以一法，价廉功省，三五日可愈。用未经水锻石①干一块，重二三斤者，又以韭菜二三斤煎汤，置盆中，将干灰投入，灰开汤沸，俟沸声尽，乃滤去灰，乘热坐盆上，先熏后洗，即以热韭于患处揉挪。盖锻石能散寒消瘀，韭菜亦行气消瘀。一日洗一次，三日果消软收入。

（选自《续名医类案》）

【注解】

① 锻石：为石灰岩经加热煅烧而成。功能：燥湿，杀虫，止血，定痛，蚀恶肉。《本草纲目》："散血定痛，止水泻血肉，白带白淫，收脱肛阴挺，消积聚结核，黑须发。"

【按语】

阴挺一病，多责之脾肾气虚，真气下陷，故临床多用补中益气之法治之。而此案中孙文垣观察病人的表现，认为非为气虚，而是寒凝血脉，采用药物熏洗及按揉局部的方法，可知其临证之时善于变通，不拘泥于古法，故神效。

第三节　小儿感冒

小儿感冒是感受外邪引起的一种常见的外感疾病，以发热、鼻塞流涕、喷嚏、咳嗽为临床特征，为儿科常见疾病。因小儿肺脏娇嫩，脾常不足，肝常有余，故感邪之后，易出现夹痰、夹食滞、夹惊的兼有症状。

一、李德修医案

【医家简介】

李德修（1893～1972），又名慎之，男，山东威海人。幼时家贫辍学，幸遇威海清泉学校校长戚经含，获赠清代徐谦光著《推拿三字经》一书，经过 8 年的跟师学习，方独立应诊。1955 年青岛市中医院建立之初，任小儿科负责人。李老潜心研究，继承和发展了清代徐氏推拿流派的学术思想，潜心于望诊，患者入室，举目一视，即能说出病情。

其治疗特点：一是取用穴少，一般不超过 5 个，不及其他推拿学派的半数，但疗效明显。二是"独穴"推拿的时间长，但总的推拿时间与其他推拿流派比较并不长，特别是急性病，这一独穴疗法非常有效，为独创。三是手法简练，通俗易懂，便于掌握和推广应用。多采用推、拿、揉、捣、分合、运 6 种手法，疗效显著。四是适用群体老少皆宜，手法轻重、时间长短有别，成人速而重，小儿速而轻。

【医案原文】

林某，女，1 周岁，住青岛市航海俱乐部。于 1957 年 4 月 11 日来本院门诊，病历号 12420。

患儿近两天食欲不振，发热，头痛，鼻流清涕，咳嗽，脉浮数，体温 39.2℃（值本市流感流行期间）。

取穴：清肝，清肺，六腑，天河水，阳池（各 2000 次）。

复诊：12 日脉仍数，体温降低至 38.6℃，但有哭闹，按此法推之，13 日一切症状消失，恢复为活泼带笑的小宝宝。

（选自《李德修小儿推拿秘籍》）

【按语】

此患者为典型的小儿外感发热，用清肝、清肺、六腑，清脏腑热邪；用天河水，清热解表，泻火除烦，清卫分、气分热，清热而不伤阴。阳池为三焦经之原穴，擅清三焦壅热。本案取穴不多，极为精当，祛风清热解表，兼调理脏腑，效佳。

二、刁本恕医案

【医家简介】

刁本恕，主任中医师，全国首批老中医药专家王静安学术经验继承人，全国第三批老中医专家学术继承导师。善用"情志疏导法"、中医内病外治法、饮食疗法等"刁氏四联法"治疗内儿科疑难急重症，在养生保健、抗老防衰等方面颇有造诣。

【医案原文】

季某，女，3 岁。2009 年 4 月 27 日初诊。

发热、咳嗽伴鼻衄 4 天。患儿 4 天前因在太阳下嬉玩后，于晚上突然全身发热（体温不详），遂即送往某医院治疗，体温下降而回家。下半夜体温复升，伴有阵发性咳嗽，鼻中带血，遂于早晨送往妇幼保健院，经用柴胡注射液、氨苄青霉素等治疗后，体温下降，尚波动于38℃ ~ 38.5℃之间，咳嗽、鼻衄减轻。因发热未退，而来我院名医工作室求诊。

症见：精神一般，两颧潮红，烦躁不安，体温

38.5℃。咳嗽，少痰，唇红，口干，头出汗，欲饮水，不欲食，多食则吐，小便黄，大便干燥，舌红，苔白黄腻，指纹浮紫。

此气分积热，阳明炽盛所致发热。

先予针刺放血法：针刺耳尖、少商、中冲3穴，拇指挤出3滴血左右为宜，以泄火退热。

快速针刺法：针刺曲池、列缺、合谷。

小儿推拿退热法：用滑石粉由患儿手臂内侧神门穴起向上至尺泽、曲池，向下至太渊，缓缓推之，由快到慢，由慢到快，反复推20分钟后体温37.4℃；待其缓解再予"麻黄青蒿汤"熏洗，以发汗退热、引邪外出，药用麻黄、桂枝、细辛、陈艾、菖蒲、紫苏、荆芥、青蒿、板蓝根、大青叶、生大黄、生黄柏等各30g，姜、葱各100g，同煎浓汁，晾温熏洗全身，洗后重被，避风而卧，得微汗为佳。再以柴胡、青蒿等各30g，浓煎成50ml滴鼻腔，每日数次。次日复诊体温降至正常，诸症缓解，后继以内服宣肺清余热、健脾和胃之药痊愈。

（选自《四川中医》2010年第28卷第7期）

【按语】

此案为阳明热盛之发热，在治疗时运用了多种疗法，综合运用放血法、毫针快刺、推拿、中药熏洗、中药滴鼻、中药内服等，可收到解表清里的功效。

三、高清顺医案

【医家简介】

高清顺，主任医师，教授，河南省推拿学会主任委

员，长期从事推拿临床、教学及科研工作。高老临床 40
多年，不仅在推拿治疗颈、腰、肢痛等方面有独到见解，
在内科、妇科、儿科疾病的推拿治疗方面也取得可喜的成
绩，形成自己独特的高氏手法。尤其在推拿治疗小儿疾病
方面，成绩斐然，形成了高氏学术思想。

【医案原文】

李某，男，5 岁，2008 年 5 月 26 日初诊。

主诉：咳嗽、流涕、发热 2 天。

现病史：2 天前，患儿因受凉引起鼻塞流涕，咳嗽，
测体温 38.9℃，苔薄腻，食指络脉从风关透向气关，色
鲜红。

中医诊断：小儿发热，证属外感风寒。

治以清热解表，发散外邪。

采用捏脊疗法，沿两侧膀胱经，先从大杼穴开始向下
至下髎穴重复捏提 9 遍，再从下髎穴向上至大杼穴处重复
捏提 6 遍，配合拿肩井 6 次，使患儿大声啼哭。治疗后休
息 20 分钟，测体温 37.2℃，嘱其母晚上睡觉前再捏脊 1
次。次日在门诊又治疗 1 次，热退身凉，测体温 36.8℃，
察食指络脉隐于风关，色淡红。

（选自《中医研究》2010 年第 23 卷第 8 期）

【按语】

捏脊疗法是连续捏拿脊柱部肌肤，以防治疾病的一种
治疗方法，属于小儿推拿术的一种。此疗法通过捏提等法
作用于背部的督脉、足太阳膀胱经，由于督脉总督诸阳，
背部足太阳膀胱经第一侧线分布区又为脏腑背俞穴所在，
"迫脏近背"，与脏腑密切相关，所以捏脊疗法在振奋阳

气、调整脏腑功能方面的作用比较突出。临床常用于治疗小儿肺脾系统疾病。此外，也可作为保健按摩的方法使用。

四、赵钢民医案

【医家简介】

赵钢民，山东省曲阜中医药学校教师。在推拿治疗软组织损伤及儿科常见病、多发病方面积累了丰富经验。

【医案原文】

赵某，男，两岁半。1996 年 9 月 23 日初诊。

患儿出生 7 日即因感冒导致肺炎，治愈后，感冒反复发作，以致平均每月住院 1 次，每次均以发烧、咳嗽、气急而入院。2 年多来，为治疗该患儿反复感冒，全家老少疲于奔命，往返医院及家中。患儿也因反复患病而瘦弱不堪。此次发病经治疗，症状好转，为求不再复发转求中医诊治。

查看患儿面色㿠白，瘦弱，发育一般，步态不稳，不会说话，咳嗽。其母告知：患儿夜寐不安，汗出较多，食欲欠佳，大便稀溏。检查：指纹淡，舌尖红，舌质淡。

根据证候，诊为"肺卫不固，气血两虚"，当治以益气养血、固护表卫。

即以推脊柱法配合小儿按摩手法治疗：

（1）推脊柱法：以食、中、无名指 3 指稍分开，以脊柱正中为中指着力点，食指、无名指在脊柱两侧凹陷中（相当华佗夹脊穴）。5 指平伸，施术的 3 指指腹紧贴皮肤。自尾骨起向上平推到大椎穴为止，此时略用力。然后从大椎穴轻贴皮肤返回近尾骨处，返回不可用力，紧贴皮肤拉回即可。如此反复平推150次，再以空掌轻拍患儿背部从上至下反复3次。推、拍手法均应和缓、轻柔、渗透（施推法应以麻油为介质）。

（2）小儿按摩手法：推清天河水200次，推清板门穴240次，逆运内八卦150次，推清肺金穴200次，推退下六腑150次。隔日施术1次，施术期间停用其他药物，经12次治疗，患儿感冒未发作，食欲好转，步态较前平稳。为巩固疗效，继续治疗5次。半年后随访，患儿感冒未发作，食欲好，精神佳，一切正常。

讨论：该患儿反复感冒，起因是肺卫不固，由于反复发作，致正虚，肺、脾、肾三脏均受牵累。治疗方法应益气养血、固护表卫，提高机体抵抗力方可。推脊柱法可以温补肺、脾、肾之阳气；小儿按摩诸手法健脾和胃、益生化之源，并兼清肺胃之虚热，两法合用，标本同治。因此该患儿两年半之反复感冒，经20天治疗而获愈，实属佳效。

（选自《按摩与导引》1999年第15卷第3期）

【按语】

此案中的患儿反复发作感冒，当为肺气不足，卫外不固。治疗运用推脊柱法振奋阳气，调理脏腑以扶正；配合小儿按摩手法清肺热以驱邪。

第四节 小儿咳嗽

咳嗽为小儿常见的肺系疾病。

咳嗽病因，临床分为外感、内伤两类。外感风寒、风热之邪，从口鼻皮毛而入。肺合皮毛，开窍于鼻，肺卫受邪，肺气壅塞不宣，清肃功能失常，影响肺气出入，而致咳嗽，多因脏腑功能失调，如肺阴亏损，失于清润；或脾虚失运，聚湿生痰，上渍于肺，肺气不宣；或肝气郁结，气郁化火，火盛灼肺，阻碍清肃；肾虚而摄纳无权，肺气上逆，均可导致咳嗽。咳嗽虽分内因、外因，但可互相影响为病，外邪迁延日久，可转为内伤咳嗽；肺虚卫外不固，则易受外邪引发咳嗽，故两者可互为因果。

李德修医案

【医案原文】

宋某，男，5 岁，住本市观海一路 35 号。于 1956 年 12 月 4 日来本院门诊，病历号 9883。

患儿自出生后不久就得了气管炎，每年秋天复发。每次发作时咳嗽很重，并喘息，咳嗽时有痰，伴呕吐、腹痛。脉数而有力，体温略高，面白唇青，两鼻扇动。

取穴：清肝、清肺、天河水、八卦、板门，每穴各推 4000 次。最后掐五指节，共推两次，症状消失，未再发作。

复诊：患儿于 1957 年 7 月 30 日，因受凉又复发。但所有的表现均较初次门诊时轻，仍根据初诊的治法，清肝、清肺、清胃、天河水、八卦，共推两次，症状完全消退。

（选自《李德修小儿推拿秘籍》）

【按语】

该患儿每年秋天复发气管炎，为禀赋不足，容易外感风寒，发作咳嗽。因患儿体温略高，需清肺肝之热。用天河水清热解表泻火，善清卫、气分热，清热而不伤阴。运八卦宽胸理气，止咳化痰。患儿伴有呕吐，故用板门健脾和胃、消食化滞。

第五节　百日咳

百日咳是小儿感受百日咳时邪，引起的肺系传染病，临床以阵发性、痉挛性咳嗽和伴有鸡鸣样吸气性吼声为特征。中医称之为"顿咳"、"顿呛"。

李德修医案

【医案原文】

栾某，女，1岁半，住青岛市延安路。于1956年6月28日来院门诊，病历号6092。

患儿咳嗽已有1个月以上，曾先后在两家医院检查，诊为百日咳，咳时伴有呕吐，近日并有腹泻，晚间发热重。脉细数，体温39.5℃，面色苍白，清瘦。

取穴：清肝、清肺、八卦、天河水、外劳宫（每穴各2000次）。

复诊：29日所有症状都有减轻，体温下降至38℃，按原法推之，并加五指节，每节揉10次，以后未曾治疗。曾向患儿母亲询问病情，谓很快好转，三四天就恢复健康。

（选自《李德修小儿推拿秘籍》）

【按语】

此案所用穴位、手法与前案相近，每穴各2000次，体现出李德修医师"独穴"推拿的时间长的特点。

第六节　小儿痰涎壅阻

夏鼎医案

【医籍简介】

《幼科铁镜》为清代夏鼎撰写，书中详细介绍了儿科推拿疗法的临床应用，该书对儿科的推拿疗法颇为重视，并阐述了作者本人的经验与见解；对于指纹望诊和惊病等也提出了不同的看法。现存多种清刻本和石印本。1949年后有排印本。

【医案原文】

儿胃有实痰，药解不散，唯有取法。前人取之，多有壅筑喉内，不吐出，又不下去，因不敢取。予偶见修养家作练功大睡法，眼翻气筑时，于气海穴以手指曲节抵之，一放即活。予因悟及取痰不出又不下者，以是法行之，果即下，复取便出。……取喉内痰。将儿中指捋至尖数下，推涌泉穴，左转不揉。以指对抵颊车穴，以耳挖①爬舌上，即吐。

（选自《幼科铁镜·十转》）

【注释】

① 耳挖：即挖耳的工具。

【按语】

此案记载了推拿治疗小儿痰涎壅阻的急症。小儿痰湿壅阻喉内，吐不出，吞不下。以指压气海穴，或捋小儿中指至中指尖，几次后，再推涌泉穴，向左旋转而不按揉，再以手指抵按颊车穴，并以耳挖刺激舌上，促使小儿吐出喉中的痰涎。

第七节　厌食

厌食系小儿常见疾病，临床以较长时间的厌恶进食、食量减少为特征。小儿厌食的原因很多，可以由消化系统疾病（如胃肠炎、肝炎、便秘）和全身性疾病（如贫血、结核病、锌缺乏等）引起。此外家长喂养不当，对小儿进食的过度关心以致打乱了进食习惯；或小儿好零食或偏食、喜香甜食物、盛夏过食冷饮；或小儿过度紧张、恐惧、忧伤等均可引起厌食。

中医学认为，本病是由于小儿脏腑娇嫩、脾常不足，或饮食不调，或病后失养，脾胃功能受损，导致受纳运化功能失常。

李德修医案

【医案原文】

王某，女，1周岁，住青岛市肥城路38号。于1957年8月30日来本院儿科门诊，病历号10753。

患儿自出生以后，吃奶就很少（因奶不足），以后吃饭也很少，并时常轻度腹泻，还常发热，发热时头腹热度较重，近来吃得更少，每一顿饭吃不了1个鸡蛋，大便干燥，夜间睡时习惯俯卧（即腹贴床），眠差。脉沉迟无力，体温正常，体瘦弱，面色苍白，无血色，出虚汗。

取穴：揉二马，揉外劳宫，补脾，清肝（每穴各2000次），并掐五指节7次。

复诊：8月31晚间睡觉较好，食欲未增加，仍按原法推之。

9月3日，食欲较前增加，大便每天3~4次，不大干燥了，仍按前法推之。至9月10日共推拿5次（初诊在内），病情逐渐好转，现食量有增加，面部也带红润，精神较前也好多了，停止推拿，并嘱患儿母亲注意患儿营养。

（选自《李德修小儿推拿秘籍》）

【按语】

此类患儿多先天禀赋不足，脾胃虚弱。气虚卫外不固，常易外感发热。治疗时除健脾气、清肝热之外，揉二马滋阴补肾，补益先天以助后天。揉外劳宫温阳健脾以扶正。

第八节 疳证

疳证是由于喂养不当，致使脾胃受损，影响小儿生长发育的慢性疾病。相当于西医学的小儿营养不良及部分寄生虫病。多见于5岁以下的婴幼儿。

"疳者，甘也。"指本病的发病原因多因小儿喂养不当、乳食无度或断乳过早、挑食、偏食、恣食香甜肥甘而损伤脾胃，日久致气血生化乏源而形成疳疾；"疳者，干也。"则泛指本病有全身消瘦、肌肤干瘪等征象。

赵钢民医案

【医案原文】

周某，女孩，4 岁。1995 年 5 月 7 日初诊。

患儿出生后，其母因病无乳，而人工喂养。半岁后饮食即极其单调，只以奶粉、稀饭喂养。稍大后，肉、蛋、鱼、蔬菜和水果几乎不沾唇，只以稀饭、面条充饥。现患儿面黄肌瘦，个矮，腹部胀大，头发稀疏焦黄，无精打采，查舌质淡尖赤。其母述，患儿近 3 个月来大便日行 3~4 次，稀不成形。夜睡磨牙，多汗，不愿进食。曾多方治疗，效果不显。

观其症情，诊为"疳疾"，缘于喂养不当，后天失养，脾胃虚弱，食积日久成疳。

治当调补脾胃、消食导滞，兼以清热。

即以推脊柱法配合小儿按摩法治疗。

（1）清天河水 200 次，推补脾土穴 350 次，推补肾水穴 350 次，推清板门穴 300 次，推四横纹穴 200 次，点揉足三里 150 次。

（2）推脊柱法 200 次，后以空掌拍击患儿背部由上至下共 36 次收功。隔日治疗 1 次，并嘱其改变单一饮食习惯，食物应多样化。

经 5 次治疗，患儿大便基本成形，食欲有所好转。效不更法，继续以上述手法治疗 15 次（隔日 1 次）后，患儿饮食增加，大便日行 1 次成形，腹已不胀大，精神明显好转，毛发润泽，体重增加。嘱其家人千万注意培养良好的饮食习惯，尤其注意食物蔬菜的多样化，万不可偏食。

半年后随访，患儿饮食正常，二便调顺，腹不胀大，毛发润泽，精神饱满。

讨论：患儿疳积由偏食、饮食失调、脾胃受伤所致，该套手法中推脾土以补后天之本；推肾水以治先天之不足；清天河水清积热利小便；清板门以滋阴生津并治烦躁后虚热；推四横纹、点揉足三里健脾和中、消积化食；推脊柱法益阳气助运化。全套手法共达补阳益阴、健脾和胃、消积化食兼清积热之效果，加之以培养良好的饮食习惯，因此该患儿可较快痊愈。

（选自《按摩与导引》1999 年第 15 卷第 3 期）

第九节　小儿腹泻

小儿腹泻是以大便次数增多，粪质稀薄，或如水样为特征的小儿常见疾病。2 岁以下的小儿容易发病。婴幼儿脾肺常不足，易于感受外邪，伤于乳食，导致脾虚湿盛，发为泄泻。

一、李德修医案

（一）

【医案原文】

葛某，男，7 月龄，住青岛市浙江路 10 号。于 1957 年 8 月 7 日来本院儿科门诊，病历号 15156。

患儿近四五天内腹泻很重，每天泻 7~8 次，每次大便泻下如水，夜间眠差，但吃奶还好。脉缓，体温正常，面部消瘦。

取穴：清肝、清补脾、运八卦、天河水、清小肠（每穴推 2000 次），最后掐五指节各 7 次。

复诊：8 月 9 日，大便次数如前，但不像水样了，原法推之。8 月 10 日大便次数减少至每日 2～3 次，正常便样，只带点绿色。至 20 日，大便正常，睡眠很好，食欲增加，精神活泼，痊愈。

（选自《李德修小儿推拿秘籍》）

（二）

【医案原文】

管某，男，1 岁半。住青岛市单县路 17 号。于 1957 年 6 月 28 日来本院儿科门诊，病历号 14204。

患儿腹泻有 20 多天，每天泻 4～5 次，时轻时重，大便白色，并带有不消化的食块，肚子胀，食欲不好，精神不振，愿睡觉，不活泼，近两日内稍有咳嗽。脉缓，体温正常，唇干，面部消瘦。

取穴：平肝、清肺、清补肾、揉外劳宫，每穴 2500 次。

复诊：29 日情况好转，想吃东西，但有哭闹，原法推之。7 月 1 日，大便每天两次，已无不消化的食块，食欲增加，精神很好，原法推之。7 月 2 日，大便正常，很愿吃饭。其他病情也都消失，仍按原法推之。7 月 3 日，又来推拿 1 次，诸症痊愈，恢复健康。

（选自《李德修小儿推拿秘籍》）

【按语】

以上两则小儿腹泻医案均得之于脾肾不足，故以健脾益肾清肝为基本大法。运八卦消食止泻；天河水清解虚热；清小肠有利尿的作用，其寓意为"利小便而实大便"。

二、高清顺医案

【医案原文】

患儿，男，15个月，2009年5月19日初诊。

主诉（其母代诉）：泄泻1周。

现病史：1周前，过食油腻后腹泻。每日腹泻7～8次，大便酸臭，腹胀如鼓，泻前哭闹，泻后则安，呕吐酸臭，尿少，矢气频频，舌苔厚腻。大便镜检（－）。

中医诊断：小儿泄泻，证属伤食型。

治以消食导滞，和中助运。

（1）揉腹：患儿仰卧。医者中指放于神阙、天枢穴，食指放于中脘穴，顺时针方向揉腹5～6分钟。

（2）揉足三里：患儿仰卧，双下肢微屈。医者以两拇指指腹放于患儿两侧足三里穴，左手逆时针、右手顺时针方向旋揉2～3分钟。

（3）揉背俞穴：患儿俯卧。医者食指、中指、无名指并拢分别放于脾俞、胃俞、三焦俞，点揉2～3分钟，先左侧，后右侧。

（4）捏脊：患儿俯卧。医者沿两侧膀胱经，先从大杼穴开始向下至下髎穴重复捏提6～9遍，再从下髎穴向上至大杼穴处重复捏提3～6遍。

每日治疗1次，3次而愈。

讨论：小儿脏腑娇嫩，"脾常不足"，由于乳食不节，易伤脾胃。《素问·痹论》曰："饮食自倍，脾胃乃伤。"

脾胃受伤，不能腐熟水谷，则水反为湿，谷反为滞，水谷不分，并走大肠，而成食积泄泻，故治疗脾胃是止泻的根本所在。揉腹（中脘、章门、天枢）、脾俞、胃俞、足三里直接或间接地对消化器官进行刺激，能增强消化吸收功能。另外，根据俞募穴理论，"五脏有疾取其俞"、"六腑有病取其募"，且两类穴在主治性能上有共同之处，可配合使用，故取脾胃俞募穴——脾俞、胃俞、章门、中脘。现代医学研究发现，此4穴下面的皮肤肌肉的节段性神经分布属第8~12段胸髓，与胃的神经支配节段是重叠的，故揉此4穴可以通过植物神经系统的交感、副交感神经调节胃肠功能活动，从而起到治疗作用。捏脊能改善大脑皮层植物神经功能活动，增强小肠吸收功能，使脾胃功能增强，食欲好转。

（选自《中医研究》2010年第23卷第8期）

三、杨维华医案

【医家简介】

杨维华，女，湖南省中医药研究院附属医院主任医师、教授、研究员。主要研究方向为中医儿科和中西医结合儿科。

【医案原文】

周某，男，1岁1个月。因腹泻2月余，于2006年12月13日就诊。

其母代诉：患儿出生后经常腹泻，近2月加重，每日大便3~5次，夹有不消化物，进食纤维食物（如萝卜、菜叶等）则呕吐，睡时露睛，夜卧多汗。精神差，囟门 3 cm×4 cm，方颅，枕秃，头发枯黄，出牙 4 颗，不能行走，面色淡白无华，山根青脉横截，指纹淡红。曾在外院行 CT 检查示脑积水；大便化验：黄，稀，镜检红细胞、白细胞均（−）。

诊断：腹泻，解颅。

证属脾肾两虚。

中药用六味地黄丸去泽泻，加茺蔚子、鹿角胶、猪苓、车前子、炒白术、神曲、草豆蔻、砂仁，并行按摩治疗：补脾，补大肠，揉二马，运八卦；利小便，揉足三里，揉腹，推上七节骨，捏脊。每日 1 次，每次 30 分钟，6 天为 1 疗程。2 天后大便日行 1 次，便中无不消化物。上法连用 2 个疗程，此后坚持用中药加按摩治疗脑积水。11 个月来一直未发腹泻。

讨论：此例证属脾肾两虚，推拿治法宜补益脾肾，涩肠止泻。故用揉二马以补脾肾，补大肠以固肠涩便，运八卦升清降浊、消食导滞，揉足三里以调中理肠，摩腹以健脾和胃，捏脊刺激督脉，调阴阳，理气血，和脏腑，通经络，培元气。诸穴配合，故对此正虚久泻疗效满意。

（选自《中医药导报》2008 年第 14 卷第 5 期）

【按语】

此法用中药内服加按摩疗法治疗腹泻。主要方法：补脾经，推大肠，揉腹，推七节骨，揉龟尾，捏脊。

第十节　小儿便秘

高清顺医案

【医案原文】

患儿，男，2岁。2009年10月8日初诊。

主诉（其母代诉）：便秘3个月余。

现病史：患者每次大便开始时便质较干，甚至出现羊粪状的颗粒，3~4天1次，有时甚至6天1次，腹中胀满，烦躁易怒，哭闹不宁，食欲减退，流口水，舌淡苔黄，指纹色紫。家长常借助开塞露使其解大便，经外院检查排除器质性病变。

中医诊断：小儿便秘，证属脾胃虚弱，心经积热。

治以健脾益气，滋阴清热。

（1）摩腹：使患儿取仰卧位，医者坐于患儿的一侧，掌摩法作用于患儿的腹部，按顺时针方向进行治疗，持续时间约为10分钟。

（2）捏脊：自上而下捏9遍，再自下而上捏6遍。经过2次治疗后，患儿症状好转，排便较前顺畅。经过7次治疗后，患儿症状明显好转，大便1~2天1次，便质转软，排便通畅，食欲也较前增加。

讨论：此患儿属脾胃虚弱，心经积热。脾胃虚弱导致气血生化无源，气虚则大肠传导无力，血虚则津少不能滋润大肠，以致大便排出困难。由于睡眠欠佳，引起心经内热，同时血虚不能养心，神失内守，故见夜惊、烦躁不安。摩腹可以健脾益气、调理气血、行滞通络，捏脊能调阴阳、理气血、和脏腑、培元气。二者合用起到补益脏腑气血、健脾和胃宽中、理气润肠通便的作用。

（选自《中医研究》2010 年第 23 卷第 8 期）

第十一节　黄疸

　　黄疸是指因胆汁外溢而致目黄、身黄、小便发黄，其中尤其以目黄为确定黄疸的主要依据。

　　中医学认为，本病的发生与感受疫毒湿热之邪、饮食所伤、肝胆湿热、脾胃虚弱等因素有关。其基本病机是湿邪阻滞，胆液不循常道外溢而发黄。若中阳偏盛则湿从热化而成阳黄；中阳不足则湿从寒化而成阴黄。

李德修医案

【医案原文】

　　任某，女，7 周岁，住青岛市嫩江路 19 号。于 1956 年 6 月 20 日来中医院儿科门诊，门诊病历号 5899。

　　患儿发现黄疸 1 个月，未来中医院以前，曾去海军医院和山大医院检查过，诊断是黄疸病，都未治疗。20 日，由病者的父亲带来本院治疗。病儿大便白色，小便深黄色，食欲不佳，有时腹痛，疲倦愿睡，早晨不愿起床，性情暴躁，不活泼。脉缓，体温正常，白睛（巩膜）以及面部皮肤都现深黄色。

　　取穴：清肝、清胃、清肺、八卦、天河水、六腑（每穴 5000 次），并每日用茵陈 9g 泡水代茶饮。

复诊：21 日，脉与体温、一切临床表现与初诊同，按原法推之，数目如前。仍服茵陈水。

22 日，两目白睛（巩膜）以及皮肤黄色稍减退，小便也呈淡黄色，仍以原法推之。

28 日，两目白睛及面部皮肤黄色大减，腹部也不痛了，仍用前法推之，继饮茵陈水。

29 日，所有临床表现大有好转，食欲增加，精神活泼，性情较前温和，仍以原法推之。

7 月 2 日，两目、面部、皮肤的黄色全部消退，大便也为正常黄色，脉与体温也很正常，已成为 1 名蹦蹦跳跳、活泼健康的小宝宝。为了治疗得更彻底，所以又按前法推了 1 次，回家以后未曾再有其他症状发生，患者的父亲曾寄来感谢信。

（选自《李德修小儿推拿秘籍》）

【按语】

黄疸病主要涉及的脏腑有肝、胆、脾、胃等，故用清肝、清胃、清肺之法，除运用推拿治疗之外，以茵陈代茶饮以利胆退黄。

第十二节　肾炎

急性肾小球肾炎简称急性肾炎，是儿科常见的免疫反应性肾小球疾病，以急性起病、浮肿、少尿、血尿、蛋白尿及高血压为主要临床特征，多发于 3 ~ 12 岁儿童。

李德修医案

【医案原文】

宋某，女，3 周岁，住青岛市莘县路。于 1957 年 4 月 8 日来本院儿科门诊，病历号 12608。

患儿全身浮肿，已 2 月有余，曾去妇幼保健院检查，诊为"肾炎"，即住院治疗，共住院二十几天，并无效果，所以来中医院治疗。患儿小便有时红色，有时白色，水肿也时轻时重，小便频数，但尿量很少，有时坐在便盆上很长时间尿不出来，腹部发胀并常疼痛，咳嗽有痰。脉细数，体温 38℃，全身浮肿，腹部较重，眼皮有明显浮肿。

取穴：清脾，清小肠，天河水，补肾，揉外劳宫，揉二马（每穴各 3000 次）；最后掐五指节。

复诊：10 日复诊，病情略有减轻，以后相继复诊 9 次，至 5 月 10 日前后共推拿了 10 次，每次推拿完以后，病情都有不同程度的减轻，最后 1 次检查全身浮肿完全消退，小便已无红白现象，并且每次尿量增多而次数减少（每日 4~5 次），脉象正常，体温正常，咳嗽消失，食欲增加，已痊愈。

（选自《李德修小儿推拿秘籍》）

【按语】

肾炎属于中医"水肿"、"血尿"范畴，历代有逐水、清热等治法。本案中除健脾益肾之外，尚取天河水清解热邪，清小肠以利小便，揉二马以益肾利水。

第十三节　遗尿

遗尿又称"尿床"、"夜尿症"，是指 3 岁以上的小儿睡眠中小便自遗、醒后方知的一种病证。3 岁以下的小儿由于脑髓未充，智力未健，正常的排尿习惯尚未养成，尿床不属病态。年长小儿因贪玩少睡、过度疲劳、睡前多饮等偶然尿床者也不作病论。

西医学认为，本病因大脑皮层、皮层下中枢功能失调而引起。中医学认为，多因肾气不足、下元亏虚，或脾肺两虚、下焦湿热等导致膀胱约束无权而发生。

一、李德修医案

【医案原文】

王某，男，10 岁，住青岛市金口三路 13 号。于 1955 年 10 月 19 日来中医院初诊，门诊号 1930。

患者夜间睡眠中尿床，病程已很久，身体发懒，不愿活动，倦怠，有时睡觉发惊，口发苦。

诊断：遗尿症。

取穴：清肝，补脾，补肾，揉二马（每穴各 6000 次）；最后掐五指节，每节 20 次。

10 月 20 日，自 19 日推拿之后，未再尿床，夜间也不再发惊，眠佳。

处理：按原法推拿。

12 月 22 日，偶尔还尿床，体重显著增加。

处理：按原法推拿。

（选自《李德修小儿推拿秘籍》）

【按语】

遗尿一病归之肾气不足，其病多虚。故本案主要运用调理脏腑的方法。补脾，补肾，健脾益肾；清肝以疏理肝气；揉二马滋阴补肾，顺气散结；掐揉五指节安神镇惊。

二、高清顺医案

【医案原文】

患儿，女，7岁，2009年8月15日初诊。

主诉（其母代诉）：患儿尿床2年余。

现病史：2年来，患儿不明原因遗尿，经多家医院中西医治疗半年多，疗效不理想。现患儿形体偏瘦，胆小怕人，少动懒言，舌淡苔白，尺脉沉细。

中医诊断：小儿遗尿，证属肾阳虚损，肾气不固。治以温补肾阳，固摄肾气。

（1）推拿治疗：揉丹田、百会、三阴交各6分钟。每日1次，5次为1个疗程。

（2）麻益龙散敷脐，药物组成：麻黄2份，益智仁1份，煅龙骨1份。用法：上药研末，每次用3 g，以适量食醋调成饼状，敷于脐心，外以胶布固定，24小时后取下，然后间隔6小时再以上药敷贴，共敷5次后改为每周敷脐1次，再连续2次。

随访：上述方法治疗5次后见效，2周后尿床停止，3周后痊愈，半年多来未再复发。

讨论：小儿具有脏腑娇嫩、形气未充的生理特点，尤其以肺、脾、肾三脏更为突出，所以小儿遗尿虽然有肝经湿热郁结、热郁化火下迫膀胱而致者，但多数由肾气不足、下元虚冷，或病后体弱、脾肺气虚不摄所致。揉丹田可温补肾气、壮命门之火，揉百会可温阳升提，按揉三阴交可通调水道。外敷方中的麻黄入肺、膀胱经，有宣发温煦之功，使肺气宣通，增强膀胱气化功能。益智仁入脾、肾二经，能补脾肾之阳，可使肾气充足，膀胱气化得以正常运行，制约水道的功能得以恢复。煅龙骨入心、肝、肾经，具有镇惊安神、敛汗固精的作用。诸法结合，功在温补，治在肺、脾及肾三脏，故能取得较好的治疗效果。

（选自《中医研究》2010年第23卷第8期）

第十四节　夜啼

夜啼是婴儿时期常见的一种睡眠障碍。以小儿日间安静、夜间啼哭不安为主要表现，多见于新生儿及婴儿。本病的病因主要因脾寒、心热、惊恐所致。

李德修医案

【医案原文】

田某，女，1月龄，住青岛市莒县路4号。于1957年5月24日来院门诊，病历号13652。

患儿从出生就哭，夜间重，哭时无论怎么安抚也无效。大便每天十几次，黄绿色，有黏液，有时吐奶。体温正常，望诊面部无明显异常。

取穴：清肝、清胃、天河水、外劳宫（每穴1000次）。

复诊：至 6 月 15 日共推 6 次，前 3 次是照初诊推法推的，后 3 次加运八卦。病情逐渐减轻，至最后 1 次推拿时已不哭闹，大便次数减少，食量增加，也不吐奶了。

（选自《李德修小儿推拿秘籍》）

【按语】

胃不和则卧不安，故清胃热为治疗之要务。用清肝，清胃，天河水，清肝胃之虚热；加之患儿大便每天十几次，有脾虚之象，故用外劳宫调理脾胃，还可温阳散寒、升阳举陷以止泻。

第十五节　惊风

惊风俗称"抽风"，是以四肢抽搐、颈项强直、两目上视、牙关紧闭甚或神昏为主要表现的儿科常见危急病证。相当于西医学的小儿惊厥，可见于多种疾病如高热、乙型脑炎、流行性脑膜炎（或脑炎、脑膜炎的后遗症）、原发性癫痫等。以 1～5 岁的小儿最为多见。

本病病因较为复杂，以外感时邪、痰热内蕴或暴受惊恐为主要因素。小儿肌肤薄弱，腠理不密，易感风热时邪，化火动风；小儿元气未充，如暴受惊恐，气机逆乱，可致惊惕不安；如饮食不节或误食污染毒邪之物，郁结肠胃，痰热内生，蒙蔽心包，也可引动肝风。

万全医案

【医家简介】

万全（1495～1580），又名全仁，字事，号密斋。湖北罗田人。其祖父杏城以幼科闻名乡里。万氏广纳前人经验，继承家学，著书立说，以儿科及妇科见称。儿科宗钱乙，重小儿护养和疾病预防，辨证强调四诊兼顾，治方重视脾胃。家传方中的牛黄清心丸、玉枢丹、安虫丸等，有良效，有些至今为临床习用。

【医案原文】

一儿四岁，病惊已绝。予用针刺其涌泉一穴而醒，自此惊已不发。予谓其父曰：此惊虽未发，未服豁痰之药，若不早治，恐发痫也。父母不信。未及半年，儿似痫迷。饮食便溺，皆不知也，时复昏倒，果然成痫病。其父来诉曰：不信先生之言，诚有今日之病。愿乞医治。不敢忘报。予乃问其子：尔病发时，能自知乎？子曰：欲昏则发。乃作钱氏安神丸加胆草服之。教其父曰：尔子病将发时，急掐两手合谷穴，如此调治，一月而安。

（选自《幼科发挥》）

【按语】

此案痫病发作之前掐两手合谷穴，该穴居于虎口，为人身气血之大关，又善熄风镇痉、醒脑开窍，故常用于治疗惊风、抽搐、癫狂诸疾。

第十六节　多发性抽搐症

多发性抽搐是以多发性运动性抽动伴有不自主发声为主要特征，属于慢性神经精神障碍类疾病。临床主要表现为突然、快速、不自主、重复的肌肉抽动，如眨眼、点头、撅嘴、皱眉、耸肩、抬臂、踢腿等。喉肌抽搐时出现轻咳、喊叫，甚至秽语骂人。

祖国医学对本病的认识：中医文献对本病无系统论述，根据其临床表现，属"肝风"、"抽搐"、"瘛疭"等范畴。中医学认为，本病的发生与心、肝、肾有关，尤其与肝的关系最为密切。肝主筋，凡热极生风、肝风内动或肝血不足、血虚生风，均可引起筋脉抽动。此外，风毒内袭、金刃所伤、虫兽咬伤、阴血亏虚等也是引起抽搐的重要原因。

李德修医案

【医案原文】

李某，男，2 月龄，住青岛市德平路 56 号。于 1959 年 8 月 31 日来本院儿科门诊，病历号 15800。

患儿自从出生以后几天，就发现手足抽搐，每天不定时间，影响睡眠，哭闹不安，曾到市场三路联合诊所检查治疗，未见效。脉缓，体温正常，面色苍白，有抽搐表情。

取穴：揉二马、清肝、外劳宫、天河水（每穴 1500 次）。

复诊：9 月 1 日，抽搐较轻，哭闹也轻，睡觉较好，按原法推之，加捣小天心（上捣），继续治疗，至 9 月 6 日，共推拿 10 次，抽搐痊愈。

（选自《李德修小儿推拿秘籍》）

【按语】

抽搐责之于肝风内动，故以清肝平肝为首要，加捣小天心可镇惊安神，此穴常用于惊风抽搐、夜啼、惊惕不安等症。

第十七节 麻疹

麻疹是儿童常见的呼吸道传染病，以初热期发热、咳嗽、流涕、眼结膜充血、畏光，2~3 天后口腔颊黏膜粗糙，有细小白点（麻疹黏膜斑）等为主要表现的疾病。

麻疹有顺证和逆证。顺证麻疹按正常顺序透发，自初热、透疹直到收没，经过良好，麻疹红润，无合并证；逆证麻疹透发艰难，疹毒内闭，不能外透，或疹出不透，一出即收，或疹色稀疏淡白，或紫暗成片等，常发生合并症。

李德修医案

【医案原文】

萧某，女，1 岁半，住青岛市阳谷路。于 1957 年农历 2 月 2 日到李德修医生诊所就诊。

患儿于 8 天前开始发热，伴食欲不振，有麻疹征象，乃于青岛医院住院治疗 1 周，因麻疹未出，病情转重。于农历 2 月 2 日患儿之父抱出医院，立即到李德修医生诊所就诊。

检查：体温 39.5℃，面部及周身皮肤均呈紫黑色，两目闭合，鼻翼扇动，呼吸短促，昏迷不醒，四肢不动，脉浮数。

诊断：麻疹内陷，并发肺炎。

取穴：平肝、清胃、天河水、六腑（每穴推 5000 次），两小时后，全身出现红色麻疹，病情显著好转。至晚上 12 点，病情又恶化。次日早晨按原法再推（每穴次数增至 6000 次），中午又按原法推拿，并用香菜汁及香油调荞麦面周身搓之，麻疹渐出透，下午体温降至 38.5℃，呼吸均匀，两目睁开，皮肤紫红减退。第 3 日仍按原法推之，至第 4 日一切症状均消失，体温正常，1 周后完全恢复健康。

通过上述例子，清楚可见，推拿术之应用绝不是机械的。不是一病一方，而必须结合病者的具体情况，来对应推拿手法的轻重、每回所需之次数及 1 日需推之回数，而且需要时也可配合药物或针灸方法，以达到理想之疗效。

（选自《李德修小儿推拿秘籍》）

第十八节　小儿瘫痪

小儿瘫痪常由小儿麻痹症导致，后者是由脊髓灰质炎病毒引起的一种急性传染病。临床表现主要有发热、咽痛和肢体疼痛，部分病人可发生弛缓性麻痹。流行时以隐匿感染和无瘫痪病例为多，儿童发病较成人为高，普种疫苗前尤以婴幼儿患病为多，故又称小儿麻痹症。

李德修医案

【医案原文】

李某，男，1 岁半，住青岛市肥城路 5 号。于 1957 年 8 月 16 日来中医院儿科门诊，病历号 15382。

患儿自 1957 年 6 月 19 日发高热，曾到门诊部检查治疗无效，后到人民医院检查治疗也无效，25 日到青岛医院住院治疗，脊髓穿刺检查诊为小儿瘫痪，住院 36 天，出院以后，右腿站不住，也不发热，比左腿微见细，近几天并有轻咳嗽。脉迟，体温 36.7℃，面色正常，精神很好。

取穴：补脾、揉二马、清肝（每穴各 30000 次），最后揉五指节各 7 次。

复诊：19 日，咳嗽减轻，右腿略见有力，原法推之。22 日，患腿已能站立，仍有轻咳，依上法推之，补脾改为清补脾。28 日，患腿已能站立，咳嗽亦愈。仍按法推之，继续推至 9 月 23 日，共推拿 9 次，患者右腿已能站立很稳，并能步行（扶床行走），但腿仍细。

（选自《李德修小儿推拿秘籍》）

【按语】

本案治疗之小儿瘫痪由高热后导致，因此以清肝健脾为要。而每穴各 30000 次，体现了李老"独穴"推拿时间长的特点，也足见推拿医生治疗顽疾所需的耐心。

第十九节 虫病

虫病是指一些寄生虫寄生在人和动物的身体里所引起的疾病。寄生虫病是世界上分布广、种类多、危害严重的一类疾病。寄生虫病有蛔虫病、蛲虫病等种类。

龚廷贤医案

【医籍简介】

《寿世保元》为明朝内府大御医龚廷贤所著，对该书的内容，龚氏自谓："采摄于名藩之异授，内府之珍藏，宇内大夫之所家袭，方外异人之所秘传，并发诸前人之所未发，参互勘验而成。"全书共为 10 卷，内容涉及脏腑、经络、诊法、治则、药物、方剂、民间单验方、气功、急救、食疗等知识，是一部一度被内府秘而不示的医学奇书。

【医案原文】

一孩子腹中作痛，看看至死，腹中揣摩，似有大小块，诸医不效，予只令人慢慢以手搓揉痛处，半日，其虫自大便出而愈。

（选自《寿世保元·卷五·腹痛》）

【按语】

本节介绍推拿治疗小儿虫积腹痛的方法，即以手搓揉其痛处，过半日，寄生虫则随大便排出而愈。

第二十节　脑积水

脑积水是因颅内疾病引起的脑脊液分泌过多或循环、吸收障碍而致颅内脑脊液存量增加，脑室扩大的一种顽症，属中医"解颅"的范畴。除神经体征外，常有精神衰退或痴呆。

宋虎杰医案

【医案原文】

张某，男，1 岁，2005 年 3 月初诊。

查体：患儿神志清，精神差，不能竖头，流口水，头皮光急、青筋暴露，落日目，视物不清，手不能持物，四肢肌张力低。CT 检查提示：交通性脑积水。临床诊断：交通性脑积水。给予口服脑康灵胶囊，配合针刺、推拿"三位一体"综合治疗。治疗 2 月，患者吸吮明显改善，抽搐次数明显减少，流口水减少，继原法治疗 6 月，吸吮有力，抽搐消失，头能竖起，手可主动持物，下肢活动正常，囟门闭合，CT 复查恢复正常。随访至今无异常。

治疗方法：①针灸。分为两组。第 1 组取阳陵泉、血海、手三里，配以太冲、申脉、后溪、三阴交；第 2 组取神门、照海、四神聪，配以三阴交、语言区、血海、内关。以上两组穴位隔周交替使用，手法平补平泻，留针 30 分钟，得气为度，每周治疗 5 次，6 月 1 个疗程。②推拿。患者取仰卧或俯卧位，以手、足部穴位及督脉、背俞穴为主，以下穴位依次进行。头部叩击区按揉益智区（位于脑户穴与脑室穴之间的连线上，其线上各延伸 0.5 寸成区域双侧取穴。脑室穴位于脑户穴旁开 1 寸）、摩囟区；面部揉太阳，推坎宫，揉百会；上肢推肾经穴、脾经穴，掐十宣穴；腹部揉丹田；背部推命门至大椎穴，掐大椎穴，揉命门穴，捏华佗夹脊、肾俞至大杼穴，揉肝俞、脾俞、肾俞；下肢按揉三阴交、足三里、涌泉穴；摇四肢关节结束。每周治疗 5 次，每次 30 分钟，疗程同上。

（选自《甘肃中医学院学报》2010 年第 27 卷第 1 期）

第二十一节　前列腺炎

前列腺炎是指前列腺特异性和非特异感染所致的急、慢性炎症，从而引起的全身或局部症状。临床以慢性居多。慢性前列腺炎基本上可纳入中医学的"精浊"、"劳淋"、"白淫"的范畴。归纳其主要病因有外感毒热之邪，留恋不去，或性事不洁，湿热留于精室，精浊混淆，精离其位；相火旺盛，因所愿不遂或忍精不泄，肾火郁而不散，离位之精化为白浊；房室过度，以竭其精，精室空虚，湿热乘机袭入精室，精被所逼，不能静藏。

王文春医案

（一）

【医案原文】

史某，32 岁，工人，于 1998 年 3 月 2 日初诊。

自述婚后 5 年不育，腰酸，滑精严重，阳事欠佳，有时勃起困难，小便淋漓，口干渴，舌质红，苔薄黄，脉弦滑。B 超检查报告：前列腺为 66 mm×34mm，腺体内有云雾状强光点，诊断为前列腺炎并肥大。

于 1998 年 3 月 2 日至 4 月 3 日系统治疗 1 个疗程，内服前列康汤加玄参、知母、黄柏、锁阳、桑螵蛸等以清相火固精，每日 1 剂，每晚坐浴 15 分钟，前列腺按摩每周 3次，口服乙烯雌酚 1mg，每日 3 次，连服 10 天。1998 年 4月 3 日 B 超复查报告：前列腺 36 mm×19 mm，光点均匀，自觉症状明显消退，自述勃起满意，已不滑精，精液常规化验各项均为正常值范围。

（选自《甘肃中医学院学报》2000 年第 17 卷第 2 期）

（二）

【医案原文】

赵某，31 岁，1997 年 9 月 15 日初诊。

婚后 2 年未育。患者平素腰酸困，婚后时感尿频，尿道偶有灼热感，有尿白现象，偶感少腹、会阴部不适。检查：外生殖器未见异常。肛门指诊：前列腺饱满，稍压痛。B 超检查：前列腺 44 mm×18 mm，左叶内部云雾状强光点。精液化验：灰白色，4ml，黏度（＋＋），30 分钟液化，精子计数 4000 万/ml，活动率 40%，活动力一般，畸形率 39%。舌苔薄黄，脉弦细。

诊断：慢性前列腺炎并不育症。

证属：湿热毒蕴，瘀浊阻滞。

治宜清热解毒利浊，活血化瘀。

方药：基本方加桑寄生 12g、杜仲 12g、豨莶草 12g、车前草 12g、川楝子 12g。日 1 剂，配合坐浴、前列腺按摩，连续治疗半月余，患者感腰酸困、尿频、尿白症状不显。上方去桑寄生、豨莶草、车前草、川楝子，加女贞子、枸杞子、菟丝子，又连续治疗半月余。患者感症状消失，10 月 17 日 B 超复查：前列腺 40mm×23mm，光点均匀。10 月 23 日复查精液常规：灰白色，5ml，黏度（＋），30 分钟液化，精子计数 1.2 亿/ml，活动率 65%，活动力良好，畸形率 15%。慢性前列腺炎已基本痊愈。治疗重在补肾生精，佐清热解毒利浊、活血化瘀。同时配合补肾回春丸内服，以巩固疗效。

（选自《甘肃中医学院学报》1999 年第 16 卷第 1 期）

【按语】

以上医案采用中西医结合疗法治疗慢性前列腺炎，中药内服，配合坐浴、局部按摩前列腺作为辅助疗法，可以促进局部血液循环、活血化瘀，邪去则病退。

第四章　皮外骨伤科病证案例

第一节　外伤

外伤多由于剧烈运动或负重持续姿势不当，或不慎跌仆、牵拉和过度扭转等原因，引起某一部位的皮肉筋脉受损，以致经络不通、经气运行受阻、瘀血壅滞局部而成。

指、掌部外伤

曹锡珍医案

（一）

【医案原文】

王某，男，29 岁，干部，1963 年 9 月 30 日初诊。

主诉：右拇指挫伤已 3 天。

检查：无骨伤，右拇指指掌关节外侧近合谷穴处肿痛，活动稍受限，无关节错位。

治疗：点外科基础穴加曲池、合谷、阳溪、高骨等穴，施揉、捏、提、拉、切法。两次痊愈。

（选自《中医按摩疗法》）

（二）

【医案原文】

张某，男，23 岁，工人，1964 年 1 月 14 日初诊。

主诉：2天前工作时挫伤右手食指，当时不明显，逐渐肿痛加重，右手食指持物无力，食指端麻木，伸屈握拳稍受限，指掌关节压痛，食指背侧筋腱活动痛，经检查诊断为右食指挫伤、筋腱错位（无骨伤）。

治疗：点外科基础穴，加手三里、外关、二间、三间、合谷等穴。施揉捏、拨筋法、压法。术后右手食指伸屈正常，疼痛减轻，指端无麻木，外敷骨伤散，3次后痊愈。

（选自《中医按摩疗法》）

（三）

【医案原文】

王某，女，42岁，工人，1962年12月21日初诊。

主诉：3个月前被机器压伤左手拇指第一节，皮肤撕脱，来院急诊，经过植皮手术后，右手四指后遗僵直，牵连同侧肘肩关节不举。

治疗：点外伤基础穴，加手三里、肩髃、曲池、外关、阳池、支正等穴，施升、降、㨰、摇、揉、捏等手法。逐渐好转，经按摩70次痊愈。

（选自《中医按摩疗法》）

腕部外伤

一、曹锡珍医案

（一）

【医案原文】

董某，男，23岁，工人，1964年3月13日初诊。

主诉：半月前跌倒挫伤右腕。

检查：右腕部无明显红肿，外旋时受限且痛，其他活动尚好，右腕尺侧骨头处压痛，端东西时痛甚。

治疗：点外科基础穴后，再点外关、阳池、腕骨、养老等穴，在点养老穴时，腕骨有复位之响声，按摩后腕部活动正常，无痛感。

（选自《中医按摩疗法》）

（二）

【医案原文】

赵某，男，22岁，工人，1965年2月26日初诊。

2年前摔伤左手腕，久治不愈。最近右腕又伤，以致双腕疼痛，不能劳动。第1次检查双腕均有骨错位，左豌豆骨、右腕钩骨错位。

在按摩整形手法中，均有复位之响声，术后患者主诉疼痛减轻。按摩两次痊愈。

（选自《中医按摩疗法》）

（三）

【医案原文】

臧某，男，工人，1965年2月27日初诊。

主诉：两周前左手腕背面正中处，出现一肿物，偶有肿胀不适感，渐渐长大。外科诊断为左腕关节腱鞘囊肿症，主张手术切除，本人不同意，由外科转来治疗。

治疗：先施外科基础手法，然后重点复溜、承筋二穴。再让其仰卧平伸双手背，先在左腕患处的对面、右手背的正中处用碘酒消毒，以三棱针刺3下，挤出黑血数滴。再在患处用力指切成痕，继以掌根用力快揉数十下，即用大拇指加劲下按，其肿物逐渐消失，已将脱出的腱鞘囊按推归臼。敷以骨伤散。3 日后复诊，再敷药 1 次长好固定。

迄今未复发。

（选自《中医按摩疗法》）

二、孙树椿医案

【医案原文】

奚某，女，42 岁。2005 年 12 月 7 日就诊。

主诉：腕关节桡侧疼痛 1 个月。

初诊：患者 1 个月前无明显诱因出现腕关节桡侧疼痛，不能持物。于 2005 年 12 月 7 日求治于我科门诊。症见：腕关节桡侧疼痛，持物乏力，桡骨茎突处有一结节状隆起。检查：桡骨茎突隆起处压痛明显，握拳试验（＋）。

诊断：桡骨茎突腱鞘炎。

予手法治疗。

手法操作：患者正坐位，伤腕伸出，桡侧在上。术者站在患者前方，以两手拇指于桡骨茎突部相对推按。术者一手握住伤手使其尺屈，另一手拇指向近端推捋，反复数次。

复诊：腕桡侧疼痛明显减轻。继续手法治疗，3 诊后好转。

讨论：手腕部长期过度劳累易导致本病的发生，多见于家庭妇女、文案工作者。桡骨茎突腱鞘为拇长展肌腱和拇短伸肌腱的共同腱鞘，长期因劳作而频繁地来回磨动，日久劳损，腱鞘即可发生损伤性无菌性炎症，造成纤维管的充血、水肿，鞘壁增厚，管腔变窄，肌腱变粗，肌腱在管腔内滑动困难而产生疼痛等症状。本手法由推挤、捋顺组成，能促进局部血液循环，加快炎症吸收，故取效多捷。但应用时注意时间不宜过长，以避免反复搓揉造成皮肤破损。

（选自《当代名老中医典型医案集·针灸推拿分册》）

肘部外伤

杨清山医案

【医案原文】

高某，男性，10岁，学生。

病史：左臂因摔伤已1天半，疼痛、肿胀、活动受限，X光拍片检查，未见骨折现象。

检查：左肘肿胀，但未见明显青紫，肘关节周围压痛明显，功能不好。肘关节周径测量：健肘为17cm，患肘为22cm，伸、屈时疼甚。

印象：左肘关节软组织损伤。

治疗：1973年3月17日行按摩治疗，轻手法，以揉为主，配合轻屈拉法，疗后嘱患儿家长观察3次后病情变化，好转时继续治疗，症状加重时，怀疑骨质病变。

3月19日第2次治疗时，询问病情变化不著，改中级手法以摩、揉法为主，配合轻屈拉法，重点在肘关节内侧肿胀明显部位（淋巴结处）。用掌揉时使用特殊操作方法，以掌尺侧缘推揉向上，以拇指和大鱼际桡侧向下为虚揉的手法回返，此法可消肿、止痛。

3月21日第3次治疗后，肿胀明显消退，伸屈功能显著提高。故揉力和屈拉角度渐增加，共治疗7次，症状基本消失，功能恢复正常。

（选自《杨清山按摩经验集》）

大腿部外伤

曹锡珍医案

【医案原文】

孙某，女，4岁，1964年3月4日初诊。

其母诉：昨天玩时摔伤两大腿根部，当即治疗未愈，昨夜通宵疼痛哭闹。

检查：不能站立迈步，两大腿内侧腹股沟部筋扭错位，疼痛拒按，无明显红肿。

诊断：两腿腹股沟搋伤。

治疗：点外科基础穴加委中等穴。施整复、拨筋法（跪式），让患者双手扶床双膝下跪，医者在伤处用手，满指用力，快速拨动其大腿根筋一二十下，再让其俯伏施屈膝整复扳动法，使筋复位。

术后当时能起立，开步行走，1次痊愈。

（选自《中医按摩疗法》）

膝关节外伤

曹锡珍医案

（一）

【医案原文】

陈某，女，22岁，学生。

主诉：1959年2月，滑冰时将右膝关节扭伤，经过医院检查，确诊为内侧半月板撕裂，于4月24日在北京医学院第三附属医院进行手术治疗。手术后，该侧关节呈强直状态（屈曲约90°左右，伸展约160°左右）。同时，非利用双拐不能行动，而且活动时非常疼痛。

经过检查，确诊为右侧半月板手术后遗症。

第1次治疗以阿是穴为主，向周围进行重掐。同时，掐、压、揉、点悬钟、解溪、阳辅、申脉、昆仑、曲泉、承筋、阳陵泉、膝关、鹤顶、犊鼻、膝眼、髋骨①、委中、外关诸穴。第1次治疗后，患者感到疼痛减轻，活动范围增大。

第2次治疗，除施行筋伤手法（波进法）和轻揉捏按摩手法外，并取昆仑、委中、髋骨①、鹤顶、膝关诸穴。经过第2次治疗，患者即可去拐行走，但膝关节内侧仍感轻微疼痛。

又经过3次治疗，即告痊愈，患者不仅行动自如，而且参加一般锻炼。

【注解】

①髋骨：又称髋骨，奇穴。位于大腿伸侧，髌骨中线上3寸处。多用于治疗腿足风湿、痿软无力、寒湿走注、

白虎历节风痛、鹤膝风、下肢瘫痪等症。

（选自《中医按摩疗法》）

（二）

【医案原文】

王某，男，21岁，学生。

主诉：1958年12月，右侧腘窝肌腱拉伤，伸腿时疼痛，不能跑跳，初步诊断为右侧腘窝肌腱损伤。

治疗方法是，先令其用中药洗剂熨，然后行按摩八法和经穴按摩。所取穴位是：申脉、昆仑、三阴交、承山、承筋、委中、犊鼻、膝眼、梁丘、承扶诸穴。利用上述手法治疗6次，效果不大。后以较重的手法拍打委中穴，立见奇效而告痊愈。

（选自《中医按摩疗法》）

【按语】

此医案采用熨法及按摩疗法。运用热敷法治疗某些疾病，在我国已有两千多年的历史。早在《内经》就有热熨法的应用。热熨的主要作用是透热，根据不同的病情，配合各种性能的药物，以加强温经通络、活血化瘀、散寒止痛等功效。

踝关节外伤

一、曹锡珍医案

（一）

【医案原文】

钟某，男，22岁，学生。

主诉：右侧踝关节扭伤，除红肿外，有明显屈伸、内收、外展等运动障碍。经检查，确诊为一般性的踝关节扭伤。

治疗方法是采用按摩八法以揉捏手法为主，同时加以数次按压。经穴按摩所取的穴位是：绝骨、外关、商丘、丘墟、解溪、申脉、昆仑、仆参、京骨、束骨诸穴。点揉经脉线路按摩，主要采取顺、分、弹、拨等手法。

治疗效果显著，治疗4次，即告痊愈。

（选自《中医按摩疗法》）

（二）

【医案原文】

郁某，女，23岁，学生。

右踝关节扭伤7天，疗前局部肿胀，以外踝上缘为显，距腓前韧带处有压痛。

临床检查：除外踝扭伤外，并有距腓前韧带轻度撕裂伤。

治疗方法：取申脉、昆仑、中封、仆参、绝骨、解溪、承山、委中等穴，以泻法为主，共治疗5次，肿胀完全消散，疼痛消失。

（选自《中医按摩疗法》）

二、杨清山医案

【医案原文】

于某，女性，16岁，学生。

病史：打篮球摔倒，扭伤左踝关节，局部肿痛、功能障碍已两天。既往扭伤过2次，但伤情较轻，此次较重。

检查：左踝肿胀，外踝前下有核桃大瘀血面，足底也有出血，呈青紫色，检查功能：踝关节屈伸尚正常，但活动时剧痛。

印象：左踝关节软组织损伤。

治疗：1973年10月27日第1次治疗，中级手法以揉法为主，配合轻转法。患者来时，两人搀扶，患足不能着地，经治疗后，自己走出医院。治疗时间15分钟。

10月29日第2次治疗时，看到左踝肿胀减轻，疼痛好转，可自己走来治疗，手法仍以揉为主，尤其肿胀四周揉力的平衡为消肿主要手法，配合轻转法。

第3次治疗后，肿胀基本消失，瘀血大部分吸收，皮肤由青紫变为黄色，疼痛已不明显。除以上手法外，增加屈拉法。至第4次都是此手法。共治疗4次。疗后肿痛消失，功能恢复，在治疗中无影响学习。

1975年11月16日随访：按摩4次，治愈左踝扭伤后，一直很好，再未扭伤，坚持参加球类运动，其他情况正常。

（选自《杨清山按摩经验集》）

头颅部外伤

曹锡珍医案

【医案原文】

张某，女，28岁，演员，1964年3月5日初诊。

主诉：1年前在演出时误撞硬物，将头颅前额眉心上1寸许处阳白穴撞伤，头皮未破，未见出血。当时痛昏1

小时，亦未医治，次晨起一凸形疙瘩，未就医处理。1年来凸形逐渐扩大，并有发作性剧烈头痛。经某医院骨科诊断为骨瘤，主张手术切除。患者不同意，来我科求治。

检查伤处有1个与前额皮肤色泽一致如栗子大的肿块，按之有痛觉，用指甲切之现出甲痕停留不散。

治疗：按其病情决定对患者施行按摩疗法：开始先施外伤基础手法，然后在患处用离心泻法。在凸物中心用拇指指甲切成米形，逐渐向外切，最后将凸物掐成"※"形为止。涂以碘酒。最后施轻揉轻擦法10分钟。次日凸瘤削平四分之一差，且头痛较轻。

继续按摩及外敷中药共20次，痊愈。

（选自《中医按摩疗法》）

胸胁部外伤

曹锡珍医案

（一）

【医案原文】

白某，男，46岁，工人，1963年5月24日初诊。

主诉：5天前推小车运纸，车把失手，打伤左胸第3肋间，当时闷气、呼吸困难，经治疗后遗胸部疼痛，呼吸咳嗽均感剧痛。

检查：左胸部第3肋间肌肿，有压痛，无骨伤。

诊断：胸肌损伤。

治疗：先点外科基础穴，后仰卧位点公孙、内关、陷谷穴等，先泻后补。再在伤处施按摩、点揉、掐切等法。

按摩后令其深呼吸及大声咳嗽，当即不觉疼痛。

（选自《中医按摩疗法》）

（二）

【医案原文】

冯某，男，26岁，工人，1963年6月21日初诊。

主诉：3个月前骑车不慎与人冲撞伤胸部，4天后胸部刺痛重、胸满、吸气费力，某医院检查照片无骨折。

检查：胸部外观无红肿，自觉胸部窜痛。

治疗：点外科基础穴公孙、内关、陷谷穴等，施按摩、揉擦法。内服补筋丸。经按摩5次即痊愈。

（选自《中医按摩疗法》）

（三）

【医案原文】

苏某，男，31岁，工人。

主诉：1周前抬重物因双肘用力过猛，伤及右肋骨，当时有响声，日夜疼痛，久治无效。

检查：右5、6胸肋关节处有突出，拒摸拒按。X线透视无骨折。

诊断：右胸肋关节闪错脱位（5~6）。

治疗：点外科基础穴加公孙、内关、陷谷穴等，后施整形八法手术时有脆音响声一下。术后摸按皆不再拒，而立时感觉痛止舒适，下床后即能俯仰自如。

（选自《中医按摩疗法》）

（四）

【医案原文】

王某，男，37岁，干部，1963年7月26日初诊。

主诉：昨天打乒乓球时捩伤右侧胸肋部，当时不觉痛，至夜间痛甚，深呼吸及伸展右臂时均痛。

检查：右胸部外观无明显红肿，第2胸肋处压痛，伸右臂时局部则痛甚。无骨伤。

诊断：胸肋肌捩伤。

治疗：点外科基础穴及气户、膻中、内关、公孙、陷谷、解溪、丰隆等穴。施局部轻擦揉法。

次日复诊时自诉按摩后疼痛减轻，隔日深呼吸及右臂均已不痛，亦无压痛。

（选自《中医按摩疗法》）

（五）

【医案原文】

张某，男，29岁，工人。

5天前突然发生胸肋左侧岔气，呼吸、咳嗽即感隐痛。

施用经穴按摩时，取内关、公孙、申脉、肩井、肩外俞等穴，并在患处实行压法。最后让患者站立，两手侧平举，术者在分散其注意力时，突然抖动左臂，共治疗3次，完全恢复。

（选自《中医按摩疗法》）

肩背部外伤

曹锡珍医案

【医案原文】

刘某，女，34岁，工人，1963年8月8日初诊。

主诉：昨天工作抬重物时碰伤右肩胛及背部。

检查：向前后、左侧弯腰痛，左臂抬举痛，左肩及背肌均压痛，未见明显红肿。未伤骨。

治疗：点外科基础穴，加肩髃、膏肓、附分、秉风等穴，施揉捏推按等手法治疗，第 1 次按摩后大见好转，痛轻，共按摩两次即痊愈。

（选自《中医按摩疗法》）

急性腰扭伤

急性腰扭伤是腰部肌肉、筋膜、韧带等软组织因外力作用突然受到过度牵拉而引起的急性撕裂伤，常发生于搬抬重物、腰部肌肉强力收缩时。多系突然遭受间接外力所致。急性腰扭伤可使腰骶部肌肉的附着点、骨膜、筋膜和韧带等组织撕裂。中医认为闪挫及强力负重后，腰部剧烈疼痛，腰肌痉挛，其病机主要为瘀血阻滞于局部。

一、丁季峰医案

（一）

【医案原文】

陈某，女，53 岁，1993 年 3 月 25 日初诊。

主诉：腰痛 3 天。

患者曾在半月前搬物不慎扭伤腰部，经贴伤膏后症状缓解。前天弯腰洗头后腰痛复发，下蹲后起立不便，卧床翻身困难，咳嗽时腰痛加重。检查：脊柱居中，腰生理曲度变直，腰活动度：前屈 20°、后伸 10°、左侧屈 5°、右侧屈 10°。左第 3 腰椎横突处压痛，无放射痛，左腰部骶棘肌张力增高，腰后伸被动运动较僵硬。舌淡，苔薄白，脉沉细。

该患者腰部损伤，气血瘀滞，导致经络不通。

治宜舒筋活血、和络止痛。给该患者左侧腰骶部施滚法、按法配合腰后伸被动运动，最后搓腰骶部结束治疗。经首次治疗，腰痛即见减轻，活动好转。两次治疗后，症状消失而愈。

（选自《上海中医药大学中医学家专集》）

（二）

【医案原文】

岑某，女，58 岁。1993 年 4 月 14 日初诊。

主诉：腰痛 1 周。

患者原有腰痛史 10 余年，1 周前搬物不慎引起腰痛加剧。

现感腰骶部酸痛，翻身困难，坐后起立不便。检查脊柱居中，腰生理弧度存在，腰活动：前屈 30°、后伸 10°、左侧屈 20°、右侧屈 20°，第 5 腰椎至骶 3 棘上压痛，腰后伸被动运动阳性，仰卧髋膝屈曲试验阳性，直腿抬高均达 80°，"4" 字试验阴性。苔薄白，脉细。

该患者年老体衰，肝肾亏虚，复受外伤，气滞血瘀，导致经络不通。治宜活血化瘀、和络止痛。在腰骶部施以滚法，配合作腰后伸被动运动。按八髎、天应穴。搓腰骶部结束治疗。经 2 次治疗后，腰痛显著减轻，共经 4 次治疗，腰部即恢复正常。

（选自《上海中医药大学中医学家专集》）

二、杨清山医案

（一）

【医案原文】

李某，男性，24岁，工人。

病史：因劳动时不慎扭伤腰部，疼痛较重，活动受限。于1974年9月4日来诊。

检查：腰部挺直，腰肌紧张，腰椎4～5两侧压痛明显，腰部活动：前屈10°，后伸5°，左右屈近正常。

治疗：于1974年9月4日行按摩治疗，腰部中级手法，以掌揉法和指揉法为主，配合轻微拉法；掌揉法可缓解肌痉挛，指揉法用于腰椎痛点周围可起止痛作用，配合托拉腰部起放松作用。治疗20分钟结束，当时病人行动自如。

9月6日第2次治疗，手法同上，腰部痛点基本消失，腰部活动：前屈90°，后伸30°，左右屈正常。

为了巩固治疗，9月8日治疗最后1次，症状消失，功能完全恢复正常，痊愈。并嘱其经常加强腰肌锻炼，预防复发。

（二）

【医案原文】

尹某，男性，54岁，干部。

病史：因抬重物扭伤腰部3天，疼痛较重，活动受限。于1974年9月29日来诊。

检查：腰肌紧张，腰椎3～4左侧椎旁压痛明显，左臀、腘窝压痛明显；腰部活动：前屈15°，后伸10°，左屈

10°，右屈 15°。

治疗：1974 年 9 月 29 日行按摩治疗腰部，配合左下肢治疗，轻、中级手法，指掌揉法，配合仰卧位拉法，指压法用于腰部痛点区。

治疗 3 次后，疼痛缓解，活动范围增大。

治疗至第 5 次时，腰部疼痛消失，左臀、腘窝压痛点也消失，腰部活动：前屈 90°，后伸 30°，左右侧屈各 20°。

10 月 11 日为第 6 次治疗，至第 11 次止，这后 6 次为巩固治疗。痊愈后嘱其适当加强腰肌锻炼，以防复发。

（选自《杨清山按摩经验集》）

三、曹锡珍医案

【医案原文】

林某，女，25 岁，学生。

主诉：上课做背桥运动时，损伤腰胯部，除有前倾、后屈等运动障碍外，臀部感到疼痛和麻木。检查：前倾约 10°~20°，后屈 15°左右。

初步印象：腰部扭伤。

头两次治疗是采用掐、揉、按、压等手法，也采用了背晃法和按摩八法。所取经穴是：申脉、昆仑、承山、承筋、绝骨、复溜、三阴交、腰俞、八髎、风市、委中等。结果收效不大。

第 3 次治疗时，先点、拍（拍打 5~6 次）委中穴，然后再取穴。除上述经穴外，又增加了髀关、伏兔、居髎、环跳诸穴。同时还点揉臀部中央，并结合运用按摩八法，最后再点 1 次委中。治疗效果很好。与按摩治疗同时，患者还接受红外线治疗。从此，病情逐渐减轻，经过11次治疗基本痊愈。

通过上述病例治疗的体会是：腰痛采用重手法效果较大，尤其拍打、点揉委中穴，其效尤著。此外，当臀部疼痛时，点揉臀部中点，效果也很好。

（选自《中医按摩疗法》）

四、刘柏龄医案

（一）

【医案原文】

王某，女，29岁，1997年4月19日初诊。

患者在2日前，扭伤腰部，疼痛剧烈，活动受限，遂由人背往邻近医院治疗，不见疗效，仍腰痛难忍。查体患者呈痛苦面容，腰部活动困难，腰3～5棘突间及棘突压痛明显，腰肌紧张，直腿抬高试验阴性。唇系带有"扭伤点"。X线片示：脊柱腰段变直，各椎体未见明显异常。

诊为急性腰扭伤。先采用一针法，针后患者即能活动，且能自动行走，活动腰部。继之采用一牵三扳法治疗1次，腰痛悉减，已能自己步行回家。

一针：先用三棱针将唇系带之粟粒大小的硬结刺破。然后将上唇捏起，用毫针刺入人中穴，针尖向上45°，重刺激，留针30分钟，每10分钟捻转1次。针刺后嘱患者深呼吸，活动腰部，针刺后立见功效。

一牵：患者俯卧位，术者立于患者足侧，以双手握住双踝，把双腿提起，使腰部后伸，缓缓用力后伸与对手行对抗牵引，重复 3 次。

三扳法：1）一扳取俯卧位：①扳肩压腰法。术者一手以掌根按压患者第 4 至第 5 腰椎，一手将肩扳起，与压腰的手交错用力。对侧再做 1 次。②扳腿压腰法。术者一手以掌根按压患者第 3 至第 4 腰椎，一手将一侧大腿外展抬起，与压腰的手交错用力，对侧再做 1 次。③双髋引伸压腰法。术者一手以掌根按压患者第 3 至第 4 腰椎，一手与前臂同时将双腿抬高，前后左右摇摆数圈，然后上摇双腿，下压腰部，双手交错用力。2）二扳取侧卧位：①腰部推扳法。患肢在上屈曲，健肢在下伸直，术者立其背后，双手扶持患者臀部，助手在前，双手扶持其胸背部，2 人向相反方向推和扳，使患者腰部获得充分的旋转活动。此法重复 3 次。②单髋引伸压腰法。术者一手用力按压患者腰部，一手握住患者大腿下端，并外展 40°向后方位，使腰髋过伸 30°左右，然后再做屈膝、屈髋动作。如此交替进行，重复 3 次。3）三扳取仰卧位：患者屈膝屈髋，术者双手握住其双膝，过屈贴近胸前，先做左右旋转活动，然后推动双膝，使腰及髋、膝过度屈曲，反复数次。术后让患者卧床休息 30 分钟再活动。

（选自《国家级名老中医颈肩腰腿痛验案良方》）

【按语】

急性腰扭伤属于中医伤筋范畴，临床证实，针刺对于此病有较好的临床疗效。此案采用了针刺结合推拿的疗法，针刺唇系带之"扭伤点"及水沟穴以通行督脉气血，配合推拿疗法活血通络解痉。

第二节　骨折

指骨骨折

林如高医案

【医家简介】

林如高（1888～1985），福州人。其祖父林达年是福州著名的骨伤科中医，林达年去世时，林如高年仅22岁，已小有名气。之后行医60多年，救治数以万计的伤筋碎骨的危重病人。林如高名震中外，被誉为"整骨神手"。

在长期的临床实践中，林如高发展了祖传的整骨技艺，形成了自己独特的整骨手法。他动作熟练，重而不滞，轻而不浮，柔中有刚，刚柔相济，触摸、拔伸、持牵、按压、提托、推挤、摇转、反折、理筋十法，体现了"机触于外，巧生于内，手随心转，法从手出"。林如高认为治疗骨伤要"望、闻、问、切、摸、比"六诊合参，根据骨折部位产生的声响，诊断骨折的程度和性质，准确入微。在治疗骨伤症时，也注意病人整个身体气血虚实情况。

林如高治疗骨伤病的丸、散、膏、丹配伍精当，疗效卓著。他取材杉木做固定四肢骨折的小夹板，受到国内外专家的一致好评。编写了《骨折练功歌》，指导骨折病人在整骨后分期练气功，促进断骨愈合和体力的恢复。

【医案原文】

邓某，女，42岁，福州台江码头搬运工人。就诊日期：1982 年 2 月 17 日。病案号：820256。

病史摘要：患者于 3 天前搬运货物时不慎右手中指被压伤，当时患指畸形、肿胀、疼痛，就诊于乡医，经包扎固定，症状未见改善，今转笔者医院。

检查：患者痛苦表情。右手中指近节向掌侧成角畸形，局部肿胀、压痛明显，有骨擦音和异常活动，患指活动障碍。X 线片示（片号 13245）：右手中指近节指骨骨折，向掌侧成角，远折端向尺侧移位。

诊断：右手中指近节指骨骨折。

治疗：在拔伸牵引下，以挤压手法矫正侧移位，然后将远折端掌屈，将近折端自掌侧向背侧顶，以矫正向掌侧成角畸形。复位后将 1 个小绷带卷置患指掌侧，将患指屈曲后以胶布固定。局部外敷活血散。3 周后，患指无肿痛，解除外固定，以药水外擦并练患指屈伸活动。4 周后，患指活动自如出院。

评析：近节指骨骨折以骨干骨折较多见。因骨折近端受骨间肌、蚓状肌的牵引，骨折远端受伸肌腱的牵拉，常造成向掌侧成角畸形；若远端骨折，由于受伸肌腱中央部的牵拉，远端可向背侧旋转 90°，使远端的背侧与近端的断面相对，而阻止骨折的整复。

整复手法：在拔伸牵引下，医者用一手拇指与食指自内向外侧挤压矫正侧向移位，以后将远端逐渐掌屈，同时以另一手拇指将近端自掌侧向背侧顶起，以矫正向掌侧成角。

（选自《古今名医骨伤科医案赏析》）

【按语】

指骨骨折的治疗，既要准确地复位，又要牢固地固定，还要尽早进行功能锻炼，以恢复手指灵活的活动功能。

掌骨骨折

段胜如医案

【医家简介】

段胜如，男，江西南昌人，1948 年毕业于江西医学院医疗系。1957 年起跟杜自明学习中医。后任卫生部中医研究院广安门医院骨科主任、副主任医师。运用中医传统正骨手法治疗闭合性复杂性骨折，疗效显著。对腕舟骨骨折线的方向分型，提出了有利于骨折治疗的新观点。主编有《中医正骨经验概述》等著作，撰有《肱骨外髁旋转脱位骨折的闭合复位治疗》等论文。

【医案原文】

张某，男，21 岁，1992 年 5 月 29 日初诊。

主诉：6 天前，抓犯人，右手被反击，撞于床沿上，闻一响声，右手感疼痛，未予注意，第 2 天右手背肿起，疼痛，不能握拳，到医院照片，诊为第 4 掌骨骨折，建议手术，不同意，去一区级医院手法整复，包扎固定，因不能照片，又去某大医院复查，骨折错位如前，云只有手术才能复位。

来笔者医院门诊，X 线片显示第 4 掌骨干骨折，远断端向手背翘起，并向尺侧偏移，乃搓一圆筒形纸压垫，中心较坚实而不空虚，搓好后用胶布固定，以免回松，再用纸板剪一 4 层方形小纸垫，为压翘起的骨突之用。再剪 U

字形纸板 1 块，用以包裹手掌和手背。准备好以后，在第 3、4 与 4、5 掌骨间的伤处近端，各注入 2% 利多卡因 4ml，术者左手捏患腕，右手牵第 4 指，在对抗牵引的同时，右拇指将骨折远段向掌侧和桡侧推挤，如此坚持约 1 分钟，闻一弹响声，术者仍维持此姿势不动，嘱助手将短圆筒形纸压垫放于第 4、5 掌骨间用胶布固定，再放一方形纸压垫于手背原骨突起处，也用胶布固定，然后将 U 形纸板的中央放于小指侧，两边分别包裹手掌和手背，腕及掌指关节不固定，将 4 列绷带用力从小指侧经手背从手掌绕回，把腕与掌指关节之间的手背牢牢固定，须用 2 个 4 列绷带才够牢靠，再照 X 线片，达到解剖对位，嘱轻轻握拳锻炼。

1992 年 6 月 6 日来复诊：在原有包扎基础上再外加 1 个绷带固定，照片骨折断端对位良好如前。

1992 年 6 月 13 日来复诊：在原有固定的基础上，再外用 1 个绷带予以加固。

1992 年 6 月 23 日来复诊：在外院又照了 1 张 X 线片，对位如前，再外加 1 个绷带固定。

1992 年 7 月 13 来复查：照 X 线片，骨断端已有骨痂生长，去除绷带固定，嘱握拳锻炼，可做轻工作。

1992 年 8 月 5 日来复查：照 X 线片，骨断端已愈合，可以停诊。

评析：由直接暴力引起的掌骨干骨折，多为横断，骨折远端向手背侧突起。由传达暴力引起的掌骨颈骨折，骨折远端向手掌侧突起。局部肿胀疼痛，不能握拳，一握疼痛加重。局部压痛，触摸手背或手掌，看有无高起的硬块，活动与之相关的指关节，疼痛加重，照 X 线片以了解骨折的移位及成角情况，这对手法复位是有指导意义的。

（选自《古今名医骨伤科医案赏析》）

【按语】

骨折后为避免加重损伤和减少疼痛，要限制伤处活动，即对骨折处进行固定。但是另一方面随着骨折处的逐渐愈合，及时调整固定的方式对于骨关节功能的恢复也显得极为重要。本案对于患者后期的处理恰当，故愈合较快。

桡骨头骨折

董万鑫医案

【医家简介】

董万鑫，13 岁时，师从北京西城宏庙正骨诊所的创始人陈启，得其真传。擅长治疗各种疑难骨折，创造出了一整套独特的正骨手法。《董万鑫骨科秘验》一书是其临床经验的很好总结。

董万鑫认为，手法是中医特有的以医生双手整复折骨，使脱臼复位，治疗软组织损伤的方法。在伤科中，手法能使移位的软组织复位，还可以加速新陈代谢和瘀血的吸收，使受伤局部肿胀消除。手法治疗还可以消散郁结，解除粘连，畅通气血，促使受损关节部位的功能活动恢复正常。因此，在伤科疾病的治疗中，手法为其首务。对于骨折的复位手法，要体现一个"快"字。因为骨折患者的最大痛苦是疼痛，用手法复位时患者的疼痛就要加剧。中医正骨不需要使用麻醉药品，只有运用快速的复位手法，才能最好地减轻疼痛。手法要快，并要稳和准。一旦临症，机触于外，巧生于内，手随心转，法从手出。法之所施，患者不知痛苦。

【医案原文】

福某，男，12 岁。

初诊：1978 年 5 月 8 日。

主诉：4 天前因跑步不慎摔倒，右肘部着地，致右肘部肿胀，疼痛剧烈，不能活动。

检查：右肘部肿胀，皮肤青紫，肘关节及前臂旋转功能受限，桡骨头部压痛明显，无明显骨擦音。X 线片确诊为右桡骨头，骨折（"歪戴帽"型）。

治疗：

（1）手法。患者坐位，把前臂放在桌上，前臂旋前，肘外侧在上，这样便于医师施用手法，术者两手握住肘部，双手拇指由桡背侧从下往上轻轻向上推挤桡骨头直至复位。

（2）固定。外敷正骨散，将折骨向原错位的方向处压 1 长方形棉垫，用两块纸板分别放在掌侧与背侧，长度由肘关节至腕上，再于桡侧放 1 条形硬纸板，然后屈肘 90° 用绷带固定。每周复查 1 次，5 周时解除外固定物，做功能锻炼，6 周时肘伸屈及前臂旋转功能完全恢复。

评析：桡骨颈骨折或桡骨小头骨骺分离，骨折近端向外移位，桡骨头关节面向外倾斜，桡骨头关节面与胫骨下端关节面由平行改变为交叉，骨折近端与骨折远端外侧缘嵌插，呈"歪戴帽"或移位。严重移位时，桡骨头完全翻转移位，其关节面向外，两骨折互相垂直面无接触，骨折近端还可同时向前或向后移位，如为桡骨头骨骺分离，则往往整个骨骺向外移位而带有三角形的一块骺端。

桡骨头骨折"歪戴帽"型者较多，新鲜骨折容易复位（如骨折后 2 周左右再行复位就不太容易），复位时由下向上推，也就是由手三里穴处开始，手轻缓向上移动，手指到骨边缘处用手轻推、重按"歪戴帽"桡骨头，稍有移动就能复位。手法机触于外，巧生于内，灵活运用。如果至 4 周后折骨端稳固，可拆除夹板，动静结合，早期锻炼功能。

（选自《古今名医骨伤科医案赏析》）

【按语】

桡骨头骨折通常由间接外力所致，最常见是跌倒时手掌撑地，肘部处于伸直和前臂旋前位，外力沿纵轴向上传导，引起肘部过度外翻，使得桡骨头外侧与肱骨小头发生撞击，产生桡骨头骨折，骨折块常向外下或后外下旋转移位。桡骨头骨折应尽量采用复位固定法，愈合过程中注意及时进行功能锻炼。

尺骨上 1/3 骨折合并桡骨头脱位

胡黎生医案

【医家简介】

胡黎生，1917 年生，吉林省中医骨伤科学会副主任，吉林省中医中药研究所骨伤科研究室副主任，主任医师。胡老继承了家传之骨伤科，又研读了历代名家著述。为探求骨伤科奥义，更遍访师友，曾走访上海石筱山和天津著名骨伤科苏氏及北平正骨刘记等名家，相互交流经验，切磋手法技艺。1947年胡老移居长春，自创胡氏接骨诊所。

主要学术思想：筋骨并重，强调辨证。胡老认为，治疗骨折在照顾整体的前提下，重视局部治疗。筋与骨关系十分密切，主张非理筋不能使骨复位，故他在处理骨折整复前，先认清其移位状况，确定筋所牵拉造成移位位置，顺其相反方向理复，使移位骨折"复归于旧地也"。

整复力求稳准轻捷。胡老强调无论骨折的整复或关节脱位，要用"活力"，方能取得良好的效果。他常用的手法包括触摸、拔伸、捺正等，均依据不同骨折的整复需要来适当选取，配合运用。

动静结合，固定有法。胡老经过大量临床观察、对比、研究，创造出自己独具一格的固定器材。采用竹片、胶合板、纸板、棉花、绷带等，按患肢不同部位的生理弧度制成相应器材。

伤科用药，重视气血。胡老认为"肢体损伤于外，气血伤于内"，有两层意思：一是外损的同时可有内伤；二是在损伤治疗的全过程中，强调气血的辨证和治疗。

【医案原文】

徐某某，女，18岁。

主诉：昨晚坠于地沟内，左手触地跌伤，肘部肿痛、不能活动而来诊。

检查：左肘关节及前臂明显肿胀，肘后下方尺骨向后侧成角畸形，可触及骨擦音，异常活动，肘外后侧隆凸，可触及脱出之桡骨头，压痛广泛明显，肘关节屈伸及前臂旋转功能均受限；腕手运动功能及感觉未见明显异常改变。X线示尺骨上段为短斜骨折，断端向背侧桡侧成角，桡骨头向后外侧脱出。

诊断：左尺骨上段骨折并桡骨头脱位（屈曲型）。

治疗：拟手法复位夹板固定。

（1）手法复位：患者平卧，患肢置中立位，一助手握患肢上臂中段，另一助手握腕部顺势拔伸，矫正重叠，并将前臂逐渐旋后，术者一手拇指置于脱出之桡骨头后外侧，四指置肘前方，拇指用力向内及掌侧推按桡骨头，有回位声表示桡骨头脱出已复位成功。在两助手拔伸下，术者两手拇指将尺骨断端向内侧按挤，使尺骨断端复位。术者一手握住已复位尺骨断端及桡骨头部，做肘屈伸活动，无受阻即复位成功。

（2）固定方法：在前臂掌侧上段置一分骨垫，桡骨头部置一半环型边，均用胶布固定，在掌背侧及尺桡侧分别放置适度夹板，而尺侧板上下端均置平垫，绷带夹缚。固定完成后，X线片检查，尺骨骨折已解剖复位，脱出之桡骨头已复位。患肢屈肘悬吊胸前，嘱做腕手功能锻炼。

（3）内治：按3期分治用药。5天后复诊，尺骨骨折对位良好，脱出之桡骨头已复位，疼痛肿胀渐消退，调整夹缚，每周复诊调整固定1次。2周后渐做肘关节屈伸功能锻炼。5周后复查，患肢肿胀完全消退，骨折脱位均对位良好。X线片复查：骨折线稍模糊，有骨痂形成，已临床治愈。解除固定物，外用熏洗药，加强肘屈伸及前臂旋转功能锻炼。又2周后复诊，患肘功能完全恢复正常。

评析：本案为胡黎生治疗尺骨上1/3骨折合并桡骨头

脱位验案之一。本例为屈曲型尺骨上段骨折合并桡骨脱位，多见于成人。跌倒时肘关节处于微屈位，前臂旋前，手掌着地，传达暴力由掌心传向外上方，先造成尺骨上1/3横断或短斜形骨折，骨折端向背侧，桡侧成角移位，由于暴力继续作用，尺骨骨折端的推挤和骨膜间的牵拉，使桡骨头向后外方脱出，对这类外伤应问清致伤过程，是辨证和立法的有力依据。

术者在复位前必须了解骨折移位及桡骨头脱出方向，要熟知伤情，手法稳、准，治多有效。

（选自《古今名医骨伤科医案赏析》）

【按语】

本案整复桡骨头脱位是关键，必须一次整复好，多次整复易造成尺骨断端光滑，不易顶上且不稳定。如复位困难，不必强行整复，可通过夹板之束带的约束力和肌肉的收缩力以矫正残余畸形，也能基本达到解剖复位，且功能恢复良好。

尺桡骨干双骨折

林如高医案

【医案原文】

郑某，男，24岁，连江县黄岐造船厂工人，就诊日期：1979年5月8日，病案号：790529。

病史摘要：患者于5天前不慎从3m高处跌下，右前臂肿痛、畸形，去当地医院检查，摄X线片诊为"右尺、桡骨中段骨折"。转福州某医院治疗，因效果不佳遂转笔者医院。

检查：患者面色苍白，舌红，脉细涩。右前臂中部向掌侧成角畸形，局部肿胀，压痛明显，有骨擦音，右上肢活动受限，但右手运动、感觉存在。X 线片示（片号0739）：右尺、桡骨中段骨折。尺骨近端向背侧移位，桡骨近端向桡掌侧移位。

诊断：右尺、桡骨中段骨折。

治疗：入院后以捏挤分骨手法进行整复，复位后在尺、桡骨断端掌背侧骨间隙各置 1 分骨垫，并据移位方向置压骨垫 3 个，前臂用夹板固定，外加扶手托板，纱布胸前悬吊固定，外敷消炎膏，内服安神止痛汤，练伸掌握拳动作。2 周后局部肿痛消失，予外敷消毒散，内服续骨丸，做托手屈曲练功。6 月 6 日 X 线片示：骨折处已有连续性骨痂生长。6 周后（6 月 20 日）去除夹板固定，以化瘀通络洗剂熏洗，并指导患者积极进行滑车拉绳、手摇纺车等练功动作，8 周后（7 月 4 日）患者前臂旋转功能恢复至正常活动范围，并从事轻体力劳动。

评析：尺、桡骨干双骨折可由直接暴力、传达暴力或扭转暴力所造成。传达暴力所致者多为跌倒时手掌着地，暴力沿桡骨纵轴向上传导，在桡骨中、上段发生横断或锯齿状骨折后，残余暴力通过向下斜行的骨间膜纤维牵拉尺骨，造成尺骨斜形骨折。

捏挤分骨手法整复步骤：患者取坐位或仰卧位，肩外展 80°，屈肘 90°，中、下段骨折取中立位，上段骨折取旋后位。由两助手分别握住上臂与手腕做对抗拔伸以矫正重叠与旋转移位。继而医者双手拇指与其余四指相对，分别捏住背侧与掌侧骨折处，令助手徐徐用力拔伸，在持续牵引的同时，医者用力将尺、桡骨间隙分到最大限度，两者之断端可以同时得到纠正而复位。经上法整复后，若还有残余移位，可采用托压推挤手法，即医者一手在分骨情况下固定骨折一端，另一手提按推挤另一端。内、外侧的移位，须向中心推挤突向内、外侧的骨折断端；掌、背侧移位，须用提托手法向上托提下陷的骨折断端。

（选自《古今名医骨伤科医案赏析》）

【按语】

尺、桡骨干双骨折临床较常见，因前臂肌肉较多，骨折后可出现重叠、成角、旋转及侧方移位，治疗不当常遗留前臂旋转功能障碍、甚至假关节形成，故临床上畸形愈合和不愈合率较高。故整复时应屈肘90°，使肌肉松弛，有利于骨折的整复和恢复尺、桡骨的等长及固有生理弧度，同时良好的固定和早期的功能锻炼可促进骨折的愈合和功能恢复。

桡骨干骨折

林如高医案

【医案原文】

郑某，男，16岁，福州三中学生。就诊日期：1983年10月1日。病案号：831008。

病史摘要：患者于2天前参加篮球比赛时不慎摔倒，当即感到右前臂剧痛，肿胀，不能举手，就诊于省立某医院，经手法复位和石膏托固定，效果不满意，今转笔者医院。

检查：患者痛苦面容，舌淡，脉细涩。以左手托扶前臂，右前臂上段明显肿胀，其桡侧部皮下有散在瘀斑，且压痛甚，可闻及骨擦音，右前臂旋转功能障碍。X线片示（片号 14578）：右桡骨上段骨折，近折端向外向后移位。

诊断：右桡骨干上段骨折。

治疗：入院后，按桡骨上段骨折复位进行整复，患者前臂取旋后位，经拔伸、分骨按压等手法矫正旋转及侧向移位。在骨折端举背侧间隙各放置一分骨垫，在骨折近端外侧放置压骨垫，以夹板固定，并将前臂置于扶手托板上，屈肘 90°，纱布胸前悬吊。局部外敷消肿散，内服消炎退肿汤，并练伸掌握拳。1 周后局部肿胀基本消退，练托手屈肘、双手推车等动作。2 周后局部无明显压痛，外敷接骨散，内服八仙散，继续按上法练功。4 周后 X 线复查：骨折已有连续性骨痂生长。解除外固定，以化瘀通络洗剂熏洗患肘，练手摇纺车动作，以恢复前臂旋转功能。5 周后，患者右前臂活动正常出院。

评析：桡骨干骨折较少见，可由直接或间接暴力引起。儿童或少年桡骨干骨折多为青枝骨折，成年人桡骨干骨折由于骨间膜作用，折端多向对侧移位，同时由于筋肉牵拉而旋转移位。桡骨上段骨折，近端由于旋后肌的牵拉，向后旋转移位；而远端由于旋前圆肌和旋前方肌的牵拉，向前旋转移位。桡骨中、下段骨折，骨折线位于旋前圆肌止点以下，由于旋后肌的旋后倾向被旋前圆肌的旋前力量抵消，骨折近端处于中立位，而远端受旋前方肌的牵拉，而发生旋前移位。

林氏对桡骨干骨折的整复手法：患者坐位，患肩外展80°，屈肘90°，上段骨折时前臂取旋后位；中、下段骨折时前臂取中立位。助手双手握住患肢肘部，医者一手握住前臂下部进行相对拔伸，另一手掌心顶住尺骨，拇指与食、中两指从掌、背侧捏住分骨，同时矫正旋转移位。然后医者一手拇指与食、中指维持分骨位置，另一手拇指与余指在移位的断端进行按压，矫正侧移位，以达整复。手法复位困难或失败者或为不移位骨折者，可行开放复位内固定治疗，多用钢板螺丝钉或髓内钉内固定。术后处理与尺、桡骨双骨折复位内固定相同。

（选自《古今名医骨伤科医案赏析》）

【按语】

桡骨干骨折的复位要求很高，小夹板固定要求确实，纸垫要求部位正确。另外，固定期间必须进行功能训练。

桡骨下 1/3 骨折合并下桡尺关节脱位

胡黎生医案

【医案原文】

张某，男，16岁。

主诉：骑自行车摔倒时腕部触地，肿痛不能活动，经某医院 X 线检查及治疗未奏效，于伤后 3 天来诊。

检查：自带 X 线片示左桡骨下段横断骨折，骨折断端重叠移位约 1cm，远折段向背侧移位，下桡尺关节间隙增宽，并纵向移位。

诊断：左桡骨下 1/3 骨折并下桡尺关节脱位。

　　治疗：手法整复。患者平卧，伤肢外展，属肘前臂中立位，助手握患肢肘部，术者一手握患手部，拔伸3～5分钟，另手拇指和其他四指分别按压远、近折端并反向推按，同时掌屈尺倾远折段，矫正桡骨掌背侧移位，并于骨折上下端尺桡骨间隙中行掌背侧夹挤分骨，使骨折断端复位，在拔伸下，再用力扣握桡尺骨下端使脱位关节紧密复位，检查下桡尺关节不松弛，即该关节脱位已矫正。患肢以前臂适度夹板固定，背侧用超腕板，掌侧置分骨垫，尺侧不超腕，桡侧板上下端置平垫，固定腕手于微掌屈及尺倾位。完成固定后，摄X线片示：骨折对位对线良好，下桡尺关节已复位。内治按骨折3期分治用药。

　　治疗4周，症状消失，X线片复查显示：骨痂中等量。解除固定物，外用熏洗药，进行功能锻炼。2周后复查，功能已完全恢复正常。

　　评析：本案为胡黎生治疗桡骨下1/3骨折合并下桡尺关节脱位验案之一。直接暴力与间接暴力均可造成桡骨下1/3骨折合并下桡尺关节脱位，以间接暴力所致者多见。脱位方向有三种：桡骨远端向近侧移位，最常见；尺骨小头向掌或背侧移位，以背侧移位为多见；下桡尺关节分离，一般3个方向的移位同时存在。

　　治疗当具体分析受伤机制，辨证施治，不可拘泥于常规的整复方法。一般先矫正骨折重叠移位，继矫正侧方移位，最后矫正下桡尺关节脱位。骨折重叠及侧方移位矫正后，桡腕关节面恢复正常角度为矫正下桡尺关节脱位之关键。

　　　　　　　　　　　　（选自《古今名医骨伤科医案赏析》）

【按语】

桡骨下段骨折合并下桡尺关节脱位，复位多无困难，主要问题是石膏固定不稳，关节易再脱位，特别是桡尺远侧关节得不到有效的固定。本案对脱位固定效果很好，同时配合外用熏洗药及功能锻炼，疗效很好。

桡骨远端骨折

崔萃贤医案

【医案原文】

张某，男，20岁。

患者于1975年5月2日晚上骑快车，不慎撞倒，手背触地挫伤左腕，肿痛畸形，以握拳为主。为减轻手部瘀肿、预防关节变僵，当即去某医院就诊，经拍X线片，诊为桡骨下端骨折合并下尺桡关节脱位，随即转笔者医院治疗。

手法整复、纸压垫、木板固定后X线片显示对位满意。患者于6月5日来门诊复查，对位良好，腕部加用合骨垫固定，4周后X线片复查骨折无移位，断端骨痂生长良好，5周后除去外固定，用骨科洗药热敷，每周来门诊2次施以轻度按摩法，8周后腕部功能恢复正常，10周后临床痊愈。

评析：本案为崔萃贤治疗桡骨远端骨折验案之一。屈曲型桡骨下端骨折临床较少见。损伤时的体位与伸直型骨折相反，当患者跌倒时腕掌屈位，手背着地所致。传达暴力作用于桡骨下端而造成骨折。骨折平面与伸直型骨折相同，但移位方向相反，骨折远端向桡侧和掌侧移位。中医伤科称为"反银叉式"骨折，西医称为"史密斯"骨折。

（1）症状与检查：局部肿胀，压痛，腕部变宽下垂，功能障碍，反银叉状畸形，结合临床症状，可拍 X 线片确诊。

（2）整复：患者正坐，将患肢屈肘90°。前臂中立位，一助手捏肘部，一助手握腕部对抗拔伸 3~4 分钟以恢复桡骨长度，术者先推挤桡偏，即一手虎口部放在骨折远端桡侧，用力向尺侧推挤，一手虎口部放在骨折近端尺侧，用力向桡侧推挤，桡偏即可矫正。然后两手拇指由掌侧顶住桡骨远端，向背侧按压，于此同时远端的助手立即将腕关节背伸、尺偏，骨折便可复位。

（3）固定：整复后在维持牵引下，放置掌侧方垫于远端，然后放置背侧方垫于近端，贴敷胶布，用 4 块木板固定，掌侧板超腕关节，背侧板不超腕关节，尺侧板超腕关节，桡侧板与尺骨茎突相平，固定在腕关节背屈、桡偏的位置，用 3 条布带捆扎，屈肘前臂中立位，腕颈带悬吊。固定后，拍 X 线片检查对位情况。固定时间 4~5 周为宜。

（4）术后处理及功能练习：复位后不易维持其整复的位置，断端容易向远端掌移，应及时复查，调整夹板松紧度，注意做伸手握拳活动，切忌做旋转活动。其他与伸直型骨折同。

（选自《古今名医骨伤科医案赏析》）

【按语】

桡骨远端无移位骨折不需要整复，仅用掌、背侧夹板或石膏夹板固定 2~3 周即可，有移位骨折须整复固定。

桡骨颈骨折

林如高医案

【医案原文】

贾某，男，35 岁，邮电工人。就诊日期：1979 年 7 月 11 日。病案号：790753。

病史摘要：患者 5 天前骑自行车时不慎跌倒，当时左肘部外侧肿胀、疼痛，前臂活动障碍，即就诊某区医院，经处理后肿痛未见减轻，今转笔者医院。

检查：患者面色苍白，痛苦呻吟，舌暗，脉弦滑。患者以右手托扶左肘部，左肘外侧明显肿胀，桡骨头处压痛甚，左肘屈伸活动受限，前臂旋转障碍，被动旋转前臂时左肘剧烈疼痛，有骨擦音。X 线片示（片号 8678）：左桡骨颈骨折，桡骨头向外侧移位（歪戴帽型）。

诊断：左桡骨颈骨折。

治疗：按桡骨颈骨折复位手法给予整复，一助手固定上臂，另一助手牵引前臂，在左肘关节伸直内收位来回旋转，医者两手拇指用力将桡骨头向上、向内推挤，即达复位。复位后，在桡骨头外侧置一长方形平垫，呈弧形围住桡骨头，并以夹板固定，屈肘 90° 以三角巾悬吊胸前。局部外敷活血散，内服活血镇痛汤，练伸掌握拳活动。

2 周后局部肿痛明显减轻，改敷接骨散，内服跌打养营汤，练伸掌握拳及肩部活动。3 周后局部无肿痛，解除外固定，以化瘀通络洗剂熏洗肘关节。4 周后左肘活动正常。

评析：桡骨颈骨折，如无移位的裂纹骨折、塌陷骨折、嵌插骨折关节面倾斜度在30°以下，估计日后不影响关节功能者，不必复位。有移位骨折按上述手法整复。桡骨颈骨折大多发生在骨骺尚未闭合的少年和儿童，常表现为肘部疼痛、肿胀及功能障碍，压痛局限于肘外侧。X线片显示桡骨颈骨折或桡骨头骨骺分离，这种骨骺分离呈"歪戴帽"状，与桡骨干纵轴成角30°~60°，甚至达90°。

（选自《古今名医骨伤科医案赏析》）

【按语】

桡骨颈骨折一般预后良好，尚有少数病例可引起骨骺早闭、骨骺坏死及上尺桡关节融合等。前两者对肘部功能影响不大，后者因操作不当所致，应加以预防。

肱骨髁上骨折

董万鑫医案

【医案原文】

张某，女，12岁。初诊：1973年8月21日。

主诉：右肘关节肿胀明显，肘部向后突出，肘关节功能丧失，右肱骨远端压痛明显，可闻及明显骨擦音。摄X线片确诊为"右肱骨髁上伸直型骨折"，断端向桡侧错位。

治疗：

（1）手法。患者取坐位，一助手双手握住患者上臂中段，另一助手一手握住折骨端的内外髁，一手握住前臂，两助手对抗牵引，然后把患肢提起、屈肘，术者握住骨折部，双手四指在折骨近端的掌侧，双拇指在折骨远端的背侧，用力向掌侧推挤折骨远端，其余手指向背侧拉近端，折骨即复位。

（2）固定。外敷正骨散。于折骨近端的掌侧、折骨远端的背侧及桡侧各压一棉垫，然后用90°肘部纸板两侧固定。固定后拍摄X线片检查对位对线良好，每周复查1次。6周时再拍X线片复查，折骨愈合良好，并拆除固定物，进行功能按摩，每3~7天1次，按摩1个月余，肘关节功能恢复正常。

评析：本案为董万鑫治疗肱骨髁上骨折验案之一。此病案为手法治愈右肱骨髁上骨折（伸直型）一例。肱骨髁上骨折分为伸直型、屈曲型两种。其中伸直型最多见，约占髁上骨折的90%以上。伸直型在跌倒时，肘关节在微屈或伸直位，手掌先撑地，暴力自地面向上经前臂传达至肱骨髁部，将肱骨髁推向后上方，由上而下的身体重力将肱骨干推向前方，使肱骨髁上骨质薄弱处发生骨折。骨折线由前下方斜向后上方，骨折近端向前移位而骨折远端向后上移位，骨折处向前成角畸形，患者在跌倒时，肱骨下端除接受前后暴力外，还同时伴有来自尺侧或桡侧侧方暴力。因此，根据骨折远端侧方移位的方向又分为尺偏型和桡偏型。在手法治疗此骨折时应做到"稳、准、快"，力争1次成功。如果不满意时，两助手须加大牵引力，即可奏效。还要特别注意矫正折骨远端的尺侧移位，以防愈合出现肘内翻畸形。外固定不宜过紧，可以脉搏跳动是否正常来判断其松紧程度。

（选自《古今名医骨伤科医案赏析》）

【按语】

肱骨髁上骨折多发于 10 岁以下儿童，是指肱骨干与肱骨髁交界处发生的骨折。肱骨干轴线与肱骨髁轴线之间有 30°~50° 的前倾角，这是容易发生肱骨髁上骨折的解剖因素。此案在治疗后期运用按摩疗法，可以活血祛瘀、消肿止痛。

肱骨外髁骨折

林如高医案

【医案原文】

施某，男，8 岁，福州市台江第二小学学生。就诊日期：1980 年 9 月 21 日。病案号：800953。

病史摘要：患儿 3 天前在学校玩滑梯时不慎跌倒，右肘部肿胀、疼痛，患肘活动障碍，经本市某医院 X 线检查诊为：右肱骨外髁骨折。复位 2 次未成功，遂转笔者医院。

检查：面色稍苍白，痛苦表情。左手托扶右肘部，右肘部呈半屈伸位，肘外侧明显肿胀，可见皮下瘀斑，范围约 2cm×2cm，肘部三角关系改变。被动活动手腕时，肘外侧部疼痛剧烈。X 线片示（片号 10801）：右肱骨外髁骨折，其骨折块约翻转 150°。

诊断：右肱骨外髁骨折。

治疗：按肱骨外髁骨折复位法整复，助手将患肘内翻，前臂旋后腕背伸；医者以拇指尖自外向内后方按压骨折片上缘，同时前臂旋后、肘屈曲 130° 位，以三角巾悬吊于胸前，局部外敷消肿散，内服活血镇痛汤，患儿肘部肿痛逐日减轻。2周后，肘部不肿，只有轻度压痛，将肘部固定于90°位，改敷接骨散，服跌打养营汤，练腕部、肩部活动。4周后解除外固定，肘部以化瘀通络洗剂熏洗。5周后右肘活动正常出院。

评析：肱骨外髁骨折是常见的肘关节损伤之一，比肱骨内髁骨折多见。在肘关节损伤中仅次于肱骨髁上骨折，多由间接暴力所致。跌倒时手部先着地，若肘部处于轻度屈曲外展位，暴力沿前臂向上传达至桡骨头，肱骨外髁遭受桡骨头的撞击而发生骨折。骨块被推向后、外上方，若肘部处于伸直位且过度内收，附着于肱骨外髁的前臂伸肌群强烈收缩而将肱骨外髁拉脱，骨折块向前下移位。

肱骨外髁骨折整复手法：患者正坐，助手握持患侧上臂下段，医者一手握前臂下段，嘱患者腕背伸。复位时使患肘内翻，前臂旋后，腕背伸。医者另一手拇指触及骨折粗糙面，指尖自外向内后方按压骨折片上缘，纠正其翻转，同时前臂旋后、屈肘，即可复位。若还有轻度向外移位，可将骨折块压向内，同时轻轻做几次肘部屈伸动作，使骨折块对位更好。

（选自《古今名医骨伤科医案赏析》）

【按语】

肱骨外髁骨折复位固定后，即可开始功能锻炼，应多做握拳、腕关节屈伸等活动。粉碎性骨折应在伤后1周于牵引固定下练习肘关节屈伸。解除外固定后，应积极主动锻炼肘关节屈伸活动，严禁暴力被动活动。

肱骨内上髁骨折

胡黎生医案

【医案原文】

患者，女，48岁。

病史：下电车时被人挤倒，右前臂伸直旋后位手掌触地后，肘关节疼痛，不能活动2小时，于1985年12月7日来诊。

检查：右肘关节变形，肘窝空虚，肘后三角关系异常，肘关节摇摆，并有骨擦感。摄X线片示：右肘关节后脱位，远端并向桡侧移位，肱骨内上髁撕脱、粉碎，骨折片卡于关节内。

治疗：

（1）手法整复：患者仰卧，两助手分别握持其上臂上端、前臂下端，伸直位对抗牵引3分钟，术者双手环抱其肘关节，四指在前，拇指在后，对向推移，同时令远位助手渐屈肘关节至90°，继术者摇摆肘关节，并环抱拢聚肘关节矫正侧移，再反复屈伸肘关节。功能正常，即表示骨折脱位矫正。复摄X线片：骨折、脱位矫正，解剖复位。

（2）夹板固定：复位后行屈肘联合夹板绷带固定，内上深处置10层纱布垫，以2cm宽、20 cm长弹性较好的竹片，顺前臂长轴方向用胶布固定之，再以绷带缠绕加固，屈肘90°悬吊于胸前。5天调整固定1次。

（3）内治：以"胡氏三七活血丸"内服2周。治疗2周复查，肘关节肿痛消失，屈伸功能完全恢复正常，惟肘内侧韧带略松弛。X 线片示：肱骨内上髁骨折骨折线模糊，临床治愈。解除固定物，投"胡氏壮筋续骨丹"，外用熏洗药，并进行功能锻炼。

评析：本案为胡黎生治疗肱骨内上髁骨折验案之一。本案为手法治愈右肘关节后脱位合并肱骨内上髁粉碎性骨折 1 例，无论后脱位或前脱位，均强调要较长时间伸直位对抗牵引，以使肌肉充分松弛。脱位远、近两段平行移位，断端重叠矫正为复位奠定良好基础。摇摆和双手环抱及反复屈伸肘关节，既可矫正侧方移位，又利于关节内骨片复位。胡氏有时尚采用牵引旋转前臂以矫正桡骨小头脱位和肱骨内、外髁骨折移位，同时有舒理筋脉之功效。

屈肘联合夹板使前臂有所依托，又便于早期屈伸功能的锻炼。后脱位，须于肘后夹板后加 20 层纱布垫，目的在于防止肘关节屈伸时再脱位。

新鲜肘关节脱位固定时间以 2 周左右为宜，以利于关节囊和肘关节周围韧带愈合，时间过短愈合不佳，时间过长则影响肘关节功能恢复。

（选自《古今名医骨伤科医案赏析》）

【按语】

肱骨内上髁骨折为青少年常见的关节损伤之一，又称肱骨内上髁骨骺分离，常发生在 7～15 岁儿童，多为撕脱骨折，由前臂屈肌群或内侧副韧带牵拉所致。

治疗不当则会后遗关节功能障碍。本案运用竹片夹板固定，配合"胡氏三七活血丸"及"胡氏壮筋续骨丹"中药内服，患者得以尽快恢复。

尺骨鹰嘴骨折

林如高医案

【医案原文】

陈某，男，45岁，长乐县农民。就诊日期：1975年7月20日。病案号：750760。

病史摘要：患者于3天前在田间劳动时不慎摔倒，右肘后肿胀、疼痛、畸形，曾在当地医院摄X线片诊为"右尺骨鹰嘴骨折"。给予复位、固定，未见效，转笔者医院。

检查：面色苍白，痛苦呻吟，以左手托扶右前臂。右肘呈半屈伸位，肘后明显肿胀，鹰嘴骨两侧凹陷处隆起。局部皮下瘀斑、压痛明显，可摸到骨折裂隙，右肘关节活动障碍。X线片示（片号7682）：右尺骨鹰嘴骨折，近折端向上移位。

诊断：右尺骨鹰嘴骨折。

治疗：先在右肘后穿刺抽出积血30ml，以鹰嘴骨骨折整复手法复位，将肘伸直至150°，随即用夹板固定，后侧板超肘，并在鹰嘴骨后置坡形垫1个，以消炎膏外敷，服消肿汤，练伸掌握拳。1周后局部肿痛减轻，改敷消肿散，服壮骨强筋汤。2周后局部只有轻度肿胀，外敷消毒散，继续内服壮骨强筋汤。3周后局部无肿痛，仍继续用上药，练托手屈曲、双手推车动作。4周后（8月20日）X线片复查：骨折处已有中等量骨痂，增加练滑车拉绳、手摇纺车动作。5周后解除外固定，以舒筋活血洗剂熏洗右肘关节。6周后右肘活动正常。

评析：尺骨鹰嘴骨折是常见的肘部损伤之一，多见于成人，多数由间接暴力所致。跌倒时关节处于半伸位，掌心着地，由上向下的重力及由下向上传达的暴力集中于尺骨半月切迹，同时肘关节突然屈曲，肱三头肌反射性急骤的强烈收缩，造成尺骨鹰嘴撕脱骨折。尺骨鹰嘴骨折整复手法：医者一手扶持前臂，一手拇、食指捏住尺骨鹰嘴突向远侧推按，同时使肘关节徐徐伸直，闻及骨擦音，说明骨折端已对合。将骨折块稍加左右晃动，骨擦音逐渐消失，骨折块有稳定感时，即已复位。

（选自《古今名医骨伤科医案赏析》）

【按语】

尺骨鹰嘴位于尺骨上端，呈弯曲状，形似鹰嘴。鹰嘴突与冠状突相连而构成半月切迹。半月切迹关节面与肱骨滑车关节构成肱尺关节，为肘关节屈伸的枢纽。此案3周后嘱患者开始功能锻炼，练托手屈曲、双手推车动作；4周后练滑车拉绳、手摇纺车动作。由于锻炼及时，6周后即活动正常。无移位或轻度移位者，通过主动功能锻炼，可获得迅速而良好的功能恢复。通过肘关节的屈伸活动，使关节面保持光滑，避免遗留创伤性关节炎。

肱骨干骨折

一、董万鑫医案

【医案原文】

王某，男，42岁。初诊日期：1973年2月16日。

主诉：因工作不慎被汽车撞在大树上，左臂痛不能动，急来就诊。经 X 线片检查诊为左肱骨下 1/3 粉碎性骨折。

治疗：一助手双手握住患臂的近端，另一助手握住肘部，二人轻轻地牵引。医师双手手掌合抱骨折部位，边摇晃边归挤，使骨折的碎片完全向中间合拢。整复后，外用正骨散，压上 4 块棉垫，棉垫长度上下超过骨折断端，宽度为两横指，掌背尺、桡侧各 1 块，然后在压垫的地方各放 1 块双层的条形纸板，纸板的长和宽与棉垫相等，在外层再放 2 块 4 层大纸板，掌背侧各 1 块，长度上至肱骨上端，下至肘关节。开始每隔 3 天复查 1 次，每次复查时都把固定物拆开，然后按原来整复手法进行合拢归挤，由掌背尺桡侧向对侧推挤，在骨折部仔细触摸，出现不平的地方都要复平，4 次以后改为每周复查 1 次，3 周时 X 线片复查，骨折碎片已基本合拢，开始愈合，又继续固定了 6 周，解除固定，开始功能练习。1973 年 5 月 11 日 X 线片复查，骨折已基本愈合，肘关节活动略受限，经 1 个月的按摩（每周 1 次），肘关节功能恢复正常。患者恢复工作，总疗程共用 4 个月，未出现其他并发症。

评析：本案为董万鑫治疗肱骨干骨折验案之一。

肱骨干下 1/3 较为薄弱，该段骨折多为间接暴力引起，骨折线多为斜形或螺旋形。如跌倒时手掌或肘部着地，暴力传至肱骨干下 1/3 而发生骨折。肱骨干下 1/3 骨折，骨折远端移位的方向可因前臂和肘关节的位置而异。伤后患者常将前臂依附在胸前，造成骨折远端内旋。

受伤原因：直接暴力可造成肱骨干骨折。跌倒时手掌着地或投掷动作过猛时均可造成此类骨折。

症状与检查：局部肿胀、疼痛，患臂有皮下瘀血。患者用健侧手托住患肢，触诊时患处有异常活动，并可闻及骨擦音，要检查有无神经血管损伤。肱骨干骨折后可因骨折部位的高低不同，受到肌肉的牵拉，可使骨折形成不同方向的错位。

整复手法：

（1）上托下按法：首先一助手握患者腋部向上拉，另一助手捏手腕部做对抗牵引，医师用一手向上托骨折近端，另一手向下按骨折远端，纠正上下方错位。

（2）推拉对位法：在助手维持牵引下，医师一手掌向内推骨折近端，另一手掌拉骨折远端向外纠正侧方错位。

（3）合拢归挤法：在助手维持牵引下，医师以双手掌，或前后推，或左右推，用力向中间归挤。

（4）上顶法：医师双手保护骨折部位，牵引远端的助手，推肘部向上顶，使骨折部密切接触。

固定方法及后续疗法：这种骨折须用双层固定，根据患者肢体情况用4个小纸板，内垫棉花，再放大夹板，外层用大型纸板两块，外敷正骨散，再把骨折错位处放置长方形棉垫，棉垫外放两个小纸板，远近端各放一块，纸板长度上至肱骨外科颈，下至肱骨髁上，固定后医师再握住肘关节，另一手扶肩部，互相归挤。每周复查1次，3周后在保持骨折固定的条件下，开始活动肘关节，一般5~7周解除固定。如肘关节出现功能障碍，采用按摩手法，一般3~4天按摩1次，2周后功能可接近正常。

（选自《古今名医骨伤科医案赏析》）

二、李汝安医案

【医家简介】

李汝安先生，萧山市何家桥人，生于 1909 年，卒于 1993 年。李氏骨伤科第 12 代传人，萧山市十大名医，浙江著名骨伤科老中医。李氏骨伤科始于明朝崇祯年间，于清初正式挂牌开业。经几代人的实践与探索、继承与提高，李氏骨伤科形成了独到的理论体系、正骨手法与用药特色，其接骨疗伤之术，名闻遐迩。传至李汝安时，已有 300 余年的历史。

李汝安通过毕生的努力，把李氏骨伤科发展到空前辉煌的境地，形成了"四个一"的骨伤科医疗特色，即有一套牵、拉、折、顶、抖梳筋正骨的功法，有一套独特的祖传中药秘方，有一付治骨伤的秘传末药（散剂），有一张精致的治伤膏药。此种特色医疗，对跌打损伤、骨折脱臼、陈伤风痛等骨伤科疾病，有很好的疗效。其学术思想：跌打损伤，筋先受之，治伤之道，重在理筋；治疗骨伤，不离原则，强调对线，筋骨并重；内外用药，注重药性，随证施治，相得益彰。

【医案原文】

蒋某，男，29 岁，工人。3 小时前从 9m 高处跌下，左上肢肿痛、麻木，不能活动。于 1980 年 11 月 15 日急诊入院。

检查：左上肢严重肿胀，上臂中 2/3 处向外成角，有假关节现象，压痛明显，并可触及骨擦音。左腕部呈银叉样畸形，压痛明显，血液循环尚可，神经功能正常。X 线检查显示左肱骨干中段粉碎性骨折，游离骨片长9cm，伴向外侧成角，错位畸形，桡骨下端伸直型骨折，严重移位。

入院后，在臂丛神经麻醉下，进行手法整复，按照多发性骨折的处理原则，由助手对抗牵拉及保护肱骨干骨折的情况下，用压迫扣揿法，先整复桡骨下端骨折，纠正侧方移位、成角畸形和下尺桡关节紊乱。然后用小夹板加压力垫固定，接着整复肱骨干粉碎骨折，在对抗牵引下，矫正成角畸形，并在骨折四周做捏挤手法，使骨干得到良好的对位。但出于当时的严重肿胀，游离骨片一时不能靠拢骨主干，在小夹板和压力垫的固定和作用下，使游离骨片逐渐向骨干靠拢。

1周后做X线检查，骨折部已近解剖学对位，4周后骨折纤维连接。术后随访2年，骨折愈合坚强，无畸形、疼痛，功能恢复良好。

评析：本案为李汝安治疗肱骨干骨折验案之一。

肱骨干骨折在临床上较为常见，多见于青壮年。骨折好发于骨干的中1/3交界处，下1/3次之，上1/3最少。伤后患臂疼痛，功能障碍，肿胀明显。患肢不能抬举，局部有明显环形压痛和纵向叩击痛。无移位的裂缝骨折和骨膜下骨折者，患臂无明显畸形。但绝大多数均为有移位骨折，患臂有缩短、成角或旋转畸形，有异常活动和骨擦音，骨折端常可触及。检查时应特别注意腕及手指功能，以便确定是否合并有神经损伤，肱骨中、下1/3骨折常易合并桡神经损伤，可出现腕下垂畸形，掌指关节不能伸直，拇指不能伸展，手背第1、2掌骨间皮肤感觉障碍。

本例肱骨干骨折患者合并有桡骨下端伸直型骨折，在整复时应按多发性骨折的处理原则，先保护肱骨干，进行桡骨下端骨折的整复，再整复肱骨干的粉碎骨折，整复时术者与助手应配合默契，胸有成竹，才能达到良好效果，事半功倍。

（选自《古今名医骨伤科医案赏析》）

三、林如高医案

【医案原文】

张某，男，36 岁，闽侯县农民。就诊日期：1986 年 12 月 22 日。病案号：861259。

病史摘要：2 天前患者左上臂被压蔗机压伤，肿痛，畸形，曾就诊当地乡医，给复位固定，未见效，今转笔者医院。

检查：患者面色苍白，痛苦呻吟，舌暗紫，脉洪大。左上臂中上部畸形，皮肤表面擦伤，范围约 3cm×3cm，局部肿胀明显，压痛，有骨擦音，患肢活动障碍。X 线片示（片号 19621）：左肱骨中段螺旋形骨折，近折端向前内移位，远折端向后外移位。

诊断：左肋骨中段螺旋形骨折。

治疗：入院后，即按肱骨中段骨折整复手法复位，并以夹板固定，患者当即局部疼痛明显消退，继用消毒散外敷，内服壮骨强筋汤。

2 周后患者局部无肿胀，仍有压痛，继续服壮骨强筋汤，外敷接骨散，练托手屈曲活动。

3 周后（1987 年 1 月 15 日）X 线片复查：骨折处已有

少量骨痂生长，骨折对线对位良好，继续使用上药，练习滑车拉绳、双手推车等活动。

5 周后（1987 年 2 月 2 日）患肢握力增强，解除外固定，并用化瘀通络洗剂熏洗肩、肘关节。

6 周后（1987 年 2 月 10 日）患肢功能恢复正常。

评析：本案为林如高治疗肱骨干骨折验案之一。

直接暴力和间接暴力均可造成肱骨干的骨折，上、中 1/3 处骨质较坚硬，该段骨折多由直接暴力引起，骨折线多为横断或粉碎。肱骨中、下 1/3 骨折常合并桡神经损伤，可出现腕下垂畸形，掌指关节不能伸直，拇指不能伸展，手背第 1、2 掌间皮肤感觉障碍，故检查时应注意。

肱骨中段骨折整复手法：患者坐位，助手站在背后，双手拇指按压三角肌，余指插入腋下，紧抱上臂肩部，医者站在前外侧，双手握肘部，将患肢外展 60°，与助手相对拔伸，然后医者拇指抵住骨折近端外侧推挤向内，其他四指环抱远段内侧端托向外。纠正移位后，术者捏住骨折部，助手放松牵引，微微摇摆骨折端使断端触碰，可感到断端骨擦音逐渐减少，直至消失，表示骨折基本复位。

若骨折整复后有弹性或立即再移位，应考虑断端间有软组织嵌入，可试行回旋手法，以解脱骨折断端的软组织，再按上述方法重新整复。

（选自《古今名医骨伤科医案赏析》）

【按语】

肱骨干骨折是指肱骨外科颈下至肱骨内、外上髁上 2cm 之间长管状坚质骨的骨折。肱骨干上部较粗，自中 1/3 以下逐渐变细，下 1/3 渐渐成扁平状，并稍向前倾。在三角肌粗隆有一螺旋状桡神经沟，桡神经在沟内紧贴骨面，因而肱骨干中、下 1/3 交界处骨折易并发桡神经损伤。骨折固定后早期进行上臂肌肉主动舒缩活动，并在伤后 2~3 周行肩、肘关节活动，防止关节功能障碍。

肱骨外科颈骨折

一、董万鑫医案

【医案原文】

付某，女，38 岁。

初诊：1976 年 2 月 3 日。

主诉：昨日骑自行车不慎摔倒，右手扶地，起来后自觉右臂不能活动，今日来丰盛医院就诊。

检查：患者右肩下垂，肩关节肿胀，皮肤青紫，触摸时骨擦音明显，疼痛剧烈，右肩关节功能丧失，患肢短缩，健侧手扶托伤肢，手指有轻度麻木感。摄 X 线片确诊为右肱骨外科颈内收型骨折。折骨向外上方成角畸形，折骨远端向外上方错位 1/3，局部有碎骨片。

治疗：

（1）手法。一助手先用双手固定折骨远端，在腋下用力向上提拉；术者用一手掌按住折骨部缓慢用力向下按压，直到成角畸形消失为止。术者仍用一手握住骨折部，另一手握住肱骨下部轻轻加以牵引，然后晃动上臂，骨折部出现骨擦音，这时术者握住肱骨下部的手改为用力向上顶，使折骨两断端受到挤压；向上顶时，一定要把骨折处充分握住，保护好对位、对线，否则易造成再错位。

（2）固定。先在腋窝处压一大棉垫，此垫尽量向上压，再在外侧的骨折部位压一厚棉垫，压在折骨成角畸形原角顶的部位，然后用宽 5cm、长度同上臂的纸板固定，内外各 1 块，固定后用绷带悬吊前臂。同时外敷正骨散，内服接骨药。

术后，每周复查 1 次，半个月后透视观察折骨对位、对线仍很好，未发现任何异常现象，6 周时已愈合，2 个月时功能已完全恢复。

评析：本案为董万鑫治疗肱骨外科颈骨折验案之一。

肱骨外科颈骨折又称肱骨上段骨折，以老年人较多见，亦可发生于儿童和壮年人。间接暴力或直接暴力均可造成肱骨外科颈骨折。临床上常分为以下几型：裂缝骨折、外展型骨折、内收型骨折、骨折脱位。治疗肱骨外科颈骨折，术者和助手须配合默契，根据 X 线片认清骨折类型、移位程度、有无成角畸形及碎骨片。术者施用手法时要稳，对不同类型的骨折用不同的方法复位，如 1 次不成功时，不可轻易放弃手法复位，因为折骨靠近肱骨头，折骨近端长度短、体积小而不易牵引，医师要有熟练的手法，掌握折骨错位方向及程度，才能做到准确无误，心中有数。治疗这种骨折采取稳、准、有力的手法才能很快收效。固定是用内、外侧大纸夹板，对内收型的骨折手法是上提、下牵、下按，对外展型的骨折手法是上提、理顺（从内向外推）、下牵。对这两种类型的骨折采用两种手法一般都能复位，对内收型骨折的固定是在腋下要垫满棉团，不放棉卷；对外展型骨折的固定一定要垫棉卷后再固定，这样固定后不易再错位，经 3~4 周即能稳定，5~6

周后可拆除固定物。

（选自《古今名医骨伤科医案赏析》）

二、段胜如医案

【医案原文】

李某，女，75岁，1998年1月16日初诊。

主诉：摔伤左肩，疼痛，左手不能活动，去医院拍 X 线片，诊为骨折，给予固定，由于病人患卵巢癌，正在放、化疗中，身体虚弱，3 天后即不能忍受而改用颈腕吊带，又 7 天。因肩部不适及疼痛影响睡眠，来笔者医院就诊。

检查：X 线片显示：左肱骨外科颈裂纹骨折，左肩部肿胀、瘀斑，左手臂不能活动，触之痛甚。

治疗：向患者说明，不用颈腕吊带，要给予按摩及活动患肩，要坚持所教锻炼，若不能接受，则另请高明。患者同意，乃去除颈腕吊带，在肱二头肌腱进入结节间沟处及对应部位的背部肩胛冈外下方等处的压痛点各按摩 200 下，三角肌起止点及上臂中部也按摩 100 下，然后如肱骨外科颈骨折的治疗方法活动患肩，由于肩关节已 10 天不动，周围肌肉发生挛缩，关节有所粘连，被动活动受到一定限制，稍一用力，即疼痛难忍。只好由轻到重，慢慢来。治后立即感肩部轻松，活动见好，然后教病人自动前伸上举、外展及摸肩搭背，早晚各 1 次，每次 3~5 下，逐渐加到 20 下。每周 2 次手法治疗，按摩 4 次以后，患肩自动及被动外展、内收、前伸上举、后伸摸背等运动均有进步，疼痛也有减轻，晚上能睡好。如此手法治疗 2 个月复查拍片，骨折已愈合，肩关节活动近正常，停诊。

评析：本案为段胜如治疗肱骨外科颈骨折验案之一。肱骨外科颈骨折是指肱骨解剖颈下 2～3cm 处的骨折，以老年人多见。多因跌倒时手掌或肘部先着地，向上传达暴力作用于肱骨外科颈而引起骨折，伤后肩部疼痛剧烈，肿胀明显，上臂内侧可见瘀斑，肩关节活动障碍。患肢不能抬举，肱骨外科颈局部有环形压痛和纵向叩击痛。无移位的肱骨外科颈骨折，必须与肩部挫伤相鉴别。

（选自《古今名医骨伤科医案赏析》）

三、胡黎生医案

【医案原文】

石某，女，59 岁。

主诉：1 小时前摔倒，右肘部触地后，右肩剧烈疼痛，不能抬举。

检查：右肩部肿胀，肱骨外科颈压痛。X 线片示：右肱骨外科颈横断，横断处向内成角。

诊断：右肱骨外科颈外展型骨折。

治疗：

（1）夹板制备。取 3 层椴木胶合板 4 块，宽度均窄于上臂横径；前、外、后侧板之长度，自肩峰至肘横径上 2cm，修剪夹板四角；4 板均用绷带缠绕 4～6 层，一端用蝶形胶布贴好，使其成 1 个外套。前、外、内侧板常规加垫成 3 点挤压，用 1 寸带穿过前、外、后侧夹板上端的胶带套孔，于肩上做结。

（2）整复与固定。患者仰卧位，患肢伸直，上助手用布带绕过腋下，向肩上方提拉，下助手握住患者前臂及腕部，对抗牵引 2～3 分钟。当重叠和嵌入被牵开后，术者立于患侧先纠正前后移位，再用拇指推按近端向内，其余手指环握远折端内侧向外扳提；下助手同时将患肢内收，即可纠正骨折的移位和成角，在持续对抗牵引的同时，让患者坐位，将准备好的夹板放于患肢，寸带绕过胸背在健侧腋下放一棉垫结扎，用 3 条 1cm 宽胶布分别贴绕 4 块板的上、中、下段，再用 2 条 2.5cm 宽胶布分别由前侧夹板过肩粘于后侧夹板上，于外侧板绕肩贴于后侧寸带上。检查患肢桡动脉搏动良好，前臂中立位屈肘 90°悬吊胸前。

　　评析：本病案为胡氏手法治愈右肱骨外科颈外展型骨折一例，复位时，伸直位牵拉能减少分力，使牵引力明显增大，便于复位。患者重叠嵌入较重者要徐徐持续牵引，时间可适当延长，手法整复应在骨折断端牵开后方可实验。如并发前臂骨折时，后侧夹板应改用下端至掌指关节处之"屈肘联合夹板"增加依托力。据不完全统计，用此法整复固定治疗肱骨外科颈骨折 43 例（内收型 11 例，外展型 32 例），均获得满意效果。

（选自《古今名医骨伤科医案赏析》）

【按语】

　　肱骨外科颈位于解剖颈下方 2～3cm，是肱骨头松质骨和肱骨干皮质骨交界的部位，容易发生骨折。各种年龄均可发生，老年人较多。肱骨外科颈内侧有腋神经、臂丛神经、腋动脉、腋静脉，因此，骨折严重时可以损伤这些神经血管。

股骨颈骨折

林如高医案

【医案原文】

余某，女，64 岁，1985 年 7 月 3 日入院。病案号：850734。

病史摘要：患者于 7 天前因走路不慎滑倒，以右臀部先着地，当时感右髋部疼痛，不能站立，曾就诊福州市某医院，经拍 X 线片诊为：右股骨颈骨折。经采用牵引治疗，疼痛未见减轻，遂转笔者医院。

检查：患者形体消瘦，面色较苍白，痛楚呻吟，舌淡，脉沉细数。右下肢呈缩短、外旋、稍屈曲畸形，右髋部无明显肿胀，右腹股沟中点部位压痛明显，活动髋部时疼痛加剧，伤肢有纵向叩击痛。测量：右下肢比左下肢短缩 3cm。X 线片示（片号 18103）：右股骨颈中部骨折，远断端向后上方移位约 2.5cm，骨折线与股骨干纵轴的垂直线所成的倾斜角约 40°。

诊断：右股骨颈骨折（外展型）。

治疗：入院后按拔伸推挤法整复，复位后局部畸形消失，双下肢等长。做皮肤牵引，重量 4kg，维持足外展 20°中立位，局部外敷活血散，内服定痛和营汤，练踝背伸及股四头肌收缩活动。2 周后局部疼痛消失，改敷接骨散，内服跌打养营汤，继续按上法练功。5 周后 X 线片复查：

骨折处已有骨痂生长。解除皮肤牵引，敷接骨散，内服跌打养营汤。6 周后，练扶杆站立。2 个月后，下地做扶拐练走活动。3 个月后患者行走如常。随访 5 年，未发现股骨头坏死现象。

评析：股骨颈骨折多发于老人，平均年龄在 60 岁以上。由于老人肾气虚弱，股骨颈骨质疏松、脆弱，不需太大外力即可造成骨折。多为间接暴力引起，偶有因负重行走过久而引起的疲劳性骨折。

林氏整复股骨颈骨折采用拔伸推挤法，其具体步骤如下：患者仰卧，第一助手用宽布带置于伤肢腹股沟处，用力向上拔伸。第二助手一手环握患肢膝部，另一手环握小腿下部，用大力相对拔伸。医者站在患肢外侧，用一手掌心按住大粗隆外侧，并向内、下挤压，另一手掌心按压腹股沟处向外推挤，同时嘱第二助手将患肢外展、内旋，矫正畸形，使双下肢等长，则断骨整复。固定后，应进行股四头肌锻炼、足踝关节锻炼和全身锻炼。鼓励患者每天做养身功、深呼吸或按胸咳嗽，以利排痰。早期瘀肿、疼痛较剧，应活血祛瘀、消肿止痛；中期痛减肿消，宜养气血、舒筋络；后期宜补肝肾、壮筋骨。对老年患者要细心观察，防治并发症，切忌麻痹大意。

（选自《古今名医骨伤科医案赏析》）

【按语】

林如高医师在治疗股骨颈骨折时，运用拔伸推挤法整复及中药内服外敷，促进骨折处愈合。

股骨粗隆间骨折

林如高医案

【医案原文】

王某，男，65岁，福州市汽车修配厂退休工人。就诊日期：1981年8月13日。病案号：810853。

病史摘要：患者于5小时前被自行车撞倒，当时左髋部剧痛、肿胀，不能站立，未经任何处理即由他人送入笔者医院。

检查：患者面色红润，痛苦表情，呻吟不止，舌淡，脉弦紧。左下肢呈短缩、内收、外旋畸形，左髋部肿胀，髋外侧部皮下青紫瘀斑，范围约12cm×10cm，左股骨大粗隆处压痛明显，被动活动左下肢时，髋部疼痛加剧。测量：左下肢比右下肢短缩5cm。X线片示（片号12134）：左股骨粗隆间骨折，顺粗隆间型，远端向上移位约5cm。

诊断：左股骨粗隆间骨折。

治疗：入院后按屈髋屈膝法整复，由助手固定骨盆，医者握其膝部和小腿，先屈髋屈膝90°向上牵引，然后伸髋、内旋、外展即达复位。复位后查双下肢等长，置左下肢于外展30°中立位，做皮肤牵引，重量5kg，局部外敷消肿散，内服退癀消肿汤，练踝背伸、股四头肌收缩活动。2周后左髋部肿痛减轻，改敷消毒散，内服壮骨强筋汤，继续按上法练功。4周后左髋部无肿胀与压痛，解除皮肤牵引，以舒筋活血洗剂熏洗左髋，下地练扶杆站立、脚踩跷板、双拐行走等活动。6周后患者可不扶拐行走。

评析：股骨粗隆间骨折，是老年人常见的损伤，患者平均年龄较股骨颈骨折患者高5～6岁。由于粗隆部血运丰富，骨折后极少不愈合，但甚易发生髋内翻，高龄患者长期卧床引起并发症较多。林氏整复股骨粗隆间骨折用屈髋屈膝法，其具体步骤如下：患者仰卧，助手固定骨盆。医者握其膝部与小腿，使膝、髋均屈曲90°，向上牵引，纠正缩短畸形，然后伸髋、内旋、外展以纠正成角畸形，并使折面紧密接触。本案属顺转子间骨折，治疗用药得当，再加上适度的功能锻炼，预后较好。

（选自《古今名医骨伤科医案赏析》）

股骨干骨折

林如高医案

【医案原文】

林某，女，20岁，学生，福州市台江人。就诊日期：1988年2月23日。病案号：880280。

病史摘要：患者于7天前从3m多高楼上跌下，当时左侧大腿肿胀、剧烈疼痛，经福州市内某区医院急救处理后转笔者医院。

检查：患者急性痛苦面容，烦躁，面色苍白，脉细弱。左侧大腿中部明显肿胀，皮下可见散在瘀斑，局部压痛，有异常活动，骨折处向外侧成角畸形，左下肢比右下肢短缩5cm。X线片示（片号20676）：左股骨中段斜形骨折，骨折端重叠5cm。

诊断：左股骨中段斜形骨折。

治疗：入院后在血肿内麻醉下施行拔伸法、反折法整复，并用提按、推挤手法矫正侧移位和成角畸形。复位后，患肢畸形矫正，双下肢等长，按畸形方向置 2 个压垫，再以夹板固定，外加长直角托板，外敷消肿散，内服退癀消肿汤，练踝背伸、股四头肌收缩活动。2 月 24 日 X 线片复查：骨折端仍有轻度移位，当即再以拔伸、推挤手法矫正侧移位，夹板固定，并加用下肢皮肤牵引，重量 7kg，局部外敷活血散，内服退癀消肿汤，2 周后查局部肿痛明显消退，改服壮骨续筋汤，外敷接骨散。3 周后，X 线片示骨折处已有中等量骨痂生长，去除皮肤牵引，内服跌打补骨丸，练床上抬腿、蹬空踢球活动。5 周后（4 月 1 日）患者可扶双拐下地练走。5 月 13 日解除夹板而出院。

评析：股骨干骨折约占全身骨折的 6%，患者以 10 岁以下儿童多见。近年来由于交通事故增多，成人发病率有增多趋势，男多于女。以股骨干中部骨折居多，可分为横断、斜形、螺旋、粉碎及青枝 5 型。多由高处坠下、交通事故或受重物打击、夹挤等直接或间接暴力引起。林案属斜形骨折，为不稳定性骨折，应实施适当的整复方法。林氏整复骨干骨折常用拔伸法、反折法及捏按推挤法，其具体步骤如下：①拔伸法。患者仰卧位，一助手站在患肢外侧，双手环抱（或用布带绕过）大腿根部，另一助手双手环握住膝部，用大力相对拔伸牵引，以矫正患肢骨折端的重叠畸形，如有侧移位，再用手按捏平正。②反折法。对于拔伸难于矫正重叠畸形者，采用反折手法进行矫正。③捏按推挤法。根据上、中、下部各段骨折的移位情况，在拔伸牵引下采用上捏下按、内外推挤手法。以上手法后还须配合皮肤牵引或骨牵引。

（选自《古今名医骨伤科医案赏析》）

股骨髁间骨折

林如高医案

【医案原文】

许某，男，35 岁，福清县农民。就诊日期：1983 年 5 月 27 日。病案号：830586。

病史摘要：患者于 1 天前因建筑房屋时不慎从 3m 多高处跌下，以足部先着地，当时无昏迷，右膝上部畸形、肿胀、疼痛明显，不能站立行走，由他人送当地医院，摄 X 线片诊为：右股骨髁间骨折，给石膏托固定后送笔者医院。

检查：患者面色苍白，痛苦呻吟，舌暗紫，脉洪大。右膝部畸形、明显肿胀，膝内侧部皮下有大片瘀斑，股骨内外髁处均有压痛，有骨擦音，浮髌试验（＋）。X 线片示（片号 14985）：右股骨髁间骨折，呈 T 形，内外骨折块分离约 2cm。

诊断：右股骨髁间骨折。

治疗：先在严格无菌下抽出右膝关节内积血，约 50ml。采用扣挤法整复，在两助手牵引下，医者以两手掌对扣后即复位。复位后用超膝关节夹板固定，并做小腿皮肤牵引，重量 3kg，局部外敷消肿散，内服消炎退肿汤，练踝背伸、股四头肌收缩活动。1 周后右膝部肿痛明显减轻。2 周后右膝部只有轻度肿胀、压痛，改敷消毒散，内服跌打养营汤，并由医者每日做膝关节屈曲活动 5～6 次。4 周后解除牵引，以舒筋活血洗剂熏洗患膝，并练关节屈伸。6 周后练扶双拐不负重步行、扶杆站立、扶椅练走等活动。8 周后患者能不扶拐下地行走，右膝关节活动基本正常。

评析：股骨髁间骨折，又称股骨双髁骨折，属关节内骨折，是膝部较严重的损伤。其发病机制与临床表现与髁上骨折相似。当暴力造成髁上骨折后，骨折近端在暴力作用下，嵌插于股骨髁之间，并向下继续作用将股骨髁劈开成内、外两块，成为 T 形或 Y 形。因本病涉及关节面，复位要求较高，且预后一般较髁上骨折差。髁间骨折多由较严重的间接暴力所致，直接暴力（如打击、挤压等）作用于膝部亦偶有发生。根据受伤机制和骨折端移位方向，分为伸直及屈曲两型，以后者多见。药物治疗，初期可服肢伤一方或新伤续断汤；中期可服肢伤二方或接骨丹；后期可服肢伤三方或健步虎潜丸。外敷药，早期可用双柏水蜜膏外敷。后期可用海桐皮汤煎水外洗。整复法采用扣挤法，疗效较好。具体的整复步骤如下：患者仰卧，一助手握大腿上段，另一助手握小腿下段，相对拔伸牵引。医者站在患侧，双手掌分别置于内、外髁部，手指相交叉，随着助手的牵引，两手掌用力将髁部向中线扣挤，听到骨擦音，说明骨折已对位。在施行扣挤法的同时，助手可在用力牵引下将膝关节做几次轻度屈伸动作，使骨折块准确对位，并趋于稳定。夹板固定后配合皮肤牵引或骨牵引。

（选自《古今名医骨伤科医案赏析》）

【按语】

股骨髁间骨折为关节内骨折，往往移位明显，因涉及关节面，复位要求较高。如复位不满意，可引起创伤性关节炎或膝关节僵硬。预后一般较髁上骨折差。

髌骨骨折

一、董万鑫医案

【医案原文】

黄某，女，72 岁，住中华路 431 号。

患者于 1978 年 5 月 15 日不慎滑倒跪到地面摔伤右膝，当时即在丰盛医院就诊。

症状与检查：膝部肿胀、疼痛，不能走路，不能屈曲，有明显骨擦音，局部有积血，可摸到明显的凹陷骨折线。X 线片所见：右髌骨下 1/3 处骨折，两断端显著分离移位。

治疗方法：首先疏散气血，然后采用上下归挤手法使折骨复位，外敷正骨散，用月牙夹板固定。每周复查 1 次，5 周后拆除固定物开始舒筋活络，3 个月患膝功能恢复正常。

评析：治疗髌骨骨折时，首先要疏散或抽出膝内的积血，否则会妨碍后期膝关节功能的恢复。复位时对于移位较严重的折骨，不能要求 1 次就获得满意的效果，1 次不成功时，可敷好外用药，将折骨做暂时固定，待局部消肿后再行整复，必要时可以做第 3 次整复，但时间不要拖得太久，最迟不应超过 10 天，应尽可能早些复位。用四点归挤法棉垫固定比传统的抱膝器更为牢固，且不易移动。每个小棉垫之间有空隙，这样对局部血运影响较小，因而消肿较快，折骨愈合也就快，后期膝关节功能恢复也好。固定时，前面最好使用两块半圆缺口的纸板，使用这种纸板较挖洞的整块纸板更为灵活，中间的空洞范围可进行选择，只需将两块板的距离稍加变动即可。后期做膝关节功能练习时，要缓慢进行，逐渐加大活动范围，禁止使用暴力强屈，以防发生再次骨折。关于药物治疗，早期瘀肿非常明显，应重用疏散气血药以消肿胀，中期应使用接骨续筋、通利关节之品，后期服补肝肾、壮筋骨药，解除外固定后应用中药熏洗。髌骨骨折固定时间不宜过长，要尽早进行膝关节的舒筋按摩和主动功能练习。

（选自《古今名医骨伤科医案赏析》）

二、郭宗正医案

【医家简介】

郭维纯，字宗正，男，1913 年出生于洛阳平乐正骨世家，平乐郭氏正骨第六代传人，郭氏正骨的集大成者。少读私塾，博闻强记。13 岁开始学习中医理论，15 岁跟着前辈学习正骨，22 岁秉承家学，悬壶济世。

因为医术高、人品好、讲课精彩，郭宗正被称为"正骨三杰"之首，洛阳正骨医院的"顶梁柱"。73 岁创办洛阳市平乐正骨医院，76 岁创办洛阳市平乐正骨学校。如今，行医 76 年 98 岁高龄的郭老先生仍在平乐行医看病，教书育人。

郭老先生一贯刻苦学习正骨医术，潜心钻研中医理论。他创办的洛阳市平乐正骨学校，被中华传统医学会定为"CTMA 正骨教育基地"。同年 12 月，郭老及其平乐正骨医院获得由中国人才研究会骨伤分会、全国高等中医骨伤教育研究会、世界骨伤专家协会、世界杰出人才联合会联合颁发的"21 世纪发展骨伤事业贡献奖"。

【医案原文】

刘某，男，70 岁，洛阳市工人，2002 年 6 月 10 日就诊。

骑车跌仆，致左膝关节肿大疼痛，不敢活动 4 天。X 线片示：髌骨骨折，呈中段横断粉碎骨折，中间夹杂折片，向后塌陷，髌骨后关节面参差隆突，分离不甚。舌赤苔薄白，脉象弦滑数，素有高血压头晕。

病理机制：髌骨骨折多见于间接暴力，股四头肌在膝关节止于髌骨上缘，通过筋膜延伸过髌骨与髌韧带止于胫骨结节。实际上髌骨即为股四头肌腱包裹中的 1 个大的籽骨，在伸膝动作中起着一种拮抗重力的作用。在跌仆时，由于股四头肌猛烈地收缩伸膝以支撑关节，免于跌仆。正由于髌骨横列条状接触股骨关节面形成支点而造成骨折，先发生骨折，继而跌下，在下折段又发生直接暴力形成粉碎骨折。故于横断间隙间夹杂一折块塌陷其间。

整复手法：髌骨骨折乃由于股四头肌的猛烈收缩牵拉力量发生骨折，整复时嘱一助手以两拇指按压髌骨上缘向下推挤，术者两拇指按压髌骨下缘向上推挤，同时术者其余指提携膝腘做屈膝活动，如此反复屈膝、推挤、屈膝，迫使骨折间塌陷折片向前复位而达到恢复髌骨后关节面的紧凑平正，减轻或避免后遗创伤性关节炎。

固定：在超膝连脚托板上大约于膝关节内外两侧上下的位置上，预定绑好 4 个根脚的双头带子，在稳定骨折位置中，先以下方带子向上环绕髌骨上缘紧束髌骨向下，后以上方带子环绕髌骨下缘，紧束髌骨向上。如此相对紧束结扎，然后以 4 个根脚双头带子于髌骨环周交叉攀绕，基本上呈圆形固定，以达到稳定对位。

最后，再在髌骨前方关节面上，加一如同髌骨大小形态的硬纸壳（纸壳下加棉花）从前向后加压，以胶布条固定，极力免除上下对挤力中出现髌骨骨折断端向前翻转。

（选自《郭宗正医案》）

【按语】

髌骨骨折，治疗中应注意后期骨折愈合是否牢固，以免形成再骨折，因此，固定要牢固。另外髌骨骨折容易出现后遗关节僵硬，应注意后期调整。

胫骨髁骨折

林如高医案

【医案原文】

毛某，女，40 岁，福州市搬运社工人。就诊日期：1979 年 9 月 11 日。病案号：790933。

病史摘要：患者于 2 天前在汽车上搬运货物时不慎跌下，以右足先踩地，当时感右侧膝部外侧明显肿胀、畸形、疼痛，不能站立，曾就诊本市某医院，摄 X 线片诊为：右胫骨外髁骨折，给复位和石膏托固定，但肿痛未见减轻。

检查：面色苍白，痛苦表情，舌暗，苔薄白，脉弦滑。右膝稍呈外展畸形。膝部明显肿胀，尤以膝外侧为甚，皮下有小片青紫瘀血斑。右膝外侧部压痛明显，有骨擦音。右膝活动障碍，被动活动时局部痛剧。右膝浮髌试验（＋），膝关节侧向试验（－）。X线片示（片号8722）：右胫骨外髁骨折，外髁骨折块向下方移位。

诊断：右胫骨外髁骨折。

治疗：在严格无菌消毒下抽吸关节内血肿，约40ml，继而手法复位，两助手上下拔伸后，医者双手四指环抱住膝内侧，使其内翻，以加大外侧关节间隙，同时以双手拇指用力向内上方推挤外髁骨折块，并轻轻屈伸膝部数次，即达复位。复位后X线片复查：骨折对位好。在骨折处置压骨垫，以夹板固定右膝部于内翻位，外敷消炎膏，内服消炎退肿汤，练踝屈伸和股四头肌收缩活动。2周后局部肿痛好转，以接骨散外敷，内服跌打养营汤，继续按上法练功。4周后局部无肿，仅有轻压痛，患肢可上抬，解除外固定，以舒筋活血洗剂熏洗患膝部，并练膝部屈伸。6周后关节活动接近正常，嘱下地扶双拐行走。7周后，患者弃拐能自行走路。

评析：胫骨髁骨折多发生于青壮年。多为间接外力引起，如由高处坠下一侧足先着地，则身躯多向着地侧倾斜而致膝关节强力外翻，则身体重力沿股骨外侧向下传递，胫骨外髁受股骨外髁的冲击挤压发生骨折，膝关节处于伸直位下肢负重状态时，其外侧遭受暴力打击或碰撞使膝关节强力外翻时，也可引起胫骨外髁骨折，且其平台后部常压缩较重。

依骨折部位可分为内髁、外髁及双髁骨折，其中以外髁骨折较为常见。胫骨髁骨折整复手法：外髁骨折，整复时患者仰卧，抽尽积血，助手握住大腿，另助手握髁上部拔伸牵引。医者两手四指抱住膝内侧，使膝内翻，加大外侧关节间隙，同时以两手拇指用力向内上方推按移位之外髁骨块。触摸移位已纠正后，即用两手相扣胫骨髁部，用力对挤，并令助手轻轻屈伸患膝数次，使骨折块趋于稳定。若为内髁骨折，用相反方向的手法整复。双髁骨折者，两助手在中立位强力相对拔伸牵引，继而医者以两手掌根部分别置于胫骨髁内外侧相对扣挤而复位。一旦完成复位固定，即应进行股四头肌功能锻炼及踝趾关节屈伸锻炼。经 8 周左右，骨折已临床愈合，可拆除夹板，做膝关节主动功能锻炼，膝关节活动范围由小到大，循序渐进。但负重下地活动，最少在伤后半年内进行。练功期间，夜间须再包后托夹板，防止膝外翻畸形。

（选自《古今名医骨伤科医案赏析》）

胫腓骨干骨折

林如高医案

【医案原文】

马某，男，21 岁，长乐县农民。就诊日期：1978 年 7 月 28 日。病案号：780791。

病史摘要：患者于 3 天前因拉板车不慎自 6m 多高山坡上跌落，当时右小腿肿痛，畸形，不能站立。即由他人送当地医院，X 线检查诊为：右胫腓骨中段横形骨折。给予手法复位，石膏固定，因肿痛未减，转笔者医院。

检查：患者痛苦面容，烦躁不安，面色苍白，脉细涩，右小腿中、下部明显肿胀，并向内侧成角畸形，局部皮肤潮红，灼热，压痛甚，有骨擦音，右下肢活动受限。X线片示（片号6390）：右胫腓骨中段横形骨折。

诊断：右胫腓骨中段横形骨折。

治疗：入院后即给予手法复位，由两个助手拔伸后，医者以捏分手法分骨，继而以提托、按压手法矫正侧移位。用分骨垫1个置骨折部骨间隙，按移位方向放置2个压骨垫，用小腿夹板固定，最后将患肢置于短直角托板上。整复后内服消炎退肿汤，外敷消炎膏，练踝背伸及股四头肌收缩活动。1周后，小腿肿痛减轻，改敷活血散。2周后，局部肿痛明显消退，嘱内服跌打养营汤，外敷接骨散。4周后（8月26日）患者局部无压痛，服续骨丸，练床上抬腿、蹬空踢球动作，以活动下肢各关节。5周后患者下地练扶椅行走。9月10日去夹板外固定，以舒筋活血洗剂熏洗踝关节，9月20日患者行走接近正常出院。

评析：胫腓骨干骨折在长管状骨折中最常见，成人以胫腓骨干双骨折多见，儿童的骨折以胫骨干骨折最多，胫腓骨干骨折次之，腓骨干骨折少见。儿童多于成人。直接暴力或间接暴力均可造成胫腓骨干骨折。如从高处坠下，足部先着地，小腿旋转或受重物直接打击、挤压等引起。可分成上1/3骨折、中1/3骨折、下1/3骨折。本案属于中段骨折，且为横形骨折。林氏整复胫腓骨横形骨折手法：患者平卧，膝微曲，一助手站在患肢外侧，双手环握小腿上部，另一助手握住踝部，用力拔伸牵引，矫正重叠畸形。然后医者采用分骨挤或捏按推挤手法将骨折复位。一般骨折近端多向前内侧移位，医者两手拇指按压骨折近端前内面，余指环握骨折远端后外面向前内提托，即可复位。药物治疗，早期活血化瘀、消肿止痛，可用肢伤一方或新伤续断汤。中期宜接骨续损，内服肢伤二方或接骨丹。后期宜补益肝肾、强壮筋骨，用肢伤三方或健步虎潜丸，配合海桐皮汤煎水外洗。整复固定后，即可做踝足部关节屈伸活动及股四头肌舒缩活动。

（选自《古今名医骨伤科医案赏析》）

三　踝骨折

郭宗正医案

【医案原文】

李某，女，32 岁，洛阳轴承厂工人，1999 年 9 月 26 日就诊。

骑自行车跌仆，致右脚踝关节肿痛 4 天。检查：右脚及踝关节肿胀、疼痛，脚踝呈外翻状，功能受限，小腿上段前侧有擦皮破伤。另见左手拇指亦肿痛，不敢屈伸活动。舌赤苔微腻，脉细数。X 线拍片显示：右脚为外翻外旋三踝骨折，右脚踝关节的关系失常，距骨外翻，关节间隙不等，内宽外窄，内踝骨折块外旋。腓骨下段呈外旋状的螺旋形骨折，胫腓联合分离，后踝为无移位的小折片，左手拇指近节基底部内侧亦为小折片骨折。

病理机制：由跌仆时脚踝关节处于外翻外旋应力下，

距骨撞击，外踝产生向外旋转的螺旋形骨折，内踝由三角韧带的牵拉，形成撕裂骨折。折块随外力向外旋转。再由距骨的旋转并撞击后踝发生骨折，因下胫腓联合韧带的断裂而胫腓骨分离。

诊断：右脚踝关节外翻外旋三踝骨折。

整复手法：一助手固定小腿下段，术者先将踝向下拔伸牵拉以理顺筋肌。然后再以与伤力相反力的作用，将脚踝骨内翻内旋。另给内外踝用力对挤，更在骨踝处予以研磨，便凹凸平复，骨茬吻合。再拍 X 线片，复位尚可。

固定：予以小腿超踝内翻夹板固定。

内服中药：消肿汤（内部制剂），3 剂。

9 月 30 日 2 诊：脚肿稍有消减。

X 线片示：内踝骨折块仍稍有内旋。予以矫正。

处方：桂枝 10g，防风 10g，白芍 10g，苍术 10g，茯苓 15g，金银花 20g，连翘 20g，桃仁 10g，穿山甲 20g，柴胡 10g，青皮 6g，厚朴 10g，甘草 3g。5 剂。

10 月 5 日：肿胀大部分消退，整理固定。

处方：桂枝 10g，白芍 15g，当归 15g，黄芪 30g，薏苡仁 30g，防己 15g，茯苓 15g，桃仁 10g，穿山甲 20g，白芥子 10g，柴胡 5g，青皮 6g，厚朴 10g，甘草 3g。5 剂。

（选自《郭宗正医案》）

【按语】

郭宗正在治疗骨折时，除用手法整复之外，常常加用中药内服。骨折整复后服用中药可激发骨细胞快速生长，加快骨痂形成，促进骨折患者的康复。

距骨骨折

林如高医案

【医案原文】

朱某，女，25 岁，闽侯城门乡（原公社）农民。就诊日期：1983 年 5 月 13 日。病案号：830546。

病史摘要：患者 3 天前在家上楼时不慎从 3m 高处楼梯上坠落，以足先着地，当时无昏迷，右踝部畸形、肿胀、疼痛，不能行走，曾请郊区乡村医师治疗未见效，今转笔者医院。

检查：神清，面色暗，痛苦表情，舌淡，苔薄白，脉细涩。右踝部畸形、肿胀，踝前可触及高低不平骨折块，局部压痛明显，右踝活动障碍。X 线片示（片号 14996）：右距骨颈体间骨折，远骨折块向前移位，踝关节轻度向后脱位。

诊断：右距骨骨折。

治疗：按距骨骨折复位手法整复，医者与助手对抗牵引后，一手握前足强力跖屈，另一手握小腿下端向前提托，即达复位。复位后置踝关节稍跖屈外翻位，在内踝下方和距骨头部背侧各置一平垫，然后以夹板固定，外敷活血散，内服活血镇痛汤，练趾、踝部屈伸活动。2 周后局部肿痛明显减轻，改敷接骨散，服跌打补骨丸，继续练踝部活动。5 周后，X 线复查：骨折处已有少量骨痂生长。患部无肿痛，解除夹板固定，以舒筋活血洗剂熏洗，内服续骨丸，练踝关节屈伸活动。6 周后可扶拐练走。8 周后踝部活动基本正常，可自行走路。

评析：距骨骨折较少见，属足骨骨折。多由足部突然强力跖屈或由高处跌下时，跟关节强力背伸外翻或汽车驾驶员刹车时用力过度所致。前者多为距骨后突被跟骨冲击而折断，骨折多为小块骨折，骨折片向后、向上，一般移位不多。后者较常见，按骨折线分颈部、体部或颈体间骨折。林氏整复距骨骨折手法如下：患者仰卧，患肢屈膝90°，助手环握小腿上部，医者一手握住前足，轻度外翻，强力跖屈，向后推压，另一手握住小腿下端后侧向前提托，使距骨头与距骨体两骨块对合。合并体部后脱位时，请另一助手将踝关节极度背伸，稍向外翻，并向下牵引。医者用两拇指将距骨体部向前上方推压，使其复入踝穴，然后用拇指向前顶住体部，将踝关节稍跖屈，使两骨折块对合。药物治疗：距骨颈骨折后，距骨体易发生缺血性坏死，故中、后期应重用补气血、养肝肾、壮筋骨药物，以促进骨折愈合。解除外固定后，应加强中药熏洗，促进踝关节功能恢复。

（选自《古今名医骨伤科医案赏析》）

跟骨骨折

林如高医案

【医案原文】

许某，男，46岁，福州市郊区农民。就诊日期：1978年8月30日。病案号：780890。

病史摘要：患者于5小时前因盖房屋在高空作业时不

慎自4m多高处跌下，以左足先着地，当时左足跟部肿胀、疼痛，不能站立，由人抬至笔者医院。

检查：患者神志清楚，面色苍白，疼痛难忍，舌淡红，脉弦紧。左足跟部明显肿胀，足弓变平，足跟增宽，足跟两侧皮下见大片青紫瘀斑，压痛甚。左踝活动障碍。X线片示（片号643）：左足跟骨骨折。轴位片见骨折远端向侧方移位，侧位片见近折端向后上方移位。

诊断：左跟骨骨折。

治疗：按跟骨骨折复位法给予整复，当即足跟部畸形消失，在双踝下方各置一马蹄垫，外盖跟骨夹板，以宽胶布固定，外敷活血散，内服活血镇痛汤，练踝背伸及股四头肌收缩活动。1周后患处肿痛明显减轻，继续使用上药，加练床上抬腿动作。2周后患处肿退，但仍有轻度疼痛，改敷接骨散，服壮骨强筋汤，继续按上法练功。4周后（9月27日）X线片复查：跟骨关节结节角正常，骨折处可见连续性骨痂生长。5周后解除外固定，以舒筋活血洗剂熏洗左足，练扶拐走、脚踩跷板等活动。7周后患者左足行走如常。

评析：跟骨骨折多因由高处坠下，足部着地，足跟遭受垂直冲击而损伤。跟骨骨折种类不一，手法各异，但总的原则是：恢复跟骨结节角，尽量恢复跟距关节平整，矫正跟骨体增宽。无移位骨折或移位不多又未影响跟骨结节角、未波及跟距关节面的及跟骨体增宽不明显者，早期采用活血祛瘀、凉血活血的中药外敷，局部制动，扶拐不负重行走3~4周即可。有移位骨折须考虑整复。林氏整复跟骨骨折的手法：患者仰卧，患肢垫高伸出床外，助手环握患肢小腿。医者一手托握住足跟后部，另一手握住足背，两手同时用力向下拔伸牵引，以矫正骨折块向上移位。继而医者以两手指交叉于手足底，两手掌根部用力扣挤跟骨两侧，以矫正侧方移位。马蹄垫系林氏固定跟骨骨折的特色，双侧马蹄垫凹侧顶在双踝部下方，既不压迫踝骨，又相当稳定地垫在跟骨两侧，加上半月形小夹板外固定，其固定牢靠，疗效好。骨折整复固定后，即应开始前足和趾的伸屈活动，特别是跖屈的操练，对恢复和维持足的纵弓有重要意义。

（选自《古今名医骨伤科医案赏析》）

【按语】

跟骨骨折治疗的重点是恢复距跟关节的对位关系和结节关节角，并注意矫正跟骨体增宽。本案骨折有移位，有移位的骨折手法复位后固定，并注意及时功能锻炼。

跖骨骨折

林如高医案

【医案原文】

姚某，女，30岁，福州轧钢厂工人。就诊日期：1974年3月10日。病案号：740331。

病史摘要：患者于4小时前搬钢筋不慎压伤右足，患足畸形、肿胀、疼痛，前足不能着地，由他人送至笔者医院。

检查：患者痛楚表情，舌质暗，脉弦滑。右足部畸形、肿胀，皮下可见瘀斑，局部明显压痛，有骨擦音。X

线片示（片号 7152）：右足第 2、3、4 跖骨骨折，骨折远端向外侧移位。

诊断：右足第 2、3、4 跖骨骨折。

治疗：按跖骨骨折复位手法给予整复，当即右足畸形消失，在第 2~3、3~4 跖骨间隙各置一分骨垫，外盖夹板，以胶布粘贴固定，外敷消肿散，内服退癀消肿汤，练床上抬腿。2 周后足部肿消，外敷消毒散，内服跌打补骨丸。3 周后（4 月 2 日）X 线片复查：骨折处骨痂生长良好。解除外固定，以舒筋活血洗剂熏洗，练扶椅走路，脚踩跷板等动作。5 周后患者右足行走正常。

评析：本案为林如高治疗跖骨骨折验案之一。

跖骨骨折是足部最常见的骨折。跖骨骨折的原因有直接暴力、间接暴力和长途行走引起的疲劳骨折。直接暴力如重物压伤，可以造成任何部位骨折或多发性骨折；间接暴力多为足趾固定，足部扭曲外力造成的跖骨干骨折；尤易造成中间 3 条骨螺旋形骨折和第 5 跖骨基底部骨折；累积暴力好发于长途行军的士兵，好发于第 2、3 跖骨颈部，其中尤以第 2 跖骨多见。

林氏整复跖骨骨折手法：患者仰卧位，医者站于患足内侧，双手拇、食指分别捏住骨折远近断端，用力相对拔伸，以矫正重叠移位或成角移位。继而医者用拇指将近断端向下按压，食指将远断端向上提托，以矫正跖背侧移位。如合并侧移位，则医者以双手拇、食指分别从足背和足底捏住跖骨两侧进行分骨，迫使其复位。然后取分骨垫置于足背侧骨间隙，外盖夹板固定。药物治疗，按骨折 2 期辨证用药。疲劳性骨折可加强补肝肾、强筋骨药物。解除固定后配伍舒筋活络之方，如海桐皮汤熏洗。固定期间应做踝部屈伸活动，4周后试行扶拐不负重行走锻炼。

（选自《古今名医骨伤科医案赏析》）

趾骨骨折

董万鑫医案

【医案原文】

王某，男，15岁。第二清洁机械技工学校学生。

患者于1978年6月12日因踢足球不慎踢在硬物上，造成左足第2趾受伤，当即来丰盛医院治疗。

症状与检查：左足第2趾肿胀、青紫、疼痛，影响行走，有骨擦音，折骨远端向外上方移位。

治疗方法：采用牵引、归挤方法使折骨复位，复位后用小纸板固定3周，5周以后患趾功能逐渐恢复正常。

评析：趾骨具有足的附着功能，可防止人在行走中滑倒，并对足的推动和弹跳有辅助作用。趾骨骨折发生率占足部骨折的第2位，多因重物砸伤或踢碰硬物所致。前者多为粉碎或纵裂骨折，后者多为横断或斜形骨折，且常合并有皮肤或甲床损伤。第2、5趾骨由于踢碰外伤的机会多，因此骨折较常见，第3、4趾骨骨折较少发生，第1趾骨较粗大，其功能也较为重要，第1趾骨近端骨折亦较常见，远端多为粉碎性骨折。手法主要使用牵引、归挤两种，一助手固定患者足部，医师一手牵引患趾，另一手以两手指对向挤压骨折局部，可在背侧与跖侧、大趾与小趾侧分别归挤，以矫正骨折移位，固定时在原移位处放置一小棉垫后，于骨折远端移位的两侧相对放置小纸夹板固定，纸板的长度和宽度均与患趾相同。每周复查 1 次，3～4周可解除固定物进行功能练习，直至完全恢复功能。

（选自《古今名医骨伤科医案赏析》）

锁骨骨折

一、郭宗正医案

【医案原文】

王某，女，37 岁，2002 年 9 月 30 日就诊。

骑车子跌仆，左肩部着地致锁骨中段骨折 1 天。患者手托患肢，头身左倾，不敢活动，左肩锁骨近折端明显高突可触，压痛剧烈。X 线片显示：左锁骨中段短斜茬骨折，近折端向上移位，远折端向下移位，并重叠约2cm。

病理机制：锁骨系一 "S" 形管状骨，外段扁平，内段呈棱柱状，中段弯曲较细，是锁骨的薄弱环节。当跌仆时外力从肩峰沿锁骨向内冲击，在中段弯曲处产生剪式应力而发作骨折，内折段由于胸锁乳突肌的牵拉而移位向上向后，远折端由于上肢的重力以及胸大肌的牵拉而向下向前移位，并形成缩短重叠移位。

整复手法：患者仰卧位，用牵引带从患者腋下穿过，包揽上身于对侧固定，一方面嘱患者头面转向患侧，缓解胸锁乳突肌的牵拉，并会使内折端的移位得以缓解而还原；另一方面嘱一助手以两手握持患者上臂，向外上方拔伸牵引，使骨折重叠拉开。随之将患肩移向床的边缘，助手拔伸患肢渐渐向下向后，迫使外折端向上，接近内折端，术者即可在骨折处用拇指按压外折端向后，同时助手保持拔伸状态下，徐徐抬起患肢与患肩呈水平位，手法着重依诸杠杆调整力，利用拔伸患肢或高或低、或前或后以转动外折端而达到复位。

固定：患者由床缘回原位，去掉腋下牵引带，锁骨骨折处加压棉垫，胶布固定。在患者腋下放置一直径 6cm、长约 15cm 的棉纸腋卷，中心系一绷带，绷带系于对肩打结（肩上衬棉垫）。将患肢放下，前臂屈曲以袖带兜缚于胸前，更将绷带绕缚肘上紧紧揽缚患肢于身侧，环周至胸前结扎。腋卷在腋下起支点作用，予外骨折段以向外引力以稳定对位。固定后患者卧床休养至 20 天再起床活动。

术后 X 线拍片：复位良好。

骨折固定时间约 1 个月，然后做抬举功能锻炼。

（选自《郭宗正医案》）

二、董万鑫医案

【医案原文】

高某，女，22 岁。

主诉：3 日前骑自行车被撞，右肩部触地，右肩及锁骨中部疼痛剧烈，不能抬举。

检查：右锁骨中段处肿胀明显，可见青紫瘀斑，压痛明显，可闻及明显骨擦音。X 线片示：右锁骨中段斜形骨折，近端向上移位，远端向下错位。

治疗：

（1）手法。①架肩上提法：患者坐位，一助手用手握住患侧肘部，并用另一上肢前臂插入患侧腋下，用力向上提端，术者用双手分别捏住折骨远近两断端，嘱架肩的助手轻轻放松，同时让病人抬头挺胸，在这个过程中，术者从下向上推或从前向后按压以矫正成角畸形，使折骨恢复对位、对线。②旋转变位法：锁骨骨折后，绝大多数呈近端向上错位、远端向下错位，这种复位方法则是首先改变这种情况，使近端在下、远端在上，然后再进行复位，在助手向上提端下，术者一手将折骨远端固定好，另一手将近端用按压旋转的方法改变原来错位的方向。③架肩下牵法：一助手前臂仍置于患者腋下，向上端提，向颈侧用力；另一助手双手握患者的臂及手，用力向下牵拉；术者双手用捏挤、按压的方法进行对位，对位满意后，即停止牵拉。

（2）固定。嘱病人保持抬头挺胸姿势。固定时医师要用两手保持好折骨的对位、对线，首先在锁骨上窝处靠折骨近端处压一棉垫，要填至高出折骨近段；在折骨远段的下方也垫一厚棉垫，这两个棉垫也可用4列或5列绷带卷成直径约2cm的纱布卷代替；然后再在折骨局部压上一大方块厚棉边，下面压月牙形纸板，凹面朝向颈侧，用橡皮膏将之粘牢固定；再于患者双侧腋下各垫一直径约6cm粗大棉卷，棉卷的两端要薄，一直垫到肩部的前后侧，最后用3列绷带做双肩前后"∞"字固定，固定后进行透视观察复位情况，复位不满意时，可解除固定物重新整复。

此病人经过5周治疗，愈合良好，2个月后恢复正常工作。

评析：本案为董万鑫治疗锁骨骨折验案之一。

锁骨骨折又称缺盆骨骨折、锁子骨断伤等，可发生于各种年龄，但多见于儿童及青壮年，约有 2/3 为儿童患者，而其中又以幼儿为多见。长期以来，许多临床医师并不追求锁骨折骨的复位，只用后"∞"字绷带固定，任其错位愈合，其理由是锁骨折骨复位与固定的难度较大，即使错位愈合对以后功能影响也不大。但根据董氏多年的临床经验，认为锁骨折骨复位并不十分困难，而且复位后的优点较多，复位好的锁骨折骨愈合较快，愈后无任何后遗症。错位愈合虽然也无明显后遗症，但有时要影响患者用肩部抬、担、扛物的功能，而且复位后的锁骨愈合后外观无畸形，与健侧一样；而错位愈合后原来重叠处有明显凸出，影响人体外观及功能。用力方向要掌握好，架肩时用力一定要向颈侧上提，下牵患侧上肢时一定要轻缓。医师还应注意不要损伤锁骨下动脉和臂丛神经，医师用于捏锁骨两断端时可从锁骨上窝入手，这样较易用力和捏牢；固定时双侧腋下的棉垫一定要粗大。因此棉垫不只起保护皮肤的作用，同时还是 1 个力的支点，上肢的重量向下牵引，而通过腋下棉垫这一支点，作用在锁骨折骨远端的力就是向外牵引了，而且是持续的，对维持折骨对位对线起着良好作用。

（选自《古今名医骨伤科医案赏析》）

肋骨骨折

董万鑫医案

【医案原文】

潘某，男，59 岁。南郊木材厂工人。

患者于 1976 年 1 月 15 日夜间，不慎摔进堆有铁管 2m 深的沟内，造成肋骨骨折及胸肋关节脱位，因不同意手术治疗，于次日来笔者医院就诊。

症状与检查：患者自觉胸闷，憋气，内里发热，胸部疼痛，不敢咳嗽，呼吸困难。身体向右侧倾斜，前胸部右侧 2～7 肋处有隆起，约 3cm 高，是胸肋关节脱位造成。拍摄 X 线片又见第 3～7 肋骨骨折。

治疗方法：患者仰卧床上，医者用深呼吸起伏复位法，由上往下逐根复位，摸准脱臼的肋软骨头，患者吸气时不按，呼气时往下按，十几分钟后 6 个脱位的胸肋关节均已复位。然后整复折骨，将病人改为坐位，医者站在病人后面，双手插入腋下，把两肩前屈端平，一名助手固定双腿，医者做抱身旋转复位，最后医者一手按背部，一手按伤处让病人做深呼吸 3 次，然后外敷正骨散进行固定。用肾形大纸板，由前面胸骨开始至后背脊柱的棘突，内垫棉花，脱位处放长条形棉垫，骨折处放大块方棉垫，最后用 3 列绷带将脱位及折骨固定牢。每周检查 1 次，4 周后咳嗽时疼痛消失，但脱位和骨折部位仍有压痛，6 周后拆除固定物，症状基本消失，2 个月后恢复正常工作。治疗期间内服接骨药。

评析：肋骨骨折多为直接外力造成，如拳、棒的打击及物体的撞击，都能造成肋骨骨折。挤压物也可造成此病。剧烈的咳嗽有时也可造成肋骨骨折，但较少见。肋骨骨折以第 4～10 肋多见，可以是单一的，也可是多发的，成年人较儿童期较易发生此病。此患者系肋骨骨折伴胸肋关节脱位，经手法复位和外固定后，服中药调理，恢复较好，2个月后恢复了正常工作。

（选自《古今名医骨伤科医案赏析》）

【按语】

肋骨骨折在胸部伤中约占61%～90%。第4～7对肋骨较长且两端固定，最易发生骨折。在儿童，肋骨富有弹性，不易折断，而在成人，尤其是老年人，肋骨弹性减弱，容易骨折。配合运用活血化瘀、理气止痛、接骨续损等类中药内服外敷有助于患者的康复。

脊柱骨折

一、段胜如医案

【医案原文】

解某，男，22岁。1982年9月19日入院，住院号014555，X线片号52274。

病史：今日上午8时30分工作时，约2吨重锅炉滑下，压于左肩部，弯腰未倒地，当即昏迷，5分钟方清醒，送301医院急诊，照片示胸12椎体压缩骨折，无床位转来笔者医院。

检查：神志清楚，呈痛苦面容，血压平稳，双下肢自腹股沟以下触觉、痛觉消失，肌力Ⅱ级，跟腱反射未引出，膝反射正常，嘱卧床休息并予以葡萄糖液静脉滴注治疗。凌晨2：00，病房值班医师叫醒笔者，说病人腹痛及下肢麻木加重，须行椎管减压术，检查并未发现必须马上手术的指征，主张用牵引手法复位治疗。将病人如搓面条似的平直推转俯卧，折叠成8寸宽的床单自背部经两腋窝至头前缚于床架铁柱上，一助手持之做对抗牵引，两助手各牵一小腿的踝关节上方，站于方凳上，笔者双掌叠起，压于高耸的第 12 胸椎棘突上，由主持者叫一、二、三，在第三声时 4 人配合用力，正当牵抬下肢使腹部稍离床板时，术者用力下压棘突，一下一下地进行，待病人诉两胸肋或腰痛难忍，方停下休息片刻。如此 4 遍，直至第 12 胸椎棘突已平复为止，结束手法，将病人平直推转到仰卧，一助手屈髋膝使足板踩床上，并维持此一姿势，叫患者双肘屈曲压于床板上，术者双手托腰部，使腰挺起，如此 3 遍，腰下放 1 软枕，嘱医师护士每日 3 次如上法将病人腰部抬起，治后病人立即感腰痛减轻，背部舒适。

1982 年 9 月 23 日查房，病人腹胀一直未大便，用大黄、芒硝、枳实、厚朴各 9g，水煎服，1 剂大便即通。

1982 年 10 月 10 日病人开始能自己在床上做 4 点支撑，练习挺腰，只是挺腰的高度稍小。

1982 年 10 月 19 日下肢的感觉、运动及反射均有明显改善，嘱回家卧硬板床锻炼、休养。照 X 线片复查，第 12 胸椎椎体已恢复至正常高度的 90%，与治疗前的 X 线片对比，有明显改善。

1982 年 12 月 19 日来门诊复查：仍卧床休息，未下床活动，下肢肌力恢复近正常，有力，跟腱反射引出，胸 12 棘突处压痛轻，照 X 线片胸 12 椎体与 1 个月前相同，嘱可以下床练习行走，但不许弯腰。

1983 年 1 月 2 日来门诊复查：已挺胸下地行走，腰部稍感疼痛，其他一切尚好。

1983 年 2 月 28 日来门诊复查，坐或走约半小时即感腰部有点累，卧时舒服。

1983 年 12 月 7 日来复查：云已恢复原工作，仍开卡车，无何不适，坐 4 小时腰部不感疼痛。照 X 线片，胸 12 椎体骨折已愈合，椎体高度较之以前的照片稍有压低，但不明显，胸 12 与腰 1 椎体前缘已有骨桥连接。

评析：单纯的椎体压缩骨折是脊柱损伤中最常见的一种稳定型骨折。多因患者由高处坠地时，身体呈屈曲位，臂部或足部先着地。由于身体向下的冲力，地面对身体的反冲力使脊柱骤然过度屈曲，所发生的挤压力量可产生椎体压缩骨折。或当患者弯腰工作时，突然有重物由高处下落，击于患者肩背部，暴力传到的部位，产生压缩骨折。此案患者高处跌下，足或臂部着地；或巷道弯腰工作，重物击于肩背部，脊柱骤然前屈，使胸腰段椎体受到很大冲击，诉腰背部剧痛，不敢活动，应考虑有脊柱骨折的可能。

安排于家庭病房治疗前，须做好 3 个准备：①绝对卧床 2 周，为此要有人护理大小便及饮食；②必须睡硬板床，床垫可厚一点；③做 1 个垫于腰部的软枕，并须逐渐垫高，为稳定已恢复的椎体之用。

手法步骤如下：将患者俯卧于整复后不再搬动的硬板床上，一条折叠的床单从背部经两腋窝穿出头前，扎于床头柱上，一助手持之做对抗牵引，两助手各握住一个踝关节，用力同时牵抬下肢，使患者腹部稍微离开床面，与此同时，术者双手掌重叠放于已高起的棘突上，用力下压，由主持术者号令，4 人配合一致用力，一下一下的直压到棘突平下去为止。其间患者疼痛难受时，可休息片刻，再度牵引配合用力下压，不用麻醉。手法结束后，把患者平直推转到仰卧，教会患者在床上做4点支撑挺腰运动。即膝、肘屈曲90°，脚板与肘部压于床板上，术者双手托于腰际，将患者腰部尽可能高的抬起，教患者亦如此挺腰锻炼，1日3~5次，挺腰的高度由小到大，做到尽可能高地挺起。至此，病人已感腰背部疼痛减轻，舒适轻快，伤后愈早治疗，疼痛减轻愈快，这是由于手法牵引整复，既恢复了压缩的椎体，又理顺了伤处的关节与软组织，也消散了局部的血肿之故。卧床2周后，戴一个既围住了腰又能挺胸的支具，下床活动，1日2次（无支具须卧床3个月，方可起床）。3个月后去除支具，避免弯腰。6个月后可做弯腰动作。由于长期处于挺胸姿势，突然可以弯腰，会有弯不下腰及低头不便之感，可进行轻度腰部手法按摩（见腰部手法），经过近百例治疗，从无不良反应。若伤后10天半个月才来治疗，经过卧床休息，腰痛已有所减轻，此时采用上述手法，疼痛会加重，但数天即可过去，须向病人说明，以增强对此种治疗的信心，若从预防遗留顽固的腰痛起见，进行此次手法整复，还是值得和有益的。若遇未用手法复位，只卧床、锻炼、挺腰而遗留有坐约半小时即感腰痛难忍的病例，虽已是多年的陈旧老伤，也可应用上述手法，予以每周2次治疗，亦有疗效，这是笔者的一点经验，供同道参考。至于药物治疗，早期瘀滞肿痛，内服七厘散、复元活血汤等；中期内服正骨紫金丹、接骨丹等；后期可用调补肝肾、活血通络、补气活血等法治疗。

（选自《古今名医骨伤科医案赏析》）

二、宋贵杰医案

【医家简介】

宋贵杰，男，教授，硕士研究生导师。1938年2月出生，汉族，甘肃省中医骨伤学会主任委员，全国500名名老中医之一，全国中医药学术继承工作指导老师，甘肃省首届名中医。

宋贵杰教授在40余年的实践中，积累了丰富的临床经验，形成了自己独特的理论体系与临床诊疗特长，对颈肩腰腿痛、骨质增生症、骨质疏松症及四肢骨折的治疗效果显著，享誉陇原。在骨伤科疾病的治疗方面，既擅长手法，又善用药治。其伤科用药颇具特色，强调辨证论治。突出整体观念，注重调补气血与肝肾；主张用药之道，法乎自然，据因立法，宗法拟方，依方遣药，用药精当，反对墨守成规，千篇一律；倡导药物内服外用并举，功效互补，提高了伤病的临床治愈率，特别对腰椎间盘突出症的辨证立法，用药精当，疗效显著。

【医案原文】

周某，女，42岁，因坠地摔伤，腰背疼痛难忍，转侧不利，行走困难就诊。

检查：腰部活动完全受限，胸12、腰1棘突向后凸起，压之敏感，局部微肿胀，叩击脚底有传导性疼痛，两下肢运动及感觉、大小便均如常（无脊髓症状）。X线片示：第一腰椎明显楔变，椎间隙狭窄，椎体前缘压缩超过2/3，左侧横突小骨片分离约1.5cm。以牵引背伸复位法整复治疗，患者即感疼痛大减，嘱其回家垫枕练功。35 日后 X 线片复查，提示压缩的椎体张开，接近正常。椎间隙基本恢复，分离的骨片复位，随访半年，无任何不适感。

牵引背伸复位法：患者仰卧位，一助手两臂穿过患者腋下环抱背部，两助手分别用双手握持患者踝部，与此同时持续对抗牵引 2～3 分钟，医者两手掌叠按平压向在后凸起的患椎，用力垂直由轻到重徐徐按压（千万不要用猛力和重力），若患椎在胸 12 以上，在对抗牵引按压的同时，头前助手可将患者上身背伸抬起。反之，患椎在胸 12 以下，足部两助手可将双下肢背伸抬起，以达复位，待后凸消失、脊柱平整后即可转入垫枕练功法。

垫枕练功法：病人仰卧硬板床，在伤部中心放一软垫（25cm×15cm×15cm，制成塔形），在患者全身状况允许的情况下，指导病人循序渐进地进行练功。

讨论：脊柱骨折也和其他骨折一样，首先要争取早日恢复损伤部位的正常形态。运用牵引背伸复位法和垫枕练功治疗法，就是使脊柱肌力过伸，通过肌肉（特别是骶棘肌）协调活动产生的杠杆力量，间断性地促进前、后纵韧带和椎间盘纤维环发挥收缩作用，使压缩的椎体逐渐拉开复位，断裂的椎板接触融合，轻度的脱位自行复位。治疗自始至终都在病人清醒状态下自动进行缓慢锻炼治疗，所以安全可靠，不会造成意外的不良反应，患者乐意接受。

（选自《国家级名老中医颈肩腰腿痛验案良方》）

骨折后关节功能障碍

一、杨清山医案

【医案原文】

白某，男性，7岁，学生。

病史：因两人打架将右臂压伤致右肱骨髁上骨折，经整复后，肩肘、腕关节活动受限，五指屈曲不能伸展。

检查：右腕关节强直，前臂肌肉萎缩，五指屈曲，末梢感觉差，痛觉、温度觉很迟钝，伸肌腱挛缩，呈伸腕屈指，伸指屈腕状态；压痛点：五指指腹、大小鱼际、腕内侧、肘外侧、肘上方均有压痛（＋＋＋）。

印象：肱骨髁上骨折后遗症，缺血性挛缩。

治疗：1975年6月10日行按摩轻手法，以摩揉法为主，配合弹拨、转拉法。摩法和揉法缓解肌痉挛，止痛；拨法是剥肌腱，弹法用于指端末梢，刺激末梢神经感觉；转拉法帮助恢复肘、腕关节的功能。

第1~7次均用轻手法。从第8次改为中级手法，具体手法同前，渐次渐增拨弹手法和转拉法。共治疗35次，压痛点消失，肌痉挛恢复，肩、肘、腕活动能力等均好转达70%。

全身情况良好。

（选自《杨清山按摩经验集》）

二、范炳华医案

【医案原文】

吴某，男，61岁。

　　患者因车祸导致右肩关节粉碎性骨折。X线片示：肱骨解剖颈螺旋形粉碎性骨折，肱骨头粉碎性骨折伴盂下脱位。右侧腰以上、上肢肘关节以上大范围瘀斑。专家会诊意见：须做肱骨头切除，人工肱骨头置换术。如不做此手术，将会使臂丛神经粘连，肩关节功能丧失。因患者有冠心病、纵隔肿瘤病史，拒绝手术。

　　做骨折复位后（仍有半脱位），采用伤膏外敷（隔日一换），夹板外固定治疗，屈肘悬吊于胸前半个月后，推拿介入，在外固定状态下，对肩关节固定以外部位，采用轻柔的按揉、摩等轻手法治疗，每日1次。推拿15次后，趁在换伤膏时，做肩关节局部按、摩、揉手法，隔日1次。2个月后解除外固定，肩关节活动范围0°~30°。继续推拿治疗，在肩关节采用㨰、推、按、揉等轻手法，以后手法逐渐加重，配合肩关节被动活动，关节杠杆扳法，加大被动运动幅度，每日1次，每次约30分钟。前后共推拿60余次，患者上举功能达到165°，外展（肩胛骨固定）80°，内旋后弯拇指抵胸8水平线，生活自理，至今能提拿15kg重物品。

　　讨论：患者为范师亲属，在其拒绝手术治疗的前提下，才敢做早期推拿介入治疗。患者当时只有3个心愿，骨折愈合、不疼痛、生活能自理。其结果是令人满意的。此方法在后来的几位关节骨折病人中应用，也收到同样的效果。在骨折早期推拿的介入，对加快消除瘀血、肿胀，促进吸收，防止和减轻粘连程度，促进功能活动的恢复，具有积极的作用。关节骨折后期功能障碍明显，推拿手法应逐渐加重，以分解关节粘连为主，寻找粘连的重点部位，明确与粘连相关的肌肉、肌腱、韧带，作重点的手法治疗是关键。同时手法的作用点、作用力以及作用力方向也是重要的 1 个方面。关节杠杆扳法、被动运动手法的应用，对分解关节内、外粘连，促进功能恢复也是关键的一步。必须提醒的是，只有对骨折的机制、程度、骨折的处理及预后有充分了解的基础上才能推拿，并非人人皆宜。一般对稳定性骨折可试用。

（选自《中医药学刊》2006 年第 24 卷第 12 期）

胫骨骨折后遗症

朱道人医案

【医案原文】

道人詹志永，信州人。初应募为卒，隶镇江马军。二十二岁，因骁骑坠马，右胫折为三，因顿切绝。军帅命舁^①归营医救，凿出败骨数寸，半年稍愈。扶杖缓行，骨空处皆再生，独脚筋挛缩不能伸。既落军籍沦为乞丐。经三年，遇朱道人，亦就在辕门^②，问曰："汝伤未复初，何不求医？"对曰："穷无一文，岂堪办此。"朱曰："正不费一文，但得大竹管长尺许，钻一窍，系以绳，挂于腰间。每坐则置地上，举足搓之，勿计工程，久当生效。"詹用其说，两日便觉骨髓宽畅，试猛伸足，与常日差远。不两月，病筋悉舒，与未坠时等。予顷见丁子章以病足，故作转轴踏脚用之。其理正同，不若此为简便，无力者，立可办也。

（选自《医说·颠仆打伤·搓舒筋》）

【注解】

① 舁：扛，抬。② 辕门：领兵将帅的营门。这里指军营。

【按语】

这一则医案记载的是胫骨骨折后遗症脚筋挛缩的治疗，患者骨断已经再生，唯独脚筋挛缩不能伸展。具体治疗方法：用 1 尺长的大竹管，钻一孔，系根绳，挂在腰间。每次坐时就放在地上，患足踏竹管上，前后伸展动竹管，两天后便感觉筋骨间宽畅舒适，不到两个月，患足痊愈。这是运用功能锻炼法治疗下肢骨折损伤后的关节功能障碍。

第三节　脱位

中指中节背侧脱位

郭宗正医案

【医案原文】

黄某，女，45 岁，2000 年 9 月 3 日就诊。

从三轮车上跌下，致右手中指中节肿痛不能屈曲。伤后当天下午来诊，指节背侧高突畸形可触。X 线片示：右手中指中节背侧脱位。患者舌赤少苔，脉细数，血虚体质。

整复手法：患者坐位。一助手固定手腕部。术者握持患指初以拔伸屈曲法（一般移位轻者可感觉到"咯噔"

复位声）未曾复位，知是脱位病情较重，脱位较甚，遂改用扩大畸形复位法（即将患指向背侧反折，向远端推移，然后再行屈曲复位），移位成功。

固定：屈指位胶布固定半月。

处方：太子参 15g，麦冬 12g，首乌 20g，桑寄生 20g，桑枝 15g，地龙 10g，秦艽 15g，丹参 20g，鸡血藤 20g，路路通 10g，半夏 10g，茯苓 10g，陈皮 10g，甘草 3g。

9 月 10 日 2 诊：肿消痛减，已带病下地工作。原方5 剂。

（选自《郭宗正医案》）

掌指关节及指间关节脱位

林如高医案

【医案原文】

于某，女，31 岁，永太县蜜饯厂工人。就诊日期：1978 年 6 月 25 日。病案号：780688。

病史摘要：患者 2 天前因走路不慎滑跌，以右拇指触地，当时右拇指根部畸形、肿胀、剧痛，经当地医院检查，诊为右拇指掌指关节脱位，复位数次未成功，遂转笔者医院。

检查：患者痛苦面容，舌红，脉沉细。以左手扶托右手腕部，右手拇指掌指关节弹性固定于过伸位，手指关节呈屈曲位。右手拇指掌指关节畸形，局部肿胀，皮肤有擦伤。在远侧掌横纹处可摸到第 1 掌骨头。右拇指活动障碍。X 线片示（片号 6359）：右手拇指掌指关节脱位。

诊断：右手拇指掌指关节脱位。

治疗：按掌指关节脱位整复法进行整复，复位后以两块烤成弧形夹板置于掌背侧，并固定掌指关节于轻度屈曲对掌位，外敷活血散，其他未固定各指轻微活动。2 周后局部肿痛基本消失，解除固定，以化瘀通络洗剂熏洗患指，并逐渐练掌指关节的屈伸活动。3 周后右拇指掌指关节活动基本正常。

评析：林氏整复掌指关节手法如下：患者正坐，前臂中立位，拇指朝上。医者以一手拇、食指握住第 1 掌骨，另一手拇、食指握住患手拇指，先在背伸位进行拔伸，并逐渐摇转患指，继而将拇指基底插入掌侧，使与掌骨头相对，然后逐渐掌屈，即可复位。掌指关节由各掌骨头与近节指骨基底构成。《医宗金鉴·正骨心法要旨》说："手掌与背，其外体虽混一不分，而其骨在内，乃各指之本节相连而成者也。"掌指关节的活动主要是屈伸，屈力比伸力大，伸直时有 20°～30°的侧方活动，屈曲肘侧方活动微小，故掌指关节伸直时因外力作用而发生脱位。临床中多见向掌侧脱位，尤以第 1 掌指关节脱位为多。当脱位时，患处疼痛、肿胀，功能丧失，指间关节屈曲，掌指关节过伸畸形，并弹性固定。掌侧面隆起，在远侧掌横纹皮下可摸到脱位的掌骨头，手指缩短。X 线摄片可清楚地显示移位的掌骨头及近节指基底部。

（选自《古今名医骨伤科医案赏析》）

腕部脱位

胡黎生医案

【医案原文】

焦某，男，35岁。

主诉：左手拇指被机件砸伤，肿痛1天。局部肿痛，拇指功能障碍，于1984年3月6日来院诊治。

检查：摄X线片示右手第1掌骨基底部粉碎性骨折，并向桡侧成角畸形成掌腕关节脱位。

治疗：行手法整复，拇指外展，竹片固定。

（1）固定器材制备：取宽2~2.5cm、厚1.5~2.5cm、长20~25cm之弹性较好之竹片一块，修剪四角，在距一端7cm处以乙醇灯烤成30°弯形，以绷带包缠，准备2cm宽、15~20cm长粘膏条3条，与竹片等宽之10层方形棉纱压垫1块，5列绷带1卷。

（2）整复固定：病人坐位，伤肢放松，助手以双手握住病人患侧腕部，术者一手捏患侧拇指，持续牵引，在逐渐外展拇指的同时，术者另手向掌侧轻轻按压向桡背侧移位之骨折部，听到咔嚓声，即见成角畸形矫正。继在第1掌骨基底部向桡背侧挤压，矫正侧方移位及掌腕关节脱位。复位后术者用手按骨折及脱位部，令病人屈伸拇指，活动良好即复位成功。以5列绷带包绕拇指、手掌、手背及前臂下段，置棉纱压垫于骨折端，胶布固定之，放置预定之外展竹片，务使其凸角抵住鼻烟窝，以3条胶布分别固定第1掌骨头部、腕部及竹片之前臂端。再以5列绷带缠绕加固。固定后拍 X 线片，示骨折、脱位已全部复位。令其行掌指关节功能锻炼。

（3）内治：按 3 期分治用药。治疗 3 周，X 线示中等量骨痂，解除固定物，加强功能锻炼并外用熏洗药 1 周，功能完全恢复正常。

评析：本案为胡黎生治疗腕关节脱位验案之一。

此类病人常有明显下掌着地、腕背外伤史，腕部掌侧肿胀、隆起、疼痛、压痛明显。而本例病人是由直接暴力所致。临床上，第 1 掌骨骨折或腕掌关节脱位屡见不鲜。多年来，用胡氏传统手法及用外展竹片固定法治疗第 1 掌骨骨折合并腕掌关节脱位，收到满意疗效。①胡氏外展竹片固定法：突角为 30°～45°，为最适合拇指生理要求之角度，因而固定可靠，再移位的可能性较小。②紧贴皮肤之包衬绷带有平均加压作用，又能防止胶布直接贴于皮肤而致接触性皮炎。③外展竹片远端不超越掌指关节，以利于掌指及指间关节功能锻炼。固定目的要求制动第 1 掌骨。④腕部及前臂远端固定胶布不可过紧，以防阻碍血运，以固定掌骨头最为合适。固定后应留诊观察 1 小时左右，待局部无剧痛、麻木、青紫等，患肢悬吊胸前做功能锻炼方能令其回家，嘱其每隔 4～5 日复诊调整固定物 1 次。愈后解除固定物，外用熏洗药可选用五加皮汤、海桐皮汤、上肢损伤洗方、骨科外洗一方。要十分重视练功活动，强调动静结合的原则，不可忽视。胡氏对各种骨折都强调后疗法，这是以最大限度恢复患肢功能为治疗目的的积极的治疗思想。此法操作简便，合乎生理要求，固定可靠，便于随时调整，又便于制动关节、功能锻炼，有利于动静结合和功能恢复，能缩短疗程，且易于推广。

（选自《古今名医骨伤科医案赏析》）

月骨脱位

林如高医案

【医案原文】

马某，男，37 岁，福州市养路段工人。就诊日期：1980 年 2 月 15 日。病案号：800251。

病史摘要：患者于 3 天前骑自行车时不慎跌倒，以右手掌先着地，当即出现腕部肿胀、疼痛，手掌不能捏物。曾就诊于市某医院，经 X 线检查诊为：右腕月骨脱位。予手法复位未成功。后又就诊于省某医院骨伤科，重新复位仍未成功，今转笔者医院。

检查：患者情绪正常，无痛苦表情，舌淡红，脉弦滑。右手腕关节呈屈曲位，中指不能完全伸直，右手腕掌侧部隆起，畸形，肿胀，压痛明显。令患者握拳则第 3 掌骨头明显塌陷，叩击此掌骨头有明显疼痛。患者拇、食、中指屈曲活动障碍。X 线片示（片号 9954）：右月骨脱位。

诊断：右月骨脱位。

治疗：按腕部月骨脱位整复手法进行复位，当即手腕掌侧畸形消失，疼痛减轻，以夹板将右腕关节固定于掌屈 30°位，外敷活血散，练手指关节屈伸活动。1 周后腕关节改用中立位固定，外敷跌打祛伤散。2 周后，腕部疼痛消失，解除固定，以化瘀通络洗剂熏洗腕部，开始做腕关节屈伸活动。4 周后，患者腕关节活动正常。

评析：林氏整复月骨脱位是采用单人复位法，具体步骤如下：医者一手握住患手四指；另一手拇指按住脱位月骨的前端，余指捏住腕背。先用力拔伸牵引，并逐渐使腕部背伸，以加大腕骨间隙。继而拇指用力将月骨远端压向背侧，以后逐渐将腕关节屈曲，即可复位。

月骨脱位古称"手腕骨脱"、"手腕出臼"，腕关节的腕骨中以月骨脱位最常见。月骨居近排腕骨中线，正面观为四方形，侧面观为半月形，掌侧较宽，背侧较窄。月骨近端与桡骨下端、远端与头状骨、内侧与三角骨、外侧与手舟骨互相构成关节面。月骨四周均为嵌骨面，与桡骨下端之间仅有桡月背侧、掌侧韧带相连，细小的营养血管经过韧带进入月骨，以维持其正常的血液供应。月骨的前面相当于腕管，为屈指肌腱和正中神经的通道。临床上月骨向掌侧脱位为多，向背侧脱位很少。

（选自《古今名医骨伤科医案赏析》）

小儿桡骨头半脱位

林如高医案

【医案原文】

林某，3 岁，福州市郊盘屿乡人。就诊日期：1984 年 2 月 8 日。病案号：840224。

病史摘要：于 2 小时前由患儿母亲手牵其右前臂走路

时，孩子不慎跌倒，其母以手提起，患儿即哭闹不安，右手不愿上举。

检查：患儿面色青，哭闹不安，右肘呈半屈曲，前臂旋前位，右肘部未见明显肿痛，但有肘外侧桡骨头处压痛，不肯触摸，右手上举障碍。

诊断：小儿右桡骨头半脱位。

治疗：以小儿桡骨头半脱位复位手法整复，听到响声，当即患儿不哭，右手能上举取物。复位后以绷带悬吊屈肘90°位2天，嘱家长避免牵拉患肢。

评析：本案为林如高治疗小儿桡骨头半脱位验案之一。小儿桡骨头半脱位复位手法：成人正坐椅上，抱住患儿。医者一手握住前臂下部，另一手拇指按压在桡骨头，余指握住肘部，将前臂旋前并屈曲肘部，即见小儿患肢能屈肘、上举，活动自如。若不能复位，则一手稍加牵引，然后屈曲肘关节，常可听到或感到轻微的入臼声。也可屈肘90°，向旋后方向来回旋转前臂，至闻及入臼声，则已复位。复位后可用颈腕吊带或三角巾固定屈肘90°位2~3天，并嘱家长避免牵拉患肢，以免屡次发生而形成习惯性半脱位。

小儿桡骨头半脱位又称"牵拉肘"，俗称"肘错环"。多发生于4岁以下的幼儿，是临床中常见的肘部损伤。幼儿桡骨头发育尚不完全，头颈直径几乎相等，环状韧带松弛，故在外力作用下容易发生半脱位。

（选自《古今名医骨伤科医案赏析》）

肘关节脱位

一、郭宗正医案

【医案原文】

左某，男，10 岁，2000 年 11 月 8 日就诊。

因砖石绊倒跌仆致右肘关节肿痛 1 天，肘窝畸形前突，肘后凹陷，肘尖后突，呈半屈曲状，难以活动。经 X 线拍片，确诊为肘关节后脱位，未见合并骨折及神经损伤。

病理机制：跌仆时由于患肢外展，肘部过伸位，手掌着地，外力沿前臂向上冲击，尺骨鹰嘴突抵住了鹰嘴窝，形成了杠杆样外力的支点，在身体的倾压力下，肱骨下端过伸而滑过尺骨冠状突，冲破关节囊而落在肘窝前，尺桡骨并向肘后脱位。

由于肱骨下端压迫了肱前肌肉，使肘关节不能伸直，尺骨上端拉紧了肱三头肌，亦使肘关节不能伸直，肘关节呈半屈曲状的弹性固定，伸约 40°，屈约 70°，约有 30°的活动范围。

整复手法：患者取仰卧位，一助手固定上臂，术者用一手握持患肘后侧，另一手握持患者手腕，先予拔伸；再一手握持患肘，用力向前端托，使之仍呈过伸情况下，同时拔伸前臂并予屈位，即达复位。

固定：以袖带悬吊患肢屈肘约 110°于胸前。

处方：槟榔 10g，桔梗 10g，陈皮 10g，苍术 10g，茯苓 10g，红花 6g，桃仁 10g，知母 12g，黄芪 10g，厚朴 10g，防风 12g，秦艽 12g，甘草 3g。4 剂。

11 月 13 日 2 诊：患肘因肿甚发作张力性小水疱，给予穿刺，挑破，涂以龙胆紫药水消毒防止感染。余无异常。

上方加生薏苡仁 30g，4 剂。

（选自《郭宗正医案》）

【按语】

郭氏正骨擅长用中药辅助治疗，郭氏认为，跌打损伤皆是血分瘀滞，气机不通；运用中药活血化瘀、行气止痛，可以调理善后。

二、曹锡珍医案

【医案原文】

常某，男，3 岁，1963 年 4 月 7 日就诊。

患者过去曾有右肘关节假性脱臼史，7 日晨又被拉伤，右肘关节不能抬举活动，屈伸受限。

检查：局部无红肿，肩臂、手腕及锁骨无异常，肘关节处有压痛，屈伸受限。

诊断：肘关节桡骨头半脱错位。

治疗：一手拿住受伤的肘部，另一手拿住其腕部，患者手心向下向里，医者轻轻用力，将伤臂拉直摇晃，然后用绰法、屈法，引其手心和手指向肩上搭。这时，肘部如果发出声响，就是脱位处合拢入臼了，疼痛会立即减轻。

（选自《中医按摩疗法》）

肩关节脱位

一、郭宗正医案

【医案原文】

刘某，女，49 岁，2002 年 4 月 20 日就诊。

因车祸轧伤而致右肩关节陈旧脱位，肱骨下段骨折以及右小腿中断截肢伤已 61 天。症见右肩呈方形，不能抬举活动，骨折处可见向外呈畸形弯曲。检查骨折已愈合，仍肿胀，肘关节僵直，屈曲难伸，右小腿截肢创面发赤，感染、肿痛，右上臂自觉发木，卧床不起。患者曾去多家医院求治，均劝其开刀手术复位治疗。X 线片示：肩关节前下方脱位，除因骨折而致脱位被漏诊外，肩关节周围未见其他合并症。住院治疗。

4 月 23 日晚，麻醉下给予手法整复。

整复手法：首先以活筋手法：因伤后愈久，肩关节周围如三角肌、胸大肌、背阔肌、大圆肌、肩胛下肌等以及软组织破裂损伤的粘连挛缩，凝结牢固，是障碍复位的 1 个关键问题。故对其按摩活筋，解脱粘连。

患者取仰卧位，以牵引带固定胸部于床上，术者先从关节局部做按摩、推揉、挤压等活筋动作。助手握持患者手腕做向下、向外、内收、高举等拔伸以及旋转肩关节的活动。术者按摩活筋，助手拔伸活动，二者相互配合，交替反复，持续约 1 小时，以期撕脱局部对肩关节的粘连，在肱骨头一定松动范围的情况下，开始予以腿蹬复位。即在助手拔伸患肢于外上方，术者以脚跟紧贴患者胸壁，从腋窝处抵住肱骨头，一面脚蹬使肱骨头向上，一面让助手拔伸引导患肢向下。如此复位法，既加强了活筋范围，又期达到复位。在操作第 3 次时，整复达到了成功，检查肩部外形饱满，已不显空虚，腋窝下也摸不到肱骨头。X 线片证实已复位。

固定：以绷带兜缚患肢，结合袖带悬吊患肢于胸前。

内服中药：予温养气血、软坚散结之剂。

处方：党参 20g，黄芪 40g，首乌 30g，白芍 20g，当归 15g，麦冬 15g，白术 15g，桂枝 10g，威灵仙 10g，防风 10g，桃仁 10g，地龙 10g，穿山甲 10g，白芥子 10g，半夏 10g，茯苓 10g，陈皮 10g，制附子 6g，甘草 3g。

5 月 14 日：解除固定，给予按摩松解，抬举活动。继续内服中药，并予外洗药。

外洗药：苏木 30g，刘寄奴 30g，防风 30g，黄芪 30g，当归 30g，大戟 30g，山慈菇 30g，伸筋草 30g。

6 月 19 日出院：住院两个月，服药 26 剂，外洗药 10 剂，右肩抬举活动已基本正常。

（选自《郭宗正医案》）

【按语】

对于肩关节脱位，平乐正骨有三法：手推复位法、脚蹬复位法、杠杆复位法，因本案为陈旧性脱位，故采用了脚蹬复位法。

二、林如高医案

【医案原文】

宋某，男，31 岁，长乐县古槐乡农民。就诊日期：

1983 年 5 月 26 日。病案号：830584。

病史摘要：患者于 40 天前从 3m 高水库堤坝上摔下，当时右肩部畸形，肿痛，活动障碍，曾就诊当地个体医生，给予复位、固定，局部肿痛减轻。但于上周解除固定时，发现右肩部仍畸形，右上肢不能上举，遂在县医院拍 X 线片，诊为：右肩关节脱位，今转笔者医院。

检查：患者面色稍苍白，舌暗红，脉沉细。左肩部呈"方肩"畸形，肩部肌肉萎缩，局部轻压痛，在锁骨下可触及肱骨头。右肩活动受限，以外展及上举受限为明显。右手搭肩试验阳性。

诊断：右肩关节陈旧性脱位。

治疗：入院后右肩部先以旧伤洗剂熏洗，每日 3 次，连续 3 天。在每次熏洗后，采用拔伸、摇转及局部按摩等手法，以松解粘连和挛缩，使右肩活动度逐渐增大。3 天后进行复位，先在肩关节囊内注射 1% 普鲁卡因 15ml，然后以立位杠杆整复法进行复位，听到响声，当即畸形消失，右手搭肩试验阴性。在右腋下置腋管，再以绷带单肩"8"字固定，局部外敷活血散，内服壮骨舒筋汤。1983 年 6 月 18 日 X 线拍片复查（片号 14149）示右肩关节对位良好，解除外固定，逐渐练右肩部各方向活动。5 周后患者右肩活动基本正常。出院带回舒筋止痛水外用。

评析：本案为林如高治疗肩关节脱位验案之一。

立位杠杆整复法是林如高先生用以整复陈旧性肩关节脱位的手法。在臂丛或局部麻醉下，患者取坐位，第一、第二助手分别站在患者前、后侧，用肘部同抬一条圆木棍（硬木制成，直径3～4cm，中段均匀包扎棉花约 20 cm 长度），置于患侧腋下，嘱两助手用力将棍子向上抬高，使患肩处于抬肩位为度。医者站在患肢前外侧，双手分别握住上臂中部及下部，肩部外展45°，向下用大力拔伸，同时逐渐摇转，肱骨头已松动后，第二助手将棍子拿开，第一助手从健侧双手指交叉扣紧，抱住患侧胸廓腋下部，不使其身体向患侧倾斜。医者一手继续握住患肢上臂中部进行持续牵引，另一手拇指置于患侧肱骨，余指插入患侧腋下，提托肱骨头，同时外旋，逐渐内收上臂，听到响声，即已复位。

肩关节脱位常有明显的外伤史或既往有习惯性肩关节脱位史，稍受外力作用又复发。肩部疼痛、肿胀、功能障碍，若合并肱骨大结节撕脱者，局部肿胀明显，可有瘀斑或骨擦音，患者常用健手扶托患肢前臂。患肢失去圆形膨隆外形，肩峰显著突出，肩峰下部空虚，形成"方肩"畸形，并弹性固定于肩外展20°~30°位置，在喙突下、腋窝内或锁骨下可触及肱骨头，搭肩试验阳性，盂下脱位时患肢较健侧长。此外还要注意患肢有无神经、血管损伤的表现。

（选自《古今名医骨伤科医案赏析》）

髋关节脱位

一、郭宗正医案

【医案原文】

郭某，女，1岁4个月，2001年4月19日就诊。

由于小儿走路颠跛，引起家人注意，经X线拍片检查，才知道右髋关节先天性脱位。

小儿先天性髋关节脱位，原因在于生理上的发育不良。如股骨头骨骺偏小或关节盂发育不良等潜在因素，未出生前并不明显脱位，出生后在小儿渐至站立、学走路活动中，因体重的压力，股骨头逐渐向上移动，掣松关节囊，甚至撕破关节囊以致脱位而颠跛日趋明显。

整复手法：在全麻下，小儿仰卧，一助手固定健侧骨盆及髋关节，术者立于患侧，先进行髋关节的按摩活筋手法，应特别注意内收肌群的揉按研磨的按摩舒筋活动，解除内收肌群的挛缩（有医者愿截断部分内收肌群），这是关乎手法复位成功与否的关键问题。在按摩舒筋中将髋关节屈曲、外展、拔伸，手下唯感觉内收大肌痉挛紧张，劲如弓弦样绷紧击手，所以活筋中尤以外展动作为主要，初则外展难以持平，反复按摩中使大腿外展贴近床面，以致将大腿移至床缘，迫使髋关节能过度外展。唯活筋中要注意循序渐进，勿过强用力，免遭意外骨折等情况。在按摩活筋手法达到髋关节可以过度外展时，以杠杆作用，股骨下端越低，股骨头会翘得越高（即越向前，越是靠近关节盂），这时术者即一手（右手）按压大腿外展，另手扣住股骨大粗隆用力向前提拔，随即感到"咯噔"明显响亮的复位声，此即屈髋外旋外展的旋转复位法。维持髋关节固定不动，给予硅形石膏固定。

术后 X 线拍片检查：复位良好。

（选自《郭宗正医案》）

【按语】

先天性髋关节脱位是小儿比较常见的先天性畸形之

一，出生时即已存在，病变累及髋臼、肌骨头、关节囊、韧带和附近的肌肉，导致关节松弛、半脱位或脱位。先天性髋关节脱位应早期诊断，婴儿期的治疗效果最佳，年龄越大，效果越差。在3岁以内治疗者，有很高治愈率。随着年龄的增长，股骨头和髋臼的骨性成分增加，可塑性减少，病理变化加重，虽经正确治疗，功能难以达到正常。

郭氏认为应重视复位之前的按摩活筋手法，解除内收肌群的挛缩，才能使复位手法成功。

二、林如高医案

【医案原文】

王某，男，38岁，平潭县农民。就诊日期：1983年4月16日。病案号：830462。

病史摘要：患者1天前驾驶拖拉机下坡时，不慎翻车，当时患者人事不省片刻，醒后左髋部畸形、肿胀、疼痛剧烈，不能站立，经当地医院简单处理后转笔者医院。

检查：患者面色苍白，痛苦呻吟不止，舌暗，脉滑。左下肢呈屈髋、屈膝、内收、内旋和缩短畸形，左臀部较膨隆，左侧股骨大粗隆上移突出，臀部可触及股骨头。左下肢活动障碍。X线片示（片号14016）：左股骨头向后上方移位。

诊断：左髋关节后脱位。

治疗：按侧卧拔伸推入法进行整复，听到响声即复位，然后将患肢伸直放平，取2条长夹板作内外侧固定，以沙袋维持患肢于外展20°中立位，局部外敷消肿散，内服安神止痛汤，练踝背伸和股四头肌收缩活动。1 周后髋部肿痛明显减轻，继续按上法用药和练功。2 周后髋部只有轻度肿痛，以舒筋散外敷，内服续骨丸。3 周后局部无肿痛，解除固定，以舒筋活血洗剂熏洗，并练扶杆站立、扶椅练走等活动。4 周后患者行走正常。随访 4 年未发现股骨头坏死现象。

　　评析：侧卧拔伸推入法是林氏特色手法，其具体步骤如下：患者仰卧位，患肢朝上，第一助手用宽布带环绕患肢大腿根部，用力向上拔伸；第二助手以一手环握患肢小腿中部，一手环握小腿下部，与第一助手相对拔伸。医者站于患肢外侧，一手用前臂提托患膝腘部，协同拔伸，另一手用掌心按压在患肢臀部，用大力将股骨头向前推，同时嘱第二助手内外摇转大腿，将髋部屈曲，听到入臼响声，即已复位，然后将患肢慢慢伸直放平。髋关节脱位多因间接暴力引起。髋关节是结构比较稳定的关节，引起脱位常需强大的暴力，如车祸、堕坠、塌方等，亦可发生屈筋位，如自高处跳下、骑马跌倒等，足或膝着地面致脱位。当髋关节屈曲 90° 时，如果过度内收并内旋股骨干，则使股骨头的大部分不能抵触于髋臼内，而移至较薄弱的关节囊后下方，股骨颈前后缘紧抵髋臼前缘而形成杠杆支点，此时来自腿与膝前方或腰部背侧的暴力，可使股骨头受到杠杆作用而冲破关节臼，脱出髋臼，造成后脱位，有时还合并髋臼后缘骨折、股骨头骨折或坐骨神经受到移位的股骨头压迫、牵拉而被损伤。

　　　　　　　　　　（选自《古今名医骨伤科医案赏析》）

膝关节脱位

林如高医案

【医案原文】

施某，男，32 岁，长乐县农民。就诊日期：1969 年 10 月 7 日。病案号：691035。

病史摘要：患者于 8 小时前跳渠沟滑跌，左膝部肿胀、剧痛，不能站立，由人送至笔者医院。

检查：患者面色青灰，痛苦呻吟，舌暗紫，苔薄白，脉弦紧。左膝呈半屈曲状，明显肿胀，畸形，膝前下部皮下青紫。左胫骨向前方移位约 2cm。局部压痛。浮髌试验（+）。X 线片示（片号 4358）：左膝关节脱位，胫骨向前移位 2cm。

诊断：左膝关节脱位。

治疗：入院后即行膝关节穿刺，抽去积血，然后按膝关节脱位整复手法给予复位，当即畸形消失，疼痛减轻。复位后取长直角托板 1 个，腘窝下置一厚棉花垫，以绷带 3 条捆扎固定，使患膝固定在约 150°位置上。给服退癀消肿汤，外敷消肿散。5 天后左膝肿痛明显减轻，改用活血镇痛汤内服，做踝背伸及股四头肌收缩活动。2 周后局部改用活血散外敷。3 周后左膝肿胀基本消退，但仍有轻度疼痛，给内服壮骨舒筋汤，外敷消毒散。4 周后（11 月 3 日）解除外固定，选用舒筋活血洗剂熏洗，并做扶杆站立、扶持练走活动。11 月 14 日患者左膝活动自如出院。

评析：膝关节脱位多因强大暴力作用于股骨下端或胫骨上端面造成。根据外力的方向不同产生不同方向的脱位，根据外力的大小可产生程度不同的脱位，外力大者可产生完全脱位，外力小者则产生不全脱位。完全脱位者，不但关节囊破裂，交叉韧带与膝侧副韧带亦撕裂，有时还可合并半月板损伤、撕脱骨折以及神经、血管损伤。因此膝关节脱位应认真仔细检查，完全脱位者应使用手术切开复位为宜。

　　林氏手法步骤如下：患者仰卧，一助手用双手握住患侧大腿下端，另一助手握住伤肢踝部及小腿做对抗牵引，保持膝半屈伸位置。医者用双手按脱位的相反方向推挤或提托大腿下端或小腿上端，如有入臼声，畸形消失，即表明已复位。膝关节由股骨下端、胫骨上端和髌骨关节面构成，《素问·脉要精微论》曰："膝者筋之府"，膝关节内及其周围有较坚强的韧带与筋腱保护，构造复杂，负重量大，活动机会多。关节内有前后十字韧带以及衬垫于股骨两髁和胫骨平台之间的内、外侧半月板，关节周围有大而松弛的关节囊，附着于各骨关节软组织的周缘，关节囊的前壁有股四头肌腱、髌骨及髌韧带，囊的两侧有膝内、外侧副韧带加强。关节附近还有肌肉与肌腱包绕，故膝关节结构比较稳定，在受到严重外力时，才会发生脱位。

　　　　　　　　　　　（选自《古今名医骨伤科医案赏析》）

髌骨脱位

林如高医案

【医案原文】

　　陈某，43岁，福州市郊南屿乡农民。就诊日期：1979年4月26日。病案号：790485。

病史摘要：患者于 3 小时前与邻居打架，右膝部被对方用木头打伤，即由他人送入笔者医院。

检查：患者面色苍白，痛苦呻吟，舌淡，脉涩。右膝部呈微屈位，膝部肿胀，以膝外侧为甚，皮下有青紫瘀斑，膝前有一皮肤裂口约 1cm×0.5cm，膝外侧可触及髌骨，触痛明显，右膝活动障碍。X 线片示：右膝髌骨向外侧脱位。

诊断：右髌骨脱位。

治疗方法：先对局部进行清创、缝合，然后按髌骨脱位复位手法给予整复，1 次成功，膝部畸形消失。复位后，以夹板固定伸直位，外敷消肿散，内服退癀消肿汤。2 周后膝部肿痛明显减轻，改用舒筋散外敷，内服八仙散。3 周后，右膝部无肿痛，解除外固定，以舒筋活血洗剂熏洗，并练膝部屈伸活动。4 周后逐渐下地扶拐练走，6 周后患者行走如常。

评析：林氏整复髌骨脱位方法如下：患者平卧，医者立于患侧，一手握其足踝上方，另一手拇指按于髌骨外上方，余指托于腘窝下，使患肢在微屈状态下轻轻做屈伸活动，由微屈位伸直时，拇指向内前方推按髌骨，使其复位，然后将伤膝伸直。

《医宗金鉴·正骨心法要诀》云："膝盖骨即骸，亦名髌骨，形圆面扁，复于楗骱上下两骨之端，内面有筋联属。"髌骨是人体最大的籽骨，略呈扁平三角形，底朝上，尖向下，覆盖于股骨与胫骨两骨端构成膝关节前面。髌骨上缘与股四头肌腹相连，其下线通过髌韧带止于胫骨结节上，其两侧为股四头肌扩张部包绕，止于胫骨骨髁。股内侧肌止于髌骨的内上缘，髌骨的后面稍隆起与股骨下端内外髁之间的凹陷呈关节面。由于股四头肌中的股直肌、股中间肌、股外侧肌的作用方向与髌韧带不在一条直线上，髌骨有向外脱出的倾向，但因股内侧肌有向内上方牵引作用力，而使髌骨维持在正常位置。

（选自《古今名医骨伤科医案赏析》）

距骨脱位

胡黎生医案

【医案原文】

姜某，女，21岁。

主诉：滑冰摔倒外翻位扭伤后，右踝关节肿痛，不能活动，校医院摄X线片，诊为"三踝骨折"。手法整复，针织夹板固定3天，症状不减，于1981年1月21日转笔者医院治疗。

检查：右踝关节高度肿胀，延至小腿中段及全足，足背有2cm×1.5cm水疱，踝关节屈伸受限明显，足略下垂，足背动脉搏动尚好。X线片示：右外踝螺旋骨折，远折端外侧旋转移位，内踝撕脱，后踝斜形骨折，移位轻度，胫距关节内侧间隙显著增宽，胫骨下端前缘嵌于距骨顶点。

诊断：右侧三踝骨折，合并胫距关节半脱位。

治疗：以棉花纱布预制适应踝部生理曲线胶合板两块，3.3cm竹片1块，外踝夹板下端加1.5cm厚纱布垫。患者仰卧，屈膝130°，两助手分别抱膝、握足背足跟，对抗牵引3~5分钟，远位助手逐渐背屈踝关节至90°，此时术者双手环抱内外踝对向挤压并内翻，远位助手同时协助使足内翻，并屈伸踝关节数次，无障碍则表示骨折、脱位矫正。创面敷 0.1% 依沙吖啶（雷佛奴尔）湿布，置超双踝夹板，横跨足跟缠绷带 4～5 层，后踝置 1 纱布垫，再置后侧竹片，以绷带缠绕固定，最后用 1 条胶布横跨足跟加固双踝夹板。术后摄 X 线片：解剖复位。内治按 3 期分治给药，嘱其渐进性练习踝关节屈伸功能。治后 30 天症状基本消退，X 线示：中量骨痂。50 天骨痂丰满，解除固定物，外用熏洗药，继续练功。60 天功能基本恢复，半年后复查功能完全恢复正常。

评析：踝关节由胫、腓骨下端的踝关节面与距骨滑车构成。距骨滑车呈前宽后窄状，当背屈时比较稳固，当跖屈时踝关节松动而稳定性较差，易受扭伤。胡氏治疗踝关节损伤多例。随访结果，均恢复正常劳动能力。胡老主张整复前务须明悉病因病机，具体分析，辨证施治，避免千篇一律。如本案猛力摔伤，踝过度外翻，致内踝韧带撕裂，足后移外翻，胫距关节向后外脱位又致外、后踝骨折，故整复当以矫正脱位为先，前后脱位矫正后，稍抱踝同时使足内翻，侧方移位及骨折即基本矫正。

应当指出，诸法又以"拉（牵引）"为主，顺移位方向拉开，为反移位整复之基础，故胡氏认为"拉开后，无须用大力"，此即胡氏手法轻柔、敏捷之内涵，可以最大限度地防止骨折断端对神经、血管的损伤和其他并发症的发生。

胡氏采用的夹板固定法，方法独特，操作简便，器材易做，容易掌握，顺应肢体生理曲线，符合生理要求。此乃胡氏将中医学辨证论治原则在骨伤科学中的运用和发展；西医学也认为"顺应生理曲线"符合生物力学原理，为维持骨折稳定性之本。动静结合，早期练功，分期用药，医者与患者合作等基本原则均在"胡氏整骨"法中得到体现。

（选自《古今名医骨伤科医案赏析》）

跖跗关节脱位

林如高医案

【医案原文】

吕某，男，46岁，福州市古楼区搬运工人。就诊日期：1980年11月8日。病案号：801124。

病史摘要：患者于4小时前因搬运货物时，不慎左足被货包压伤，当即左足背畸形、肿胀、青紫、剧痛，不能站立行走，即由他人送笔者医院。

检查：患者痛苦表情，舌淡，脉滑。左足呈增宽畸形，足弓塌陷，足背明显肿胀，皮下见青紫瘀斑，范围约5cm×5cm，在足外侧可触及突出的骨端，局部压痛。左足活动障碍。X线片示（片号11032）：左足第2~5跖跗关节脱位，2~5跖骨基底均向外侧移位。

诊断：跖跗关节脱位。

治疗：在麻醉下按跖跗关节脱位复位法给予整复。复位后在足背放上薄棉垫，外盖两块硬纸壳固定，外敷消肿散，内服退瘢消肿汤，练踝部屈伸活动。2周后左足肿胀消退，改用舒筋散外敷，内服续骨丸。4周后，左足部无肿痛，解除固定，并练左足活动。6周后扶双拐练走，但左足有轻度酸痛、肿胀。8 周后左足行走基本正常。

评析：林氏整复跖跗关节脱位手法如下：一助手握小腿下段，一助手握足趾向远侧拔伸牵引，医者用对掌挤按法，将脱位的跖跗骨推回原位，并轻轻地摇转前足，使关节对缝，然后按摩理筋。跖跗关节脱位多由直接暴力引起，多数发生多个跖跗关节同时脱位情况，严重破坏跖跗关节甚至跗骨间关节的正常解剖，林氏使用的拔伸、挤按、摇转、理筋等手法，有效地整复跖跗关节之间脱位以及跗骨间的错位，加上复位后配合内服、外敷中草药，一般不留后遗症。跖跗关节由前部附骨（包括 3 个楔骨与骰骨）与 5 个跖骨基底部的关节面所构成，其位置相当于足内缘中点和外缘中点画 1 线，亦即足背的中部断面。由于外力作用，使跖跗关节间正常位置发生分离，即引起脱位，并可波及诸如跖骨基底部之间所构成的跖骨间关节。诊断要点：前足部有外伤史，尤其是挤压伤史。局部明显疼痛，肿胀，不能下地行走。足弓塌陷，足变宽畸形，在足内侧或外侧可触及突出的骨端。X 线摄片检查可显示跖骨移位方向、程度及类型，并可了解是否伴有骨折。同时应注意检查前足血循环是否障碍。

（选自《古今名医骨伤科医案赏析》）

跖趾关节脱位

林如高医案

【医案原文】

钟某，女，20 岁，福建农学院学生。就诊日期：1984

年 11 月 14 日。病案号：841154。

病史摘要：患者于 6 小时前跳远时不慎撞伤右拇趾，右拇趾根部畸形、肿胀、疼痛，不能行走，即送笔者医院。

检查：面色青，痛苦表情，舌淡，脉濡数。右拇趾根部畸形，跖趾过伸，趾间屈曲，局部明显肿胀，压痛，右拇趾活动障碍。X 线片示（片号 17247）：右拇跖趾关节脱位。

诊断：右拇跖趾关节脱位。

治疗：按跖趾关节脱位复位法给予整复，当即畸形消失，疼痛明显减轻。复位后以 2 块小夹板固定跖趾掌背侧，外敷消肿散，练跟关节屈伸活动。1 周后局部肿胀减轻，下地扶拐以足跟行走。3 周后，局部无肿痛，解除夹板外固定，以舒筋活血洗剂熏洗，并开始练跖趾关节活动。4 周后患者左足行走正常。

评析：林氏对跖趾关节脱位整复手法如下：患者仰卧，医者一手的拇、食指捏住患趾，顺近节趾骨的纵轴方向顺势拔伸牵引；另一手拇指顶住趾骨基底部，向足尖方向推按，食、中指扣住趾骨远端向背侧端提，牵引与推提手法配合运用，逐渐将患趾屈曲，有入臼感，即已复位。

跖趾关节脱位有明显的踢碰、压砸等外伤史。局部疼痛、肿胀、活动功能障碍，足趾短缩，跖趾关节过伸，趾间关节屈曲畸形，严重时跖趾骨相垂直。足底可触及脱位的跖骨头，跖趾关节呈弹性固定。X 线片可明确诊断，并观察是否伴有骨折。跖趾关节脱位整复后，用绷带缠绕患部数层，再用瓦形硬纸壳、小铝板或小木板固定，外加绷带包扎。早期可做踝关节屈伸活动，1周后若肿痛减轻，可扶拐用足跟行走。解除固定后，可开始锻炼跖趾关节的功能活动。4～6周后可弃拐练习负重行走。

（选自《古今名医骨伤科医案赏析》）

寰枢关节半脱位

夏惠明医案

【医案原文】

张某，女，76岁。

1周前无明显诱因突感颈项疼痛，并牵涉右侧偏头痛，活动困难，头部向前倾，时有不自主摇动，不能平卧，手抖，胃纳可，睡眠差，二便调。

检查：颈椎活动明显受限，固定为前屈位，寰枢关节处压痛，颈5～7右旁压痛，两侧胸锁乳突肌紧张，压痛。X线片示：颈椎退行性改变，寰枢关节显示不清。CT示：寰枢关节半脱位，颈7胸1椎间盘突出。

诊断：寰枢关节半脱位。

治宜舒筋活血，解痉止痛，复位。施以揉法、一指禅推法、拿法、拔伸法。取风池、风府、颈夹脊、翳风、脑空等穴。

操作方法：

（1）先用㨰法于两肩部以放松肩背的肌肉，然后用一指禅推法于风池、风府、颈夹脊以舒筋解痉。

（2）按揉风池、风府、翳风、脑空，以活血止痛。

（3）拿法于两侧胸锁乳突肌，使之肌肉放松。

（4）最后做颈脊柱拔伸与旋转复位相结合。

讨论：寰枢关节半脱位是常见病、多发病，在临床上多见于青少年。它的脱位与外力作用有一定的关系，局部感染造成关节囊及周围组织松弛，可成为脱位的潜在内因；在这种情况下，较轻的外力或不协调的动作即可使关节脱位。本例患者年事已高，推拿治疗其寰枢关节半脱位有一定的风险，治疗时特别强调要放松肌肉，松解痉挛，以病人能够承受为度，不要强调复位的弹响声，才能得以逐步复位。若贸然处之则会出现骨折，压迫脊髓、椎动脉而危及生命。推拿治疗本病确有见效快、痛苦小的特点，但是切记要安全第一，不可勉强滥用暴力。

（选自《国家级名老中医颈肩腰腿痛验案良方》）

第四节　筋伤

髋部筋伤

一、王洪术医案

【医案原文】

周某，男，10 岁。1978 年 2 月 17 日初诊。

主诉：2 日前玩耍时拉伤右髋，当时不痛，一直玩耍，2 日后右胯痛，走路跛行，逐渐增重，2 月 16 日经外院检查诊为髋关节滑膜炎，未经治疗，转来笔者医院。

检查：患儿不能走路，背驮来院，骨盆倾斜。右下肢较左下肢延长 7cm，股内收肌痉挛，患肢呈外旋外展姿势，髋关节部功能内收屈曲极度受限，"4"字试验阳性。X 线片显示：骨盆倾斜，未见骨质病变。白细胞总数 15.6 $\times 10^9$/L，中性 0.74，淋巴 0.26。

印象：小儿溜胯。

手法推按 1 次，检查右下肢较健侧延长 1cm。2 月 24 日 2 诊，双下肢等长，能走路，同法推按 1 次。3 月 3 日 3 诊，疼痛消失，走路自如，外观骨盆不倾斜，功能正常，临床痊愈，结束治疗。

评析：本案为王洪术（北京中医医院医师）治疗髋部伤筋验案之一。

小儿溜胯又称小儿筋关节错缝，是指股骨头髋臼窝之间发生微小移动而言。从现代解剖学和儿童尸体标本看，筋关节错缝的发生是不好解释的。但临床上本病的确存在，采用某些手法治疗可收疗效。不论中医、西医，目前对本病的发病机制尚无统一认识。故临床提出了很多的病名：如小儿筋关节扭伤、小儿髋关节一过性滑膜炎、小儿髋关节半脱位等，当跳跃、滑倒、跳皮筋、打球等使下肢过度外展或内收时，由于股骨头与髋臼的间隙增宽，关节腔内的负压力将关节滑膜或韧带嵌夹所致。亦可由于外力伤及下肢的内收或外展肌群，肌肉痉挛产生关节位置不正所致，如抗痛性肌痉挛可把骨盆强制在健侧高、患侧低的倾斜位，导致双下肢假性不等长，伤肢髋关节疼痛，不敢屈髋活动，下肢略呈外展、外旋状，步态缓慢跛行，快走则跛行明显，身体晃动。平卧床上，身体摆正可见骨盆倾斜，两腿长短不齐，常能告知膝及大腿内侧不适，儿童常跛行玩耍。内收外旋髋关节时疼痛加剧。本病发生后，有些患者可自行恢复，多数患者须借助手法复位方可痊愈，否则有可能继发股骨头无菌性坏死。

发病年龄以 5～10 岁者多见，2～5 岁者次之，10～15 岁更少，是儿童的多发病，女多于男，约为 6 : 4。本病可以做手法治疗，配合内服、外洗中药，能获得满意效果。王氏推拿法：患儿仰卧，医师站于患侧，先使患肢内收内旋，然后屈曲髋膝；揉捏股内收肌，松解肌痉挛，再尽量屈曲髋膝，使膝靠近腹部，足跟靠近臀部，然后放开，检查两下肢等长为治愈标准。以上手法大多数施行 1、2 次即愈。重者需 4、5 次，同时王氏主张若患儿不配合治疗时哭闹不已，不可强行施手法，强施亦会加重病情。可让患儿双手抱膝或小腿，自己练习屈膝屈髋或练习下蹲，逐渐增加下蹲幅度，配合适当休息，避免下地行走，亦会逐渐痊愈。

（选自《古今名医骨伤科医案赏析》）

二、洪学滨医案

【医家简介】

洪学滨，北京按摩医院儿科主任医师，小儿推拿专家，从事临床、科研、教学工作 50 余载，为推拿疗法的推广做出了巨大贡献。他"继承不泥古，创新不离宗"，治学严谨、临床经验丰富，尤以手法治疗小儿脑瘫、小儿关节错缝等疾患见长。

【医案原文】

患者，男，4 岁，2008 年 4 月 7 日就诊。

主诉：右下肢行走跛行 2 周。患儿 2 周前跳跃台阶数次后出现右下肢行走跛行，休息后症状未见减轻，曾于外院就诊，诊为"右膝关节扭伤"，给与外用药物治疗，效果不佳。遂于 2008 年 4 月 7 日来我院门诊求治。症见：右足略外旋，行走跛行。检查：右髋关节活动受限，尤以内旋为甚，仰卧时患肢呈外展外旋位。右侧腹股沟部压痛。右下肢略长。X 线片可见右髋关节内侧间隙略增宽。诊为右髋关节滑膜嵌顿症。给予手法治疗。

手法操作：患儿仰卧位，医者立于患侧先行放松手法，即用手掌在大腿内侧内收肌群处由远及近行按揉法，重点施术于条索筋结等阳性反应物；医者以一手握住患肢踝关节，另一手扶住膝关节，将患肢屈曲使膝关节尽量贴近小腹部，在患儿可以耐受的范围内做髋关节外展、内收动作 3～4 次，幅度由小到大；待患儿精神放松并能主动配合活动时，逐渐将髋、膝关节屈曲内旋至患儿所能耐受的最大角度，然后双手突然发力，此时常可闻及关节复位的弹响声。最后缓慢将患肢伸直，如此反复 2～3 次；最后行局部放松手法。复位后要求 1 周内避免跑跳，配合舒筋活络等中药熏洗患处，以促进血液循环，达到止痛的目的。

1 周后复诊：患儿疼痛消失、功能恢复。

（选自《北京中医药》2010 年第 29 卷第 2 期）

颈部筋伤

李庆铨医案

【医家简介】

李庆铨，1961 年毕业于南宁医专，1989 年毕业于北京光明中医函授大学。从医 37 年，精于使用中草药、针挑、药线灸、拔罐等神奇独特的综合疗法，内病外治，治愈无数沉疴痼疾。如骨质增生、腰椎间盘突出症、坐骨神经痛、风湿病、哮喘病、溃疡病、小儿疳积病、骨伤科病等。尤其在耳穴刺血、针挑诊治方面造诣颇深，擅用耳穴和第 2 掌骨侧诊病，准确率较高。

【医案原文】

陈某，女，38 岁，南宁市邕宁百齐农民。

因眩晕、耳鸣，颈部酸胀，反复发作 6 年，再发 3 天，于 1999 年 11 月 25 日到笔者医院就诊。

自诉：6 年前因受风寒后觉眩晕、耳鸣，颈肩部胀痛不能转折，恶心欲吐。诊断为"梅尼埃综合征"。予输液服药治疗后，疗效不显著，继则出现眩晕，翻身、坐着即恶心呕吐，视物不清等，后转为中医治疗。

检查：上颈部两侧软组织压痛阳性，双侧风池穴压痛阳性，位置性眩晕试验阳性。X 片检查示：上段颈椎曲度反张，颈 2、3 钩椎关节增生，寰枢关节半脱位。

诊断为颈性眩晕型颈椎病。即采用针挑、拔罐、分筋理筋法治疗 2 个疗程，症状及体征全部消失，半年后随访无复发。

（选自《古今名医骨伤科医案赏析》）

【按语】

李氏认为筋伤通过针挑、拔罐能分筋理筋整复，疏通经络，调和气血，使精血上荣，滋养髓海，症状消失。其治疗的关键是缓解颈背部肌肉紧张痉挛，松解软组织粘连，纠正颈椎关节失稳及关节位置异常，解除对椎动脉、交感神经的压迫和刺激。

第五章 五官科病证案例

第一节 耳鸣

耳鸣是自觉耳内鸣响，妨碍听觉的症状。西医学的许多疾病包括耳科疾病、脑血管疾病、高血压病、动脉硬化、贫血、红细胞增多症、糖尿病、感染性疾病、药物中毒及外伤性疾病等均可出现耳鸣。

耳鸣实证常因外感风热或内伤情志、饮食，致痰湿内生，气郁化火，循经上扰，蒙蔽清窍所致；虚证多由久病体虚、气血不足，或劳倦纵欲、肾精亏耗，精血不能上承，耳窍失养所致。

朱春霆医案

【医案原文】

王某，男，55岁。

8年以来，耳鸣声若蝉鸣。3年来，其声吱吱然，烦劳尤甚，心躁易怒，纳谷不香，溲黄，大便行而不畅。夜寐梦扰，两足少温，脉弦，苔黄而腻。拟益阴潜阳、疏肝化湿为治。

取穴：中脘、气海、足三里、肝俞、脾俞、风府、风池、太冲、涌泉、听宫、听会、翳风。

手法：轻推、缓摩法。

疗程：10 次，间日而施。

操作：

（1）患者仰卧位，宽衣解带，暴露腹部，覆以治疗巾。医者取坐势，位于患者右侧。以一指禅推摩法，从中脘至气海穴，沿任脉，紧推慢移，约 5 分钟。指峰推足三里穴，以得气为度。按双足太冲穴。

（2）患者仰卧位，医者位于患者左侧。首推肝俞、脾俞穴，约 5 分钟，然后顺脊柱两侧膀胱经诸俞，自上而下约推摩 2~3 遍。

（3）患者正坐位，医者位于其后。以指峰推百会、听宫、听会、翳风穴约 5 分钟，然后沿督脉经而下至风府穴施术约 3 分钟。最后用"蝴蝶双飞势"，在双侧风池穴施治 5 分钟。

（选自《推拿名家朱春霆学术经验集》）

【按语】

本案从症状来看，当属虚证，虚则补之，故用轻推缓摩二法。从选穴来说，用中脘、气海、足三里、肝俞、脾俞等穴补益脏腑之气不足，可收益气生血之用；耳鸣为风邪上扰，故用风府、风池祛风清头明目；太冲、涌泉以疏肝理气、平肝潜阳；听宫、听会、翳风为局部取穴，可开窍聪耳；诸穴合用，可有扶正祛邪、通利耳窍之功。

第二节　失音

失音是指神清而声音嘶哑，甚至不能发出声音的症状。中医学称"暴喑"，常见于喉喑、喉癣、气厥、喉息肉、白喉、子喑等病。

失音有暴喑和久喑之别。暴喑多属外感，猝然起病。由于风寒风热之邪侵袭肺卫，肺气不能宣散；或感受燥热之邪，熏灼津液；或嗜食肥甘厚味、饮酒吸烟，而致痰热内生，肺失清肃，皆可使声音不出。久喑多属内伤，缓慢起病，多由久病体虚，肺燥津伤，或肺肾阴虚，精气内夺，声道燥涩而致。

朱春霆医案

【医案原文】

傅某，女，40岁。

感冒起因，音嗄3月未复。深夜咽干，津液不上供，喉间左侧微红且肿，肩膺板滞不舒，颊车酸楚，精神疲惫，经来量少，色黯如土，脉弦，舌质不荣，苔薄。治拟疏风宣肺。

取穴：肺俞、厥阴俞、风池、颊车、肩井、合谷、三阴交。

手法：按、推、拿等法。

操作：

（1）患者俯卧位。医者坐势，位于患者左侧。一指禅偏峰推肺俞、厥阴俞穴各5分钟，按三阴交穴1分钟，均为左侧。

（2）患者坐位。术者站于患者左侧，用一指禅偏峰推左颊车穴5分钟，以酸、胀为度。术指沿患者耳下推至左侧风池穴，在该穴推5分钟。

（3）患者坐位。医者站于患者身后，以双手提拿肩井穴1分钟，手法由轻而至稍重，以患者能忍受为度。单手拿左侧合谷穴半分钟左右。

讨论：失音一证，在《内经》中有"喑"、"暴喑"、"无音"等名。失音有寒热虚实之别。本案系风邪犯肺，因其病起感冒之后，风热之邪遏阻于肺，金实不鸣，故声嘶不亮。取穴风池、肺俞，以疏风宣肺；按合谷穴清热泻火；拿肩井穴，推颊车穴，乃因肩膺常板滞和颊车酸楚而疏通其气血，两穴又有疏风通络的作用。患者为著名的戏曲演员，素体阴虚，今肺失清肃，不能平抑肝木，故月经不畅，色黯如土，脉弦。取厥阴俞、三阴交穴以疏肝气、调经血。

（选自《推拿名家朱春霆学术经验集》）

第六章 急症案例

第一节 晕厥

晕厥是以突然昏倒、不省人事、颜面苍白、汗出肢冷为主要特点的病证。一般病情轻者昏厥时间较短,苏醒后无后遗症;病情严重者,晕厥时间较长,甚至一厥不复而死亡。常见于西医学中各种原因引起的晕厥(反射性晕厥、心源性晕厥、脑源性晕厥)、休克、中暑、低血糖昏迷以及癔病性昏迷等疾病。

晕厥属于中医厥证范畴。外感寒邪、暑热、疫疠之邪,内伤情志、饮食、劳倦以及跌仆创伤是引起厥证的主要病因。阴阳失调、气机逆乱、气血运行悖逆为其主要病机。病位在脑,涉及五脏六腑,而与肝关系尤为密切。

扁鹊医案

【医家简介】

扁鹊(公元前 407 ~ 公元前 310),名越人,又号卢医,春秋战国时期名医。勃海郡郑(今河北任丘)人,一说为齐国卢邑(今山东长清)人。由于他的医术高超,被认为是神医,所以当时的人们借用了上古神话的黄帝时神医"扁鹊"的名号来称呼他。少时学医于长桑君,尽传其医术禁方，擅长各科。在赵为妇科，在周为五官科，在秦为儿科，名闻天下。扁鹊奠定了中医学的切脉诊断方法，开启了中医学的先河。相传有名的中医典籍《难经》为扁鹊所著。

【医案原文】

其后扁鹊过虢。虢太子死，扁鹊至虢宫门下，问中庶子喜方者曰："太子何病，国中治穰①过于众事？"中庶子曰："太子病血气不时②，交错而不得泄，暴发于外，则为中害③。精神不能止邪气，邪气畜积而不得泄，是以阳缓而阴急，故暴厥而死。"扁鹊曰："其死何如时？"曰："鸡鸣至今。"曰："收④乎？"曰："未也，其死未能半日也。"……扁鹊曰："若太子病，所谓'尸厥'者也"……扁鹊乃使弟子子阳厉针砥石⑤，以取外三阳五会⑥。有间，太子苏。乃使子豹为五分之熨⑦，以八减之齐⑧和煮之，以更熨两胁下。太子起坐。更适阴阳，但服汤二旬而复故。故天下尽以扁鹊为能生死人。扁鹊曰："越人非能生死人也，此自当生者，越人能使之起耳。"

（选自《史记·扁鹊仓公列传第四十五》）

【注解】

①穰：祈福。②不时：不按时运行。③中害：体内发生病变。④收：收殓。⑤厉针砥石：研磨针石。⑥三阳五会：即百会穴。⑦熨：药物熨制法。⑧八减之齐：古方剂名。

【按语】

此医案记载了扁鹊综合运用多种疗法治疗晕厥（尸厥）的医案，先后运用了针刺以醒脑开窍，热熨疗法以回阳散寒，中药以调理善后。

第二节　虚脱

虚脱是临床危急病证，以面色苍白、冷汗淋漓、四肢逆冷、烦躁不安或神情淡漠，甚则昏迷、二便失禁、脉微欲绝为主要特征。

本病属于中医"脱证"范畴，是以亡阴、亡阳为主要表现的一种病证。为阴阳气血严重耗损，机体正气严重亏损的综合反映。根据发病的急缓而有暴脱和虚脱之分：因中风、大汗、大吐、大泻、大失血等导致阴阳离绝者称为"暴脱"；而久病元气亏损、真精逐渐消亡、脏腑功能极度衰竭引起者称为"虚脱"。古代文献中有亡阴、亡阳、阴阳俱亡的论述，多为大病久病之后元气虚弱、精气衰竭的必然结果。阴不敛阳，阳不固阴，阴阳外越致阴阳离绝为其主要病机。

苏武医案

【医案原文】

武谓惠等："屈节辱命，虽生何面目以归汉？"引佩刀自刺。卫律惊，自抱持武。驰召医，凿地为坎[①]，置煴火[②]，覆武其上，蹈[③]其背，以出血。武气绝，半日复息。

（选自《汉书·苏武传》）

【注解】

① 坎：低陷的地方，坑穴。② 煴火：无焰的微火。③ 蹈：践踏，踩。

【按语】

此医案记载了用足踩背，救醒苏武的一种推拿方法。具体为：在低陷的地方凿坑，下置温火，将患者放于温火上，同时踩踏其后背。此疗法类似于踩跷疗法，踩跷为用双足节律性踩踏施术部位。踩跷法临床应用广泛，其特点是踩踏的力量沉稳着实，可深入骨间及脏腑。

第七章 其他案例

第一节 肿瘤康复期推拿医案

郑风胡医案

【医家简介】

郑风胡，1925年出生，上海中医药大学附属岳阳中西医结合医院主任医师、教授，享受国务院颁发的政府特殊津贴。1948年毕业于上海医学院（复旦大学医学院），1963年向推拿名家丁季峰教授求教，悉心领悟，由西医转向中医推拿。学术思想自成一家，形成了指揉按拨动为主的推拿复式手法，扩大了推拿的治疗范围，把推拿广泛运用到内、外、妇、儿、骨伤、五官等临床各科中。

（一）

【医案原文】

丁某，男，44岁，初诊日期为1988年4月20日。

1988年起间断出现痰中带血，持续约3个月。

检查：在德国科隆大学医院做胸透显示肺部正常。鼻腔镜提示为鼻咽癌。立即给予切除手术，病理切片示早期恶性鼻咽癌，约1cm。随后在此医院共作放疗33次，每次放疗后均出现鼻咽部疼痛，吞咽时尤为明显，口干。

1988、1989、1990 年均住在德国癌症疗养院疗养，在面及颈部做按摩治疗，以消除放疗区域的组织水肿及疼痛。以后每年做鼻咽部 CT 检查均正常。来我科就诊时自觉鼻咽部结痂较多且较干燥，舌质红、苔薄，脉细数，诊断为鼻咽癌康复期。

证属气阴两亏、经络阻滞；治拟益气养阴、活血化瘀。在治疗肿瘤康复期基本方法[①]的基础上加按揉鼻、扁桃体、喉、气管、声带及鼻炎穴（第 3 掌骨头与手背面尺侧连接处）。经 4 次推拿治疗后鼻咽部结痂明显减少，湿润通气。教病人简单的自我保健手法，指导他做郭林气功锻炼，患者满意而归。

（选自《中医教育》1998 年第 17 卷第 6 期）

（二）

【医案原文】

蔡某，女，55 岁，初诊日期为 1997 年 12 月 2 日。

1992 年 4 月起出现上腹胀满、嗳气、泛吐酸水，曾服用食母生等助消化药治疗无效，同年 8 月于上海市虹口区中心医院做检查，诊断为胃窦癌。8 月 16 日在 411 医院行胃癌切除手术，病理切片示低分化浸润型印戒细胞癌，属 I_b 期。术后做介入化疗 2 次，以后又每月 1 次静脉化疗，连续 1 年半，每次均出现脱发、恶心呕吐、食欲不振、睡眠欠佳、全血下降。来我科就诊时胃纳欠佳，夜寐欠安，面色灰暗，舌质紫暗、苔厚腻，脉细。证属气滞血瘀、湿热内停，治拟活血化瘀、清利湿热。

在治疗肿瘤康复期基本方法[①]的基础上加按揉上内庭、上居髎、血海。第 1 次推拿后即感胃部舒服，食欲增加，夜寐安。共做 12 次推拿治疗，现患者食欲增加，夜寐安，面色红润。大便每天 1 次成形。教病人简单的自我保健方法及指导她做郭林气功锻炼，患者满意而归。

（选自《中医教育》1998 年第 17 卷第 6 期）

【注解】

① 肿瘤康复期基本方法：揉足三里、悬钟、足底反射区（39）上半身淋巴系统、（40）下半身淋巴系统、（41）胸部淋巴系统各 1 分钟；拨动膏肓俞、膈俞、肝俞、胆俞、脾俞、胃俞、肾俞，各约 0.5 分钟；自上而下大鱼际揉华佗夹脊、膀胱经第一线、第二线共约 3 分钟；捏脊 20 遍；再施法于两小腿胫骨后方的足少阴经筋各 200 次，能补肾抗衰老；用探法施背部督脉及膀胱经 100 次。

【按语】

现代医学认为，肿瘤的发生与人体的免疫功能有关，中医认为与正气亏虚相关。推拿手法治疗肿瘤康复期无毒副作用，能扶正祛邪、活血化瘀，改善临床症状，特别是对消除放、化疗反应有良好的效果，有临床应用价值。

第二节　推拿误治医案

万全医案

【医案原文】

一儿发搐，先取善推法推之止，而后发病益危甚。予曰：推法者，乃针灸摩按之遗意①也。曰：无刺大虚人。

推揎之法，壮实者可用之。如怯弱者其气不行，推则有汗，反伤元气也。其家不信余言。予曰：不死必成痫疾。半月后果死。

（选自《幼科发挥》）

【注解】

①遗意：前人或古代事物留下的意味、旨趣。

【按语】

对于体质特别虚弱的人，一般不建议其进行推拿治疗，因为推拿与针灸一样，也是调元气，如果人体内部元气已经很虚了，医生还拼命地在表层调动其元气抵抗病邪的话，患者当时可能会觉得很轻松，疼痛也会暂时得到缓解，但是体内元气大伤，疾病就会加剧。因此，推拿并非适用于所有的患者，而要因人制宜。

第三节　推拿保健医案

《医说》保健医案

【医案原文】

扬州有武官，侍其某者官，于二广十余年，终不染瘴①，面红腻，腰足轻快，初不服药②，唯每日五更起坐，两足相向热摩涌泉无数，以汗出为度。

太素经曰：一面之上，两手常摩拭使热，令人光泽，皱斑不生。先摩切两掌令热，以拭两目，又顺手摩发，理栉③之状，两臂更以手摩之，发不白，脉不浮外。

（选自《医说·养生修养调摄》）

【注解】

① 瘴：山中疠气成疾。② 服药：指养生服药法。③ 栉：梳头。

【按语】

本节收录了诸如擦涌泉、摩面、拭目、梳发等自我保健按摩法。如每天五更时，两足相对摩擦涌泉穴无数次，以汗出为度；两手掌摩擦热，擦拭两目，像梳头发一样摩发，再用手交替摩擦两臂。

对于推拿疗法的保健作用，古人很早就有论述。华佗创五禽戏并提出"人体欲得劳动，但不当使极耳，动摇则谷气得消，血脉流通，病不得生。譬犹户枢，终不朽也"的观点。孙思邈注重日常保健："每日必须调气补泻，按摩导引为佳，勿以康健，便为常然；常须安不忘危，预防诸病也。"推拿疗法安全无副作用，具有较好的养生保健作用。

参考文献

［1］［汉］司马迁撰．史记．北京：中华书局，2006．

［2］［汉］班固撰．汉书．北京：中华书局，2007．

［3］［唐］孙思邈撰．千金翼方．北京：人民卫生出版社，1955．

［4］［宋］张杲撰．医说·附续医说．上海：上海科学技术出版社，1984．

［5］［金］张子和撰．儒门事亲．北京：人民卫生出版社，2005．

［6］［金］李杲撰．兰室秘藏．北京：人民卫生出版社，2005．

［7］［明］龚廷贤著．寿世保元．北京：人民卫生出版社，2006．

［8］［明］高濂撰．遵生八笺．北京：人民卫生出版社，2007．

［9］［明］万全著．幼科发挥．北京：人民卫生出版社，2006．

［10］［清］魏之琇编．续名医类案．北京：人民卫生出版社，1997．

［11］［清］夏禹铸撰．幼科铁镜．上海：上海科学技术出版社，1963．

［12］［清］俞震编．古今医案按．北京：人民卫生

出版社，2007.

　　［13］吴润秋、祝刚主编．推拿医籍精粹．北京：人民军医出版社，2008.

　　［14］杨清山口述，李荣华、张秀瑞整理．杨清山按摩经验集．太原：山西科学技术出版社，1995.

　　［15］朱鼎成、顾宏平主编．推拿名家朱春霆学术经验集．上海：上海中医药大学出版社，1996.

　　［16］李先晓主编．李德修小儿推拿秘籍．北京：人民卫生出版社，2010.

　　［17］郭芜沅、郭宏涛主编．郭宗正医案．郑州：河南科学技术出版社，2009.

　　［18］曹锡珍著．中医按摩疗法．北京：人民体育出版社，1977.

　　［19］上海中医药大学中医学家专集．北京：人民卫生出版社，1998.

　　［20］徐江雁、王韵、魏素丽、杨建宇主编．国家级名老中医颈肩腰腿痛验案良方．郑州：中原农民出版社，2010.

　　［21］高新彦、郭永良主编．古今名医骨伤科医案赏析．北京：人民军医出版社，2006.

　　［22］贺兴东、翁维良、姚乃礼总主编．当代名老中医典型医案集·针灸推拿分册．北京：人民卫生出版社，2009.

　　［23］王之虹主编．推拿手法学．北京：人民卫生出版社，2007.

　　［24］罗才贵主编．推拿治疗学．北京：人民卫生出

版社，2008.

［25］周忠民主编. 中西医结合骨伤科学. 北京：高等教育出版社，2005.

［26］李海荣、罗凛教授治疗偏头痛验案. 按摩与导引，2008，24（12）：14－15.

［27］肖明武、郑怀贤治伤经验的临床观察. 成都体育学院学报，1994 增刊，20（1）：15－17.

［28］支新明、常振湘主任医师整体按摩治疗颈椎病经验. 四川中医，2003，2（9）：3－4.

［29］朱鼎成、陈斌. 一指禅推拿力透溪谷——朱春霆学术思想浅识. 按摩与导引，2004，20（5）：55，59.

［30］胡军飞、范炳华主任医师诊治运动损伤经验拾萃. 中医药学刊，2006，24（12）：2193－2194.

［31］冯卫星、李耀龙、刘智斌教授推拿治疗肩周炎经验. 山西中医学院学报，2007，8（1）：6.

［32］褚海林、陈省三老师治疗腰椎间盘突出症的临床经验. 按摩与导引，2001，17（4）：49－50.

［33］王鹏、范炳华教授治疗颈性眩晕经验集粹. 中医药学刊，2006，24（9）：1618－1619.

［34］鲁嵬、徐江雁、孙六合教授临证经验点滴. 中国中医药现代远程教育，2009，7（5）：9.

［35］孙国荣、严隽陶老师推拿治疗脑梗塞后偏瘫的经验. 按摩与导引，2005，21（6）：24－25.

［36］鲍建峰、刘红星、李进龙. 燕赵名医骆俊昌腹诊推拿术应用经验探微. 河北中医药学报，2010，25（2）：25.

［37］宋建蓉、刁本恕外治法治疗小儿外感高热经验

探析. 四川中医，2010，28（7）：1-2.

　　［38］张世卿、高山、范永军、高清顺教授推拿治疗小儿病经验. 中医研究，2010，23（8）：64-66.

　　［39］赵钢民、推脊柱法配合小儿按摩治验举隅. 按摩与导引，1999，15（3）：40-41.

　　［40］洪虹、杨维华内病外治小儿腹泻经验. 中医药导报，2008，14（5）：17-18.

　　［41］沈敏娟、王文春主任医师治疗慢性前列腺肥大的经验. 甘肃中医学院学报，2000，17（2）：11-12.

　　［42］夏智波、沈敏娟、杨天维、朱海峰、王文春主任医师治疗慢性前列腺炎经验. 甘肃中医学院学报，1999，16（1）：4-6.

　　［43］冯燕华、郑风胡教授推拿治疗肿瘤康复期的独到经验. 中医教育，1998，17（1）：38-39.

　　［44］冯卫星、刘智斌教授针灸推拿治疗落枕验案举隅. 吉林中医药，2009，29（9）：804.

　　［45］孙围荣、严隽陶教授推拿治疗面神经炎的经验. 按摩与导引，2005，21（4）：4-5.

　　［46］白振军、洪恩四主任中医师椎体治疗椎病的临床经验介绍. 针灸临床杂志，2008，24（4）：44-46.

　　［47］史素杰、洪学滨治疗小儿髋关节滑膜嵌顿经验举隅. 北京中医药，2010，29（2）：134.

　　［48］钟力炜、章家福、罗志瑜治疗脊髓型颈椎病经验. 中医文献杂志，2001，（4）：35.

　　［49］张迎、宋虎杰教授治疗脑积水的经验. 甘肃中医学院学报，2010，27（1）：1-3.